大是文化

手起刀落

外科醫療史

神之手與屠夫的完美結合，
外科史上最具意義的28樁刀。

荷蘭現職外科醫師，曾於加勒比聖馬丁島任職首席外科醫師
阿諾德・范德拉爾（Arnold van de Laar）◎著　謝慈◎譯

ONDER HET MES（Under the Knife）

目　錄

推薦序一

學校沒有教你的外科歷史

「酷勒克—Clerk 的路障生活」版主、
《不好意思，我們擋路了》作者／不點醫師（Triop）

一般民眾聽到開刀，無不想到開腸剖肚、血淋淋的可怕畫面。每當說自己是外科醫師，我免不了收到幾句：「妳不會怕嗎？妳好勇敢！」、「切開人的身體不會覺得很可怕嗎？」其實，外科手術是一門藝術，外科醫師則是心思縝密的藝術家，從手術前的準備與計畫、手術中的每個步驟，到手術後的照顧，每個部分都是經過臨床醫師多年訓練的經驗，以及前人的研究和傳承，進而發展到現代的外科學。

比起感到害怕，如何解決病人的問題，親手將病人的疾病治療好，並且平平安安的出院，才是每個外科醫師心中最在乎的事情。外科與其他科別不一樣的地方在於，外科不僅需要運用腦袋中充實的知識，也需要靈巧的雙手、對空間的立體感，以及遇到突發狀況臨機應變的能力。從醫學院畢業後，外科醫師還需要訓練多年，跟著前輩學習開刀的方法，累積一定數量的手術經驗，並在醫院值班過夜照顧手術的病人、在加護病房照顧重症的案例等，才能夠成為一個獨當一面、成熟的外科醫師。

對外科醫師來說，了解病人為什麼需要開刀（indication），還有開刀可能會產生的併發症（complication），是非常重要的。併發症並不是醫療疏失，而是手術後無意、但仍有機會發生在病人身上的傷害。如何在手術前跟病患清楚解釋產生併發症的機率、風險，並在手術後面對併發症的產生，這需要的是足夠堅強的心智，一旦遇到問題就必須解決，絕對不能逃避。也就是說，外科醫師需要同時具備堅強的心智、溝通的技巧、豐富的知識和靈巧的雙手，是個很不容易的職業。而且由於訓練辛苦，能夠撐到最後在醫院持續開刀的醫師，大都身經百戰、歷經風霜了。

這本《手起刀落——外科醫療史》，介紹了二十八個關於外科史上有趣且有意義的故事，並搭配外科的小知識在旁，讓人從津津有味的歷史故事中，也能夠了解現代外科學的操作及應用。書裡的故事，將外科醫師如何面對並解決病人的問題，用輕鬆有趣又清楚易懂的方式，描述出整個過程，且細節描寫得靈活生動，有如畫面在眼前播放。

本書像是「學校沒有教你的外科歷史」，每個對外科有興趣的人、或正在執業的外科醫生，對於書中所介紹的故事或知識，都會覺得有趣且驚嘆。我非常推薦這本書籍，翻開書本後，會忍不住一口氣將故事全數看完，並在看完後意猶未盡，心想：「原來當時是這樣做的啊！」猶記我看著書中的每一章節，心中都會忍不住讚嘆且會心一笑呢！

推薦序二

藉古人歷史八卦，看救命的刀如何演進

「Dr.Bird」粉專版主、泌尿科及外科專科醫師／怪醫鳥博士

亮晃晃的手術燈照著下方的手術檯，一塵不染的房間裡，迴盪著心跳監測器發出的規律嗶嗶聲。手術檯上的病人安靜的睡著，身上蓋滿綠色無菌的鋪單，只露出肚臍下的一小部分身體。

我戴著頭套和口罩、穿著無菌綠袍，專注的看著露出部位，想像要下刀的虛線，然後伸出戴著無菌手套的右手，說：「刀！」接著拿過刷手護士（scrub nurse，受過專業訓練、在手術期間協助外科醫生的護士，今護士已改稱護理師）遞過來的手術刀，迅速劃開皮膚，底下隨即冒出一道血痕。「鑷子！」、「電刀！」我和助手合作用兩根鑷子夾起傷口兩側，我再用電刀從中間往下切，邊止血邊切開皮下組織。當底下露出黃黃厚厚的脂肪層，我熟練的繼續往下切。

電刀尖端一邊發出吱吱聲和電火花，一邊冒出煙霧，「Suction（抽吸）！」旁邊助手拿著抽吸管，盡責的把電刀製造的煙吸掉。我接著切開脂肪層，「拉鉤！」再把脂肪層勾開，露出底下已經先灌滿水的膀胱。

「尖刀！」、「Suction 準備！」待夾起膀胱的一小角，我用尖刀輕輕刺進去切開，只見剛剛灌進去的水，就像小噴泉般立刻冒出來。助手把抽吸管插入膀胱，吸乾裡面的水。「電刀！」我繼續切開膀胱，「拉鉤！」把一對拉鉤伸入切開的小洞，隨後輕輕拉大缺口，露出膀胱內部，一顆顆鵪鶉蛋大小的黃褐色結石就在裡面！

「彎盆！」我把手指伸進去，將這幾顆結石一一掏了出來，彎盆發出「哐啷、哐啷」的聲響——總共掏出七顆。

確定膀胱內除了「七龍珠」之外，沒有其他結石和問題後，我說：「羊腸線！」待刷手護士遞給我持針器跟帶針羊腸線，我立刻開始縫合剛剛製造的膀胱傷口。一聽我指示：「灌水！」助手便用灌食空針從尿管灌入一大碗水，我則觀察縫合的地方有沒有漏水。

「好，放 drain（引流）！」、「關傷口！」助手和我把引流管放好，然後一層一層縫好皮膚傷口，手術結束！

這樣的刀，對現代泌尿科醫師來說，是非常稀鬆平常的膀胱截石術。

但是，你知道以前的膀胱截石術或其他外科手術，可不是這麼「乾淨俐落」嗎？

就在一八四六年十月十六日以前，那時的外科醫師動作越快越好，因為過程充滿病人殺豬般的哀號；醫師的助手們也得越壯越好，因為他們的工作不是遞器械，而是確保病患沒有在手術結束前掙脫！

那麼開完刀就沒事了嗎？不！

當時沒有無菌觀念和抗生素，傷口保證化膿，所以開完不能縫合，要等膿排得差不多了，再看傷口會不會慢慢癒合。什麼？沒有癒合的話怎麼辦？就……一切都是命啊！

外科醫師，其實是個很特別而充滿挑戰性趣味的行業。你想想看，誰的工作會是對一個陌生人說：「我等等要把你的肚子切開，然後把你的腸子切掉一段」？又或是說：「我必須把你的頭蓋骨打幾個洞，然後沿著洞鋸開，再把裡面的腦子切掉一塊」？

這麼妙的行業是從什麼時候開始有的？又是怎麼在人類漫長的歲月裡，演化成目前的模樣？歷史上的哪些名人動過哪些手術？這本《手起刀落——外科醫療史》給你詳細的解答！

作者阿諾德．范德拉爾是荷蘭（現已正名為尼德蘭）的外科醫師，他的博學和資料收集之豐富，令鳥博士驚豔，一翻開就欲罷不能的讀到最後一頁。本書帶讀者從歷史看古人八卦來了解醫學演進，是一本比小說還離奇有趣的外科史！

鳥博士身為外科和泌尿專科醫師多年，早已習慣現代醫學在手術上帶來的便利。反觀之下，本書讓鳥博士身歷其境的體會到在醫療資源匱乏的年代，外科醫師是如何想方設法，解決病患的病痛。

其中印象最深刻的，是剛剛提到的膀胱截石術，在十七世紀時，死亡率居然高達六成！首例成功的膀胱截石術，還是患者去動手術兩次失敗後，「自割」取出的！還有，偉大的脫逃大師胡迪尼居然死於再平凡不過的闌尾炎？大流士大帝脫臼被「喬骨」成功，卻因為太痛把醫生幹掉？

令人意外的故事還有很多：最早的包莖手術是拿塊石頭「自宮」？甘迺迪的槍傷真相如何？腳拇趾感染也致命？最早的「減肥」手術是什麼狀況？麻醉怎麼發明的？愛因斯坦動了什麼手術保住一命？心臟被刺一刀還能繼續走？電鰻長腫瘤要怎麼開刀？本書的內容既豐富又有趣！

醫療的進步，充滿了無數的嘗試錯誤和巧思發明，如果你對醫學或歷史有興趣，這本書絕對讓你看得津津有味，而且對現代外科醫學有更多了解！喜歡知識的你，一定不可錯過！

前言
外科這個行業，和最具意義的二十八檯刀

西元一五三七年的一個夜晚，安布魯瓦茲・帕雷（Ambroise Paré）清醒的躺著。他是位年輕的法國軍醫，才剛在義大利杜林附近經歷了一整天的苦戰。他的內心充滿煩惱，因為戰場上到處都是受到火繩槍傷的士兵，但他沒有任何相關的治療經驗。他曾經在書中讀過，應該在傷口中倒入滾燙的油來化解火藥粉的毒性；因此，他在血肉模糊的傷口滴了冒泡的油，而傷口就像油鍋裡的肉那樣噴濺起來，發出劈啪聲。然而，受傷的人太多，他的一整鍋油在輪值到一半就空了。在那之後，他只能用玫瑰油、蛋白和松節油[1]的膏藥來緩解傷者的痛苦。整個晚上，他聽著傷者對抗死神的痛苦叫喊，內心自責不已；但到了第二天早上，他很驚訝的發現，叫喊聲正是來自接受了沸油治療的士兵，而非利用膏藥緩解痛苦的傷患。此後，他**不再使用沸油治療**，因而成了偉

1 透過蒸餾作用或其他方法從松柏科植物的松脂所提取的液體，是一種重要的工業原料，能作為溶劑及有機合成的原料，也能作為油畫顏料的稀釋劑；目前在中醫學中，松節油可作為皮膚刺激藥外用，主要用途是治療關節或肌肉痠痛。

大的外科醫生——這就是通向現代外科手術的第一步。

外科手術在這之後，興許就自然的演進發展下去，畢竟只要人類在地球上存續，就會受各種疫病所苦，只能仰賴醫生的「治癒之手」。過去，以雙手進行治療的醫者稱為「chirurgeon」，來自希臘文「*kheirourgia*」，結合了「*kheir*」（手）和「*ergon*」（工作）兩個字。現代的外科醫生稱為「surgeon」，也是來自相同字源。

我們的祖先時常要面對打鬥、狩獵、遷徙、挖掘植物根部、從樹上墜落、逃避掠食者等艱苦處境，在在有受傷風險。因此，照護這些傷口不僅是最基本的外科手術，或許也是手術的原點。

常識告訴我們，應該用水清洗骯髒的傷口、加壓來止血，還有覆蓋住開放的傷口。假如看見傷口因此癒合，你下次就會採取同樣的處理方式。然而，在中世紀，常識卻被傳統所蒙蔽。老祖先們並未正視治療行為所帶來的結果，反而遵循著古老書籍中記載的神奇療法；於是，他們不清潔傷口，而是用熱鐵或沸騰的油燒灼，再以骯髒的布料包紮。那段黑暗的時期一直延續到杜林那個無眠的夜晚，常識終於戰勝傳統，而以實驗為依據的全新手術型態也開始萌芽。

追根究柢，我們的祖先一開始為什麼想用切開的方式，來治療潰爛的傷口、膿包、癰[2]和潰瘍呢？將膿液清除是外科手術的第二個基本治療，只需要尖銳的物品就夠了，例如相思樹的刺、燧石箭頭、青銅匕首或鋼製手術刀。這就是現代手術刀的來源，而「*ubi pus, ibi evacua*」（**哪裡有膿，哪裡就要抽吸排淨**）這句古老的拉丁諺語，也因此在外科流傳了下來。

外科手術的第三種基本治療是處理骨折。史前人類有太多骨折的機會，例如逃避狼群、狩獵長毛象、被岩石或樹根絆倒等。當時有人具備足夠的洞見，無論傷者多麼痛苦，都要把斷掉的骨頭拉直嗎？說起來，這不是每個人都能做到，不只要有勇氣，更重要的是，病人也必須同意。唯有同時具備勇氣、權威和經驗，並且展現足夠同理心的人，才可能贏得這樣的信任。而這樣的人也得雙手靈巧，於是，擁有治癒之手的外科醫師誕生了。

至今，外科醫生的任務之一，仍是**替病患進行緊急處理**。醫院急診室的外科醫生主要面對的還是傷口的嚴重失血、確保病患可以呼吸，以及穩定病患的狀況；他們的行動方式很明確，包括治療傷口、膿瘍及骨折，和緊急處理遭受急性痛苦的患者，而這會換來對方的感恩之情。

但，再進一步動手術，就完全不是同一回事了。我們不是「治療」傷口，而是「製造」傷口。理性的外科醫生（和理性的病人）會衡量風險：「手術的成功率如何？有替代方案嗎？如果不做任何治療，患者會如何？假如手術失敗，我會如何？」總是如此在「全力以赴」和「不造成傷害」之間，設法取得平衡。然而……羅馬的執政官蓋烏斯．馬略（Gaius Marius）讓外科醫師移除他的靜脈曲張，而他不僅撐過手術，還繼續治理了羅馬許多年；外科醫師約翰．藍比（John Ranby）建議手術處理英格蘭皇后卡羅琳（Caroline）的臍疝氣，造成她痛苦慘死。結果，羅馬

2 癰音同庸，為一種皮膚的化膿性及壞死性炎症，多由金黃葡萄球菌引起，侵犯相鄰的多個毛囊後融合形成局部腫脹，中央有許多小孔，非常疼痛。患者會有發燒、寒顫等現象，嚴重時，甚至可能併發敗血症。

的醫師受到嚴重懲罰，不得再為蓋烏斯的另一隻腳動手術；藍比卻因為服侍皇室，而受封為騎士。外科可說是難以預料的職業。

傷口、骨折、化膿感染和手術都會留下疤痕，但感冒、腹瀉和偏頭痛並不會留下絲毫痕跡。這般不同也展現在表達「情況好轉」的兩個英文字上：我們用「heal」，也就是「變得完整」來形容手術、傷口、瘀血和骨折；在疾病上則用「cure」，亦即「回復健康」。粗略來說，**外科醫生「heal」而內科醫生「cure」**。長久以來，外科醫生都兼擅內科與外科，卻將自己局限於必須手術治療的傷病。大部分的醫療情況，都不需要外科醫生的干預或手術就可以解決。事實上，十六世紀的外科醫生業務相當簡單有限，他們只要像工匠一樣，待在小店鋪裡就能完成。在阿姆斯特丹，外科醫生的專業社群規模微不足道，甚至與溜冰鞋匠、木屐匠和理髮師同屬一個工會。

一直到十八世紀中，治療外傷、感染和骨折，就占了外科醫師工作的絕大部分；除此之外，也包含了錯誤的切除或燒掉腫瘤，以及不可或缺的「放血」[3]。放血是當時最受歡迎的手術，其**迷信成分卻遠大於真實的療效**。總而言之，外科在當時是相對簡單而無趣的行業。假如我生在當時，於其中得到的樂趣絕對遠少於現在。

我們的知識和方法都隨著經驗進步，能透過手術治療的情況也隨之增加。身而為人，站立行走可說是造成許多病痛的主要肇因。我們的祖先在四百萬年前踏出的第一步，帶來了一系列必須透過手術治療的病痛，包括：靜脈曲張、鼠蹊部疝氣（groin hernia）[4]、痔瘡、間歇性跛行（周邊動脈阻塞）、髖關節與膝關節的磨損撕裂（關節炎）、椎間盤脫出症（臺灣常稱椎間盤突出）、胃食道逆流和膝蓋半月板[5]撕裂等症狀，都是雙腳走路所造成。

現今外科醫師的業務中，有兩大疾病一直到近期，才真的對人們造成生命威脅——癌症和動脈粥樣硬化（atherosclerosis）[6]在最近幾個世紀進入我們的人生，伴隨著高卡路里加上吸菸的生活方式而來。更甚者，這些疾病通常發生於生命晚期，以前的人們可能早在患病前就已經死去。

從十九世紀開始，人們的壽命突然變長了，這得拜西方世界的一項偉大發展所賜，這發展對現代手術的意義，比起其他傑出的發現或頂尖知名的外科醫生都還重大——**人們開始更注重衛生，外科手術因此出現急遽的變化**。我們很難想像為什麼花了這麼長的時間，人們才發現衛生和手術的關聯。假如身處於十八世紀的手術室，我們一定會大感震驚：空間裡充斥著無可名狀的尖叫聲，且血液四處噴濺，而燒灼斷肢止血的臭味，令人反胃嘔吐……好似恐怖電影裡的場景。

3 將人的血液放出，以治療、預防或者診斷疾病的替代醫學療法，在西方和中東的理論基礎是古代醫學的體液學說系統；該系統認為如果體液在人體內失去平衡，就會導致疾病。放血是自古代至十九世紀末，外科醫生最常實施的治療手段。

4 發生在鼠蹊部區域（是指人體正面腹部連接腿部交界處的凹溝，其附近區域又稱腹股溝）疝氣突起的統稱，包含「腹股溝疝氣」，經過腹股溝管或直接突出於腹股溝的腹壁，且突出的位置較高、較內側；以及「股疝氣」，突出於腹股溝外下側的股孔，位置較低、較外側。

5 一種新月形軟骨，連接在關節囊上，有助於減少骨塊間的摩擦。

6 粥樣斑塊沉積在血管壁並造成動脈狹窄的疾病，早期通常沒有症狀，嚴重時視其影響的動脈所在，可能造成冠狀動脈疾病、中風、周邊動脈疾病以及腎功能衰竭。

手術鞋、手術帽和手術口罩

現代外科醫生時常更換他們的衣著。動手術時，他們會穿上刷手服，包含乾淨的淺藍或綠色上衣、褲子、白色的手術鞋和手術帽。在手術室裡，他們隨時戴著口罩，動手術時則會在刷手服外披上無菌的手術袍，並戴上無菌的乳膠手套。十九世紀末期，人們發現空氣中極微量的唾液就足以傳播細菌，於是波蘭的外科醫生約翰・逢・彌庫里斯（Johann von Mikulicz）決定在手術室裡盡可能不說話，並且戴上口罩。

或許在那個時代，外科醫生們戴口罩的主要目的是為了遮住鬍鬚，就像戴手術帽是為了蓋住頭髮那樣。無論如何，根據彌庫里斯的說法，他們很快就適應了這樣的服裝。他在一八九七年的《手術文摘》（*Centralblatt für Chirurgie*）中寫到，透過口罩呼吸就像「街上的女士透過面紗呼吸」一樣容易。

愛滋病的傳播，讓許多外科醫生在手術時戴上防噴濺的眼鏡；如果再加上口罩，可能會有點麻煩，因為口罩和臉頰、鼻子一旦不夠密合，眼鏡就會起白霧。精密手術則會使用放大眼鏡，有時再搭配額頭上的頭燈。手術服裝中最笨重的非鉛衣莫屬，會在使用 X 光的手術中，穿在手術袍之下。

一般來說，現代的手術室相當安靜，聞起來充滿消毒劑的氣味，有時會使用抽吸設備來清除血液或體液；唯一的背景音樂是沉睡的病人身上連接的心跳監測器，或是收音機的聲音，手術團隊也可以自由的彼此交談。不過現代和過去外科手術的真正不同，表現在比較不明顯的層面，外人或許沒辦法馬上察覺——無菌的環境，這要歸功於嚴謹遵循現代醫學的基本法則。

在外科手術的世界裡，無菌意味著「完全沒有細菌」。我們的刷手服、手套、手術器具和其他設備都要經過消毒殺菌，也就是會被放置於高壓滅菌器（就像壓力鍋）好幾個小時，用蒸氣或伽瑪射線[7]來消滅細菌和致病的微生物。手術期間，我們也會採取最嚴謹的方式製造無菌區，區內的任何人或物品都不能與區外接觸。**假如你是手術團隊的一分子，代表你的衣服和手套上都不會有半點細菌**。為了維持這個狀態，你在穿上袍子和手套時都必須遵守嚴謹的步驟，在病人附近走動時也不例外：你得將雙手一直保持在腰部以上；經過其他人時要看著對方；綁緊袍子時要完全轉過去，而且永遠不要背對病人。為了進一步限制手術室的細菌量，每個人都要戴口罩和手術帽，而手術期間在場的人數也盡可能降至最少，手術室的門則盡量保持關閉。

這些措施帶來的效果很可觀。從前，手術後的傷口流膿十分正常，只有愚昧的外科醫生才會

7 即γ射線，是原子衰變裂解時放出的射線之一。此種電磁波波長在〇．〇一奈米以下，穿透力很強，又攜帶高能量，具有穿透性和對生物細胞的破壞作用，因而被用於對醫療用品、化妝品、香料進行滅菌。

不知道這件事；因此得讓傷口保持開放，以便膿液流出。一直要到可以確保無菌狀態，才真正能預防傷口感染，手術完成後也才能立刻縫合傷口。由此可知，衛生不只是外科手術的嶄新要素，縫合傷口也是相對現代的發展。

怎樣的人能當外科醫生？就算患者感覺不到，但為什麼會有人想要切開別人的身體？假如手術過後，患者苦苦掙扎求生，你又怎能在晚上安睡？即使你沒犯錯，病人卻仍可能死於手術，你又該如何繼續下去？外科醫生到底是瘋子還是天才？是隨意妄為、救命英雄，或是張狂炫耀？外科醫生的工作充滿壓力——手術是很奇妙的事，但肩負的責任也異常沉重。

外科醫生無疑是病患治療的一部分，畢竟他們的雙手和技術，都是治療的器材。在問題發生時，你必須對自己有信心。你會問自己是否在治療中犯了錯，或是一切都按部就班，問題出在其他地方？說到底，無論治療多麼完美，我們都不可能預知任何病症的結果。儘管問題也可能是隨著病程發展出現，但身為外科醫生，你比其他內科醫生更需要為自己釐清原因，因為你已經用自己的雙手影響了過程；你會問自己是否盡了全力，是否做了對的事。大部分的外科醫生都用外顯的自信來隱藏內心不斷的懷疑，這樣的態度也塑造出外科醫生全能而高高在上的形象。然而，即使是最有自信的外科醫生，自信心也只是表象，讓他們能承受重擔，抗拒潛伏的罪惡感；他們的座右銘是——**撐下去就對了**。

每個外科醫生都經歷過病患在手術中或術後死亡，即使他們並沒有犯任何錯。遇到這種狀況時，你只能撐過去，然後繼續前進，因為下一個患者還在等待治療；這有點像是火車司機在途中撞到人，卻什麼也做不了，因為車子得繼續前進。病患的死總是充滿張力，但根據個別情況和手術原因，有些死亡比較容易放下：例如病患罹癌或是經歷嚴重車禍，除了動手術外別無選擇；但假如手術是選擇性的，有不動手術的替代療法，又或者患者還是小孩，心裡的關就會比較難過。

經驗當然也有差，像動過相同的手術五次或五百次，可謂完全不同。因為每種過程都有相對的學習曲線，前幾次出問題的機率比較高，但隨著經驗累積，風險會越降越低。每個外科醫生都**經歷過這樣的學習曲線，其中沒有捷徑**。我常會好奇，我外科生涯初期的第一個病患是否感受到我的經驗不足。十七世紀的法國外科醫生查爾斯－弗朗索瓦．菲利克斯（Charles-François Félix de Tassy）並非新手，但法王路易十四（Louis XIV）向他諮詢肛瘻[8]的治療時，他從未動過這樣的手術，於是他請國王給他六個月的時間，先在七十五名患者身上練習，才敢替國王治療。

另外，你也必須有良好的體能，才能在時間壓力下工作好幾個小時，而且大部分時間都要站著，無法固定休息；你得值夜班，然後白天繼續上班，期間工作項目包含寫出院證明、訓練年輕的外科醫生、帶領團隊；你得保持友善，有時傳達壞消息，有時給患者希望，同時記錄自己所說的話和採取的行動，充分解釋每件事，又不能讓下一個患者在診間外等待太久。

---

8 直腸（大腸的末端）或肛管與肛周皮膚之間形成的瘻管。瘻音同漏，瘻管指的是人或動物因炎症、外傷、腫瘤等疾病，使得內臟之間、內臟與皮膚、皮膚與皮膚之間產生不正常的通道，形成後不易自動癒合，常須手術切除。

幸運的是，工作中所有挫折和不愉快，都會因為病患和家屬的感激而得到彌補，而手術帶來的快樂遠超過工作的辛苦。動手術是件很複雜的事，卻也很享受。外科醫生大部分的工作都很基本，技巧在幼稚園就學得到，例如切割、縫合，且動作乾淨俐落。假如我孩提時期從沒玩過樂高或蓋過東西，我或許就不適合當外科醫生了。手術還有另一個很棒的部分——偵探工作，尋找潛在的問題並和同事們討論最好的解決方式，都帶來莫大樂趣。對局外人而言，外科醫生的工作或許很神奇，因為他們具備拯救性命的責任、技巧和知識。而這就是為什麼人們很崇拜外科醫生，總是將他們塑造為在逆境和惡劣環境中，努力用手術刀拯救病人的英雄。然而這些形象也經常被扭曲，把外科醫生形容得大都冷漠無情、天真、不乾淨、笨拙，只在乎金錢或名聲。

在本書中，我將分享一些我這個行業的故事，介紹一些有名的病人、外科醫生和超凡的手術。這並不簡單，因為手術不只刺激有趣，也非常講求技術。另外，手術牽涉到複雜而精細的人體運作，並且會使用外行人難以理解的專業術語；舉例來說，假如我寫「腹主動脈瘤」、「乙狀結腸穿孔」或「比爾羅特 II 型胃空腸吻合術」，沒有手術背景的讀者可能完全不懂我的意思。所以我會針對手術的相關概念加以解釋，才能讓每個讀者都了解故事的重點。最終，我所要說的不只是手術的歷史，還包括人體如何運作，以及外科醫生如何確保我們的身體繼續運作下去。

有些手術的術語需要進一步的說明。「incision」（切開術）和「resection」（切除術）都來自拉丁文，意指「切開」和「取走」；「trauma」（創傷）來自希臘文，意思是「受傷」或「傷口」。創傷也可能是心理上的，指的是負面的經驗帶來的傷害，但在手術術語裡，創傷指的是物理上的傷害。「indication」（適應症）指的是「動手術的理由」，而「complication」（併發症）是指「不樂見的發展或傷害」。其他術語解釋可以參見本書最後的術語表。

書中各種故事不只述說了完整的外科手術史，也告訴我們手術曾經的樣貌，還有現在的樣貌。手術是什麼？手術以前是什麼樣子？手術過程中會發生什麼事？動手術會需要什麼？人類的身體在面對刀械、細菌、癌細胞或子彈的攻擊時，會如何反應？治療休克、癌症、感染、外傷和骨折的原則是什麼？手術可以治療什麼，極限又在哪？最常見的手術是怎麼誕生的，又是出自誰手？大部分章節描述的都是知名人物的手術，包含許多有趣的細節；舉例來說，你知道下面這些事嗎——阿爾伯特・愛因斯坦（Albert Einstein）活得比實際可能的還久；魔術師哈利・胡迪尼（Harry Houdini）忍受著闌尾炎之苦進行了最後一場表演；伊莉莎白皇后（Elisabeth Amalie Eugenie）[9]在六十歲時遇刺；約翰・甘迺迪（John F. Kennedy）和李・哈維・奧斯華（Lee Harvey Oswald）[10]接受過同一位外科醫生的手術；一位阿姆斯特丹的男性親手拿刀，從自己的膀胱切除一顆結石。還有，你知道在手術過程中，你的體內會通過一道電流嗎？你知道直到一百五十年前，外科醫生才開始在手術前洗手嗎？

---

9 是奧地利皇帝兼匈牙利國王法蘭茲・約瑟夫一世（Franz Josef I）之妻，其美貌和魅力征服了整個歐洲，被世人稱為「世界上最美麗的皇后」。她通常被家人與朋友暱稱為茜茜（Sisi）。

10 被認為是甘迺迪遇刺案的主凶。

有些故事對我來說格外親切：有膀胱結石的詹．杜特（Jan de Doot）是我最喜歡的故事，因為我也住在阿姆斯特丹，離他幫自己動手術的地點不遠；暴食教宗們的故事也很吸引我，因為我對於肥胖者的手術很感興趣；還有波斯沙王的故事，我很榮幸能擔任其迷人寡婦的醫生；然後是荷屬西印度公司的彼得．史蒂文森（Peter Stuyvesant），因為我曾在美麗的加勒比海的聖馬丁島上擔任外科醫生；至於微創手術的故事，則是因為我親眼見證了史上第一次的遙控手術。

最後，在很久以前，有位阿姆斯特丹的外科醫生也寫了一本關於外科手術觀察的書，他的名字是尼古拉斯．杜爾（Nicolaes Tulp），畫家林布蘭（Rembrandt）在作品〈尼古拉斯．杜爾博士的解剖學課〉（*De anatomische les van Dr. Nicolaes Tulp*）中描繪了他的模樣。杜爾以關於黑猩猩的章節為《醫學觀察》（*Observationes Medicae*）這本書作結。我決定跟隨這位阿姆斯特丹同鄉的腳步，將最後一章獻給某種特別的動物。一如杜爾將其著作獻給兒子，我也將我的書獻給兒子維多（Viktor）和金姆（Kim）；我時常為了醫院的工作，在夜晚或週末時拋下他們。

第 1 章

截石術，以前屬外科，現在歸泌尿

膀胱出口處有個受器，會在膀胱脹滿時受到刺激，讓我們感受到尿意。無論膀胱有沒有滿，只要膀胱底部有結石，就會造成同樣的急迫感。

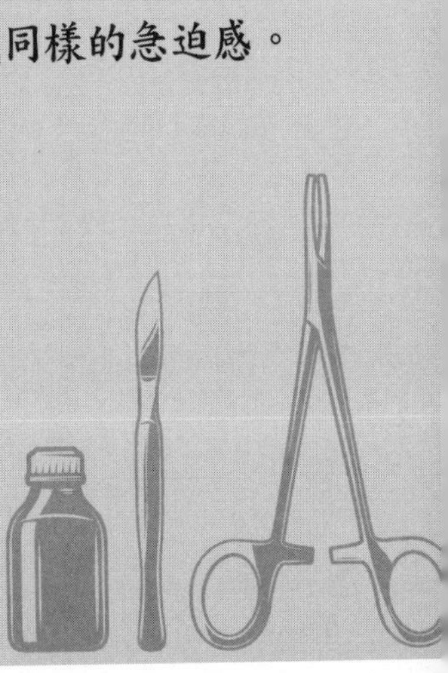

「*Aeger sibi calculum praecidens*」按照字面翻譯就是「生病者從自身正面切開取出石頭」。這是十七世紀阿姆斯特丹市長兼外科醫生尼古拉斯．杜爾，其著作當中一個篇章的標題。杜爾描述了他在城市行醫時，所遭遇的各種疾病和醫學問題，包含連續打嗝十二天、放血後壞死的大拇指、罕見的口臭成因、吃了一千四百隻鹽漬鯡魚的孕婦、陰囊穿環、每天尿出蠕蟲、排便後肛門持續疼痛四個小時、陰虱，以及駭人的——臀部被熱鐵燒光。這本《醫學觀察》本是以拉丁文書寫，方便其他內外科醫師同業閱讀；然而，這本書在他不知情的情況下譯成荷蘭文，成了非醫藥背景讀者間的暢銷書。他對於工匠詹．杜特切除膀胱結石的描述，想必特別引起迴響，因為這場手術被描繪在書的標題頁上。

當時，詹．杜特對杜爾的專業已經信心全無，於是決定用自己的雙手解決問題。多年來，他承受膀胱結石之苦，並且兩度在外科醫生的手下與死神擦身，但兩次手術都以失敗告終。這樣的手術稱為「截石術」（lithotomy），在當時的存活率大約是四成。對動刀醫生來說，截石術成功**最重要的關鍵是擁有一匹好馬**，這樣才能盡快在受害者家屬找人負責之前逃之夭夭。這使得從事截石術這門專業者，就像拔牙師和白內障去除者一樣，必須不斷旅行。而這般流浪之旅的優點是，下個村子裡總會有飽受疾病痛苦的可憐靈魂，甘願冒著手術的風險，也願意付錢。

杜特兩度撐過了六成的死亡風險，相乘就是三成六了，因此，他還沒死只能說純屬好運。結石的痛楚實在太折磨人，如此不適令他難以忍受，整夜無眠。在人類的歷史中，膀胱結石一直都存在；我們曾經在木乃伊中發現膀胱結石，關於截石術的記載也從不可考的遠古時代就已出現。

在杜特的時代，膀胱結石的痛是醫生幾乎每天都會遇到的問題，就像疥瘡[11]和腹瀉一樣，而且非常普及，放在今天大概就像頭痛、背痛或腸躁症[12]那樣。

膀胱結石是細菌造成，肇因於衛生不良。**「尿液本來就很骯髒」是一種常見的迷思**；在一般情況下，這種黃色的液體從腎臟產生一直到輸尿管排出，整個過程都不帶任何病原體。換言之，尿液中**出現細菌其實不正常**，會使膀胱內部出現血和膿，形成砂礫大小的沉積物。如果沉積物體積夠小，可以隨著尿液排出，我們就不會有任何感覺；然而，假如你的膀胱不斷受到感染，沉積物體積會增加，再也無法排出，於是形成結石。一旦較大的結石出現，通常會造成新的感染，這也是為什麼一旦有了結石，你就無法擺脫，而每次的感染都會使結石變大。膀胱結石的結構也因此為層狀，像個洋蔥一樣。

為什麼膀胱結石在現代相對罕見，十七世紀時卻很普遍？在阿姆斯特丹這類城市裡，房屋大都潮溼透風；風會從門或窗的縫隙中吹入，牆壁則因為水氣而潮溼，雪還會從前門下侵入。人們拿這些沒辦法，只能不分日夜都穿著厚重的衣服。林布蘭的畫作就時常描繪穿著毛皮大衣、戴著帽子的人。當時，人們沒辦法每天都用清水洗澡。運河裡的水都是廢水，上頭飄著死老鼠，人們

---

11 由疥癬蟲寄生引起的皮膚病，有傳染性，初起多生在手腕、指縫之間，蔓延迅速。

12 沒有任何腸胃道疾病損傷下出現腹痛及排便型態改變的症狀，造成原因仍未明確，且無法被治癒，目前的療法都用於改善症狀。

在其中排泄和傾倒垃圾，而皮匠、釀酒者和畫師也會排放化學廢料。事實上，阿姆斯特丹喬丹區的運河只是周圍牧地中泥巴水溝的延伸，所以牛糞會慢慢漂進阿姆斯特爾河。有鑑於此，你不可能在河裡好好洗個澡，或是把內衣褲洗乾淨，當時衛生紙也尚未發明。

如此的結果就是，這些穿厚重衣服的人們腹股溝（鼠蹊）和私處總是很骯髒，即使隔著輸尿管這小小的阻礙，細菌還是很容易就侵入膀胱。如果想對抗外在的侵略，最好的方法就是盡可能頻繁排尿，清潔輸尿管和膀胱。不過，這意味著人們要喝很多水，但當時清水並不容易取得，再加上幫浦的水不一定乾淨，所以最安全的方法是用來煮湯。另外，紅酒、啤酒和醋較好保存，因此十七世紀初，荷蘭居民平均每天飲用超過一公升的啤酒。但這招不適用在小孩身上，所以膀胱感染通常從童年就開始，讓結石有充分的時間成長。

希波克拉底和截石者

年輕的醫生會立下希波克拉底誓詞（Hippocratic Oath）[13]，向神做出一些承諾，其中大致可以歸類出四大基本原則：**照護的責任**（永遠盡力為所有病患付出）、**專業倫理**（尊重並對同僚忠誠）、**專業守密**（隱私和保密），以及一切的根源——不論任何情況，醫生的首要考量是「**切勿傷害到病人**」（拉丁文是 *Primum non nocere*）。

以希波克拉底的標準，截石術並未符合這些要求。他在誓詞中呼籲醫生應該把截石術留給其他人施行。如今，這部分的誓詞被解釋成：假如自己沒有能力治療，就應該將患者轉診給專家。但這其實完全錯誤。

希波克拉底就是字面上的意思，並且堅持截石者算不上醫師，和拔牙者、算命者、製毒者等江湖郎中屬於一丘之貉。在那個年代，這個想法也很合理。但無論膀胱結石讓人生多麼悲慘，因截石手術而喪命的機率還是太高。如今，手術的風險已不到當時的一％，對於手術的恐懼再也站不住腳，更遑論不至於危及性命的病痛了。希波克拉底大概沒辦法想像，手術有一天不只能救人一命，更可以改善人們的生活品質。

任何類型的膀胱感染都會造成三種不舒服的症狀：頻尿、排尿困難（排尿時會痛）、尿急。

杜爾將杜特的行為描述成前所未見的壯舉，想必他的膀胱已經帶來難以忍耐的痛苦，才讓他不得

13 俗稱「醫師誓詞」，是西方醫生傳統上行醫前的誓言；希波克拉底乃古希臘醫者，被譽為西方「醫學之父」。

不切開自己的身體部位。除了常見的膀胱感染症狀，工匠杜特到底還承受了什麼，才迫使他有如此絕望之舉？

在膀胱出口處的輸尿管底部，有個感測壓力的受器，會在膀胱脹滿時受到刺激，讓我們感受到尿意。然而，無論膀胱有沒有滿，只要膀胱底部有結石，就會造成同樣的急迫感。假如你因此試圖排尿，壓力會使得結石堵住膀胱的出口，於是什麼都排不出來。更甚者，結石會再進一步壓迫受器，使急迫感增加。這會造成更多壓力，使更少尿液排出，並帶來更強烈的尿急感，幾乎要將人逼瘋。我們知道羅馬皇帝提貝里烏斯（Tiberius，又譯提比略）會命令酷刑的行刑者綁住受害者的陰莖，造成同樣的痛苦。假如你的膀胱無論有沒有尿液，都沒日沒夜的折磨著你，那你又怎麼會在乎只有四成的存活率呢？

如果你從未罹患過膀胱結石，大概很難想像得切開身體，才能把結石取出來。但堵塞住膀胱出口的結石會因為壓力而向下移，而像詹．杜特一樣痛苦的病患會很清楚石頭的位置：就在肛門和陰囊之間，稱為「會陰」的部位。但只要你對人體夠熟悉，就知道不應該從下面切開，因為那個部位有太多血管，而且離括約肌太近；反觀從上方動刀會比較容易，但這樣會離腹部和小腸太近，也有風險。截石者並不精通解剖學，只是有點技術的江湖郎中，對專業方面也所知有限；因此，他們會從下面動刀，直接取出石頭，卻無視這樣做會對膀胱功能造成莫大傷害——**大部分存活下來的病患，都有失禁問題。**

詹．杜特的時代，有兩種移除結石的方法：「小型」手術（使用的器材較少）和「大型」手術（使用較多器材）。前者曾經出現在西元一世紀羅馬學者凱爾蘇斯（Aulus Cornelius Celsus）的記敘中，但在西元前數百年就已經有所應用。小型手術的原則很簡單：**病患躺著，雙腳舉起，這個姿勢如今稱為「截石術臥位」**；施術者將食指伸入病患的肛門，如此便可以透過直腸，從膀胱的正面觸診結石，接著用手指將結石朝自己的方向拉向會陰。之後會請病患（或其他人）把陰囊拉起，讓施術者能從陰囊和肛門中間切開，直到可以看到結石。最後，病患要像女性生小孩那樣用力推，可以有人幫忙壓他的腹部，或是由施術者用鉤子把石頭鉤出。假如一切順利，施術者還必須用力向傷口加壓一陣子，以免患者失血過多而亡。

這樣的手術只能對男性施行，而且受術者的年齡最多只能到四十歲左右。因為到了大約四十歲，攝護腺會開始腫大，進而造成阻礙。攝護腺的英文「prostate」也是因此而來，原本拉丁文的「*pro-status*」意思就是「位在前方」。

至於大型手術，則在一五二二年由馬里安諾・桑塔斯・巴洛利泰諾斯（Marianus Sanctus Barolitanus）所記載，這是他的老師尤納斯・拉瑪尼斯（Joannes de Romanis）在義大利克雷莫納（Cremona）[14]發明的新方法。舊的方式是讓結石接近器材，新的方式則剛好相反。「馬里安

---

14 位於義大利北部的一個城市，是小提琴發源地之一，聚集了許多優秀的製琴師，並出產全世界最優良的小提琴、中提琴、大提琴。

手術」需要使用大量器材，無疑是大型手術，而看到這麼多金屬工具，病患如果沒有嚇昏，大概也會改變主意。大型手術也是採用截石術臥位，但不需要提起陰囊，而是經由陰莖將一根彎曲的桿子放入膀胱，再用手術刀朝桿子的方向垂直切開（下刀時沿著會陰的中心線，位置在陰莖和陰囊之間）。接著，將導引器（一種有溝槽的器材）放入膀胱，把結石打碎，並配合開腳器、鑷子和鉤子加以取出。大型手術的優點是，實際上的傷口比較小，從而降低失禁的風險。

杜特沒辦法取得這麼複雜的器具，所以只能一切從簡。基於只有一把刀，他遂使用小型手術，劃出交叉的大範圍切口。這位工匠不但自己鑄了刀，在動手前還編出藉口（但這不重要），將妻子支去魚市場（妻子不疑有他）。一六五一年四月五日的那場手術，唯一在場的是工匠學徒，幫忙把陰囊拉高。對此，杜爾這樣寫道——*scroto suspenso a fratre uti calculo fermato a sua sinistra*（弟兄將陰囊拉起，所以石頭被他的左手固定住），然而，從他不純正的拉丁文中，很難判斷到底是哪個人把食指伸進杜特的直腸。或許杜特試著獨立作業，而他的助手只是在一旁目瞪口呆的見證這場「手術」。

杜特一共切了三刀，但傷口還是不夠寬，所以他把雙手食指伸進傷口，將傷口扯開。他可能沒有承受太多的痛苦和失血，因為撕開的是年輕時手術留下的疤痕組織。根據杜爾的描寫，杜特拚命擠壓；而結石順利出現的原因，倒不是因為他判斷力過人，純屬好運罷了。一陣用力後，伴隨嘎吱作響和開口擴張，石頭終於掉到地上，不但體積比雞蛋還要大，重量更高達四盎司（約等於一百一十三．四克）。在杜爾的書中，這塊結石和手術用的刀子一樣，都被深刻描繪並永遠保

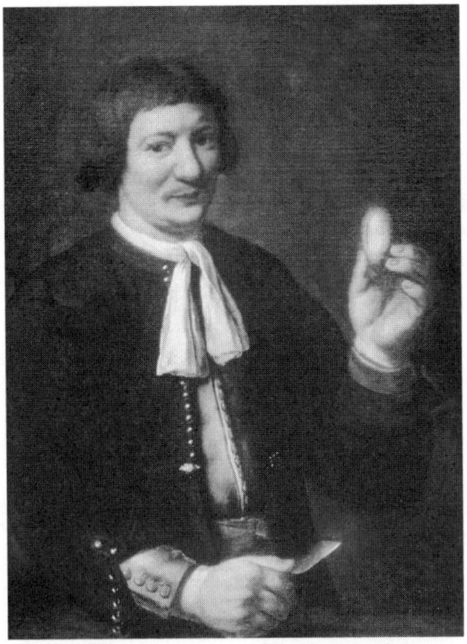

▲ 詹．杜特手拿自己的膀胱結石和刀，卡爾．逢．薩弗伊繪於 1655 年。

留下來。而結石的圖上有一道清楚的縱向凹痕，或許是刀子留下的。

這次手術留下很大的傷口，最後還是需要外科醫生治療，並且持續化膿了好幾年。在該壯舉的四年後，畫家卡爾．逢．薩弗伊（Carel van Savoyen）為杜特繪製了肖像，只見這位工匠站著（而不是坐著！），臉上帶著苦笑，手裡則拿著石頭和刀子。

在詹．杜特的絕望之舉不久後，切開會陰中心的原始手術就被其他方法取代。然而，這些方法都有風險。杜特切除膀胱結石的那一年，有個名叫賈克．比尤利（Jacques Beaulieu）的法國人誕生了。他用賈克修士（Frère Jacques）這個化名在歐洲四處旅行，施行大型手術，但是**下刀處離中心線偏了幾公分**。十八世紀初期，他在阿姆斯特丹行醫時打響了名號。從此之後，手術後的死亡率和併發症都降低了，而傷口變得比較小，取出結石的精確度也隨之提高。

一七一九年，約翰．道格拉斯（John Douglas）進行了第一場「恥骨上截石術」，從下腹部的上部下刀。這樣的路徑一直被視為禁忌，因為希波克拉底曾經警告過，膀胱上部的傷口是致命的；不過，事實證明他錯了。

十九世紀後，截石術已經完全過時，被「經尿道膀胱碎石術」所取代——狹長而可伸縮的鑷子和銼刀會通過陰莖進入膀胱，並將結石打碎。一八七九年，膀胱鏡在維也納發明，這種小型的探測鏡可以直接從尿道進入膀胱，讓碎石和移除的過程容易許多。

然而，預防還是最好的治療。人們終於發現，**每天換洗內褲比起任何新的手術方式，更能對抗這種疾病**。因此，截石術現在已經鮮少進行，更不可能從會陰處下刀；更甚者，這種手術不再是外科的領域，而屬於泌尿科。

如果你還是很好奇從雙腿間動刀的截石術是什麼感覺，法國的作曲家馬林．馬瑞（Marin Marais）在一七二五年經歷過大型手術，並且將期間的感受譜成E小調的古大提琴樂曲，名為〈手術檯上〉（*Le Tableau de l'opération de la taille*）。樂曲總長三分鐘，從病人的角度描寫了手術的十四個階段：手術器材的樣子、恐懼、做好心理準備、接近手術檯、爬上手術檯、爬下手術檯、重新考慮、讓自己被綁在手術檯上、動刀、使用鑷子、取出石頭、聲嘶力竭、鮮血直流、被鬆綁後抬到病床上。

詹．杜特的名氣傳遍了整個國家，很多人都覺得他瘋了。手術後的一個月，他在一份文件中描述了自己的行動，並且於一六五一年五月三十一日由阿姆斯特丹的彼得．德．巴里（Pieter de Bary）公證。其中寫道：「英國街的三十歲居民詹．杜特……」也說明自己為此寫了一首詩：「……格律、押韻等都一手包辦。」杜特驕傲的提到，雖然他的行為和姓氏都暗示著他早該死了（荷蘭文中「Doot」有死亡之意），他卻活了下來：

斯土眾民皆心存疑惑，
何以此人之手如此萬幸？
雖是凡人之舉，
卻有神喻導引。
求生之望渺茫時，
祂再將命賜予死亡者杜特。

不知道杜特的妻子從市場回來時，心裡是怎麼想的？

第2章
甘迺迪總統身上少一個彈孔的原因——氣管切開術

派瑞拿了手術刀進行氣切，再將特製的氣切套管插入氣管。
因為甘迺迪總統頸部的小彈孔，正好在氣切動刀的位置，
派瑞決定用手術刀把兩側切開一些。

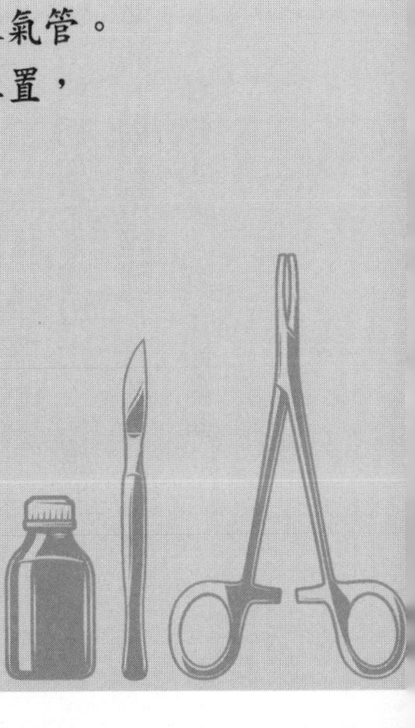

某個星期五的午後，在達拉斯的帕克蘭紀念醫院（Parkland Memorial Hospital），有名四十五歲的男性被送進急診室。其頭部有個彈孔，鮮血和大腦組織從中汩汩流出。其他病患很快被送到別的部門，同時有許多人陪著該名傷者一起進來，群情激憤。記者在外面聚集，傷者的妻子陪在病床旁，臉上噴濺了他的血。待傷者被推進急診創傷室（Trauma Room）[15]，大門隨後關閉。其妻子在走廊上等待，而急診創傷室裡只有一名醫師和一名護士。

醫生是二十八歲的查爾斯．加利科（Charles Carrico），他是第二年的外科住院醫師，在手術室輪值。他第一眼就認出了傷者的身分：躺在眼前這個全身是血、頭部有個大洞的人，正是總統約翰．甘迺迪。只見總統**意識不清，身體出現緩慢的抽搐**，加利科知道他此時**呼吸困難**，立刻將呼吸管從嘴巴插入氣管，接著使用喉鏡（一種鉤型的儀器，裝有小燈）看向口腔深處——把舌頭推開，打開喉嚨，盡可能的看清楚會厭（覆蓋於氣管入口的軟骨構造）。在會厭後方，加利科大約可以看見聲帶，於是他努力將塑膠管擠進兩者中間。總統的其他傷處都亟需處理，但首先得讓空氣進入他的肺部。同時，鮮血慢慢從他脖子中間的小傷口流出來。創傷室的門開了，走廊上有一陣騷動，然後值勤的外科醫生馬爾康．派瑞（Malcolm Perry）走了進來。

全世界都知道，甘迺迪沒能撐過來，不幸在創傷室中死去。當天晚上，總統的遺體被火速送到遠在華府的巴賽達海軍醫院（Bethesda Naval Hospital）[16]，由軍方的病理學家詹姆士．休姆斯（James Humes）醫生驗屍。休姆斯很清楚，這是整個世紀最重要的一場屍體解剖，有許多人關注他的一舉一動，所以他絲毫不能犯錯；而那些人都穿著黑色西裝，身分成謎。躺在休姆斯前方

的不只是遺體而已，還包含了還原當天真相最重要的證據，足以影響整個國家。假如休姆斯找到
的所有彈孔皆來自同一個方向，那麼槍擊或許是一人所為，只是某個神智不清的瘋子；然而，假
如彈孔來自不同方向，就可能是有計畫性的組織攻擊。

但休姆斯一開始就遇到了問題：X 光看不到任何子彈，這表示子彈都貫穿身體，分別留下
進入和離開身體的傷口。而他只找到了三個彈孔，其中兩個明顯在一直線上，位於後腦的傷口較
小，位於頭部右側的則較大。第三個小創口在背部右側，離後頸底部不遠，由於傷口很小，推斷
可能是子彈進入處。雖說進入處的傷口總是比離開處小，但高速子彈離開身體時，造成的傷口也
可能很小。無論如何，**問題都是：對應的進入／離開處在哪？**身體的其他地方都沒有痕跡。

甘迺迪的繼任者是副總統林登．貝恩斯．詹森（Lyndon Baines Johnson）。甘迺迪的遺體
從達拉斯被送到華府的那天，詹森就在同一架總統專機上宣誓就職。詹森總統就任的前幾個決
定，就是在甘迺迪死後一個星期，設立總統委員會來調查這件槍擊案，由首席大法官厄爾．華倫
（Earl Warren）擔任主席。華倫委員會同時也質詢了負責診療甘迺迪的醫生們，而委員會的最
終報告會公開給社會大眾，人們在網路上就可以輕易查到醫生們的證詞。我們可以從中推斷出以

15 又稱 Trauma 房，專門用作診治因意外而受到嚴重創傷的病人。

16 今日的沃爾特．里德國家軍事醫學中心（Walter Reed National Military Medical Center，簡稱 WRNMMC），之所以送到這裡是應甘迺迪夫人的要求，因為甘迺迪生前是一名海軍軍官。

下內容：

在達拉斯中槍八分鐘之內，約翰・甘迺迪就被送到帕克蘭紀念醫院的急診室，由護士瑪格麗特・漢屈克里夫（Margaret Henchcliffe）和外科住院醫生查爾斯・加利科治療。加利科立刻替甘迺迪插呼吸管，並且連接上呼吸器。與此同時，三十四歲的馬爾康・奧利佛・派瑞（Malcolm Oliver Perry）醫師進入創傷室。派瑞和加利科一樣，注意到甘迺迪呼吸困難。他檢查了甘迺迪脖子前側正中央的傷口，看見鮮血緩緩流出。他只有不到一秒鐘的時間可以評估狀況，並且做出決定。

總統雖然失去意識，但胸口還是緩慢的起伏著。然而，儘管已經插了呼吸管，這仍不是正常的呼吸動作——可能是管子的位置不對，也可能是其他地方出了問題，或許是氣胸（肺部塌陷）或是血胸（血液充滿胸腔）。而且脖子正面還有個小傷口，是氣管受傷了嗎？如果加利科的呼吸管插進氣管，為什麼傷口處沒有冒出氣泡？會不會是呼吸管根本插錯地方，插進了食道而非氣管？若是如此，就得立刻採取對策。

派瑞拿了手術刀進行氣切（氣管切開術。按照字面上的意思，就是從頸部切開氣管，讓空氣進入肺部），再將特製的氣切套管插入氣管。因為甘迺迪總統頸部的小彈孔，正好在氣切動刀的位置（脖子中間、喉結正下方），派瑞決定**將彈孔作為氣切造口**，用手術刀把兩側切開一些。這就是為什麼休姆斯找不到第四個彈孔的原因。

派瑞出現後，一號創傷室很快就擠滿醫生。首先到的是查爾斯・巴斯特（Charles Baxter）

和羅伯特．麥克利蘭（Robert McClelland），他們立刻協助派瑞氣切造口。待氣切管插入，隨即來了另外兩名醫生，分別是外科住院醫生和泌尿科醫生，他們協助在兩側放置胸管。胸管是塑膠製，從胸腔壁穿過肋骨間進入胸腔，在氣胸或血胸時能讓肺部附近的空氣或血液排出。麻醉師負責監控呼吸器，心臟活動則由心電圖監控，而**手臂的靜脈也被切開來輸血和輸液**。總統的血型是 O 型陰性，輸液的溶液則是水和礦物質組成的乳酸林格氏液（lactated Ringer's solution）[17]。

神經外科的威廉．坎普．克拉克（William Kemp Clark）醫生檢查了腦部的傷害；因為他剛好站在旁邊，所以被要求將呼吸管從總統口中移除，讓派瑞放置氣切套管。移除呼吸管時，克拉克看見喉嚨內有血。他們也將鼻胃管從食道插入胃部。

然而，即使**做了這麼多努力，總統的呼吸狀況仍不見改善**，此外，他也因為頭部的傷口而大量失血。護士努力用紗布加壓止血，醫生們則在地板和病床上看到鮮血和腦部組織。試圖暢通呼吸道後，他們再也感受不到總統的脈搏。克拉克和派瑞立刻開始心臟按摩，卻讓更多血從頭部的傷口流出。最後，克拉克醫生終於鼓起勇氣，停止急救，在下午一點宣告總統已經死亡。這是在總統入院後二十二分鐘的事。

17 用來治療外傷、手術、燒傷等造成的失血，和使腎衰竭病人促進造尿。這兩種情況下產生的酸中毒被乳酸在肝臟中的代謝產物平衡，因此獸醫也常用乳酸林格氏液來治療腎衰竭的貓。

不久之後，總統的遺體就被特勤人員帶走，送到華府的軍醫院。達拉斯的醫生和軍醫們並沒有交換任何資訊，因此才造成子彈孔的爭議，也滋養了歷久不衰的各種陰謀論。派瑞和其他一號創傷室的醫生沒有時間將總統翻面檢查，所以未曾看到他背部（位在脖子下方）和後腦杓的兩處傷口。

緊急救護的ＡＢＣ法則

這幾個字母能幫助我們記住緊急救護的法則，代表的是在緊急狀況要穩定病患所需的一系列動作。**Ａ代表呼吸道**（Airway）：必須保持暢通，否則病人會在幾分鐘之內窒息而死。這通常需要從嘴巴向聲帶和氣管間插入呼吸管，此動作稱為插管；假如插管無效，則必須立刻從頸部正面切開氣管，稱為氣切。此時沒有時間猶豫，每一秒都至關緊要。「當你想到氣切，就立刻執行！」就是這麼緊急，卻能拯救生命。

Ｂ代表呼吸（Breathing）：必須確保病人的肺部能得到足夠氧氣，並且排出充足的二氧化碳。執行的方式之一是將患者連接上呼吸器。如果血液和外界環境的氣體交換不足，就會使腦部、心臟和其他重要器官無法得到充足氧氣，造成器官停止運作的風險，這稱作局部缺血；肌肉在缺氧狀態可以撐六小時，但大腦只有六分鐘。再者，血液中的二氧化碳一旦沒有排出，血液的酸鹼值就會降低。酸性血液不但會對器官造成更大的傷害，也會影響人體「**循環**」（Circulation），亦即 C 所代表的意思。必須讓血液循環穩定，確保病人不會失血過多而死，並且控制心臟和血壓，然後是 D（Disability，**失能**）和 E（Exposure，**暴露**）。[18]

下午的悲劇過後，派瑞立刻在臨時記者會上被大量記者包圍。他說脖子上的傷口是子彈進入處，這讓媒體在最初的數小時到數天中，都假設有超過一發子彈是從正面發射。當然，這和逮捕李．哈維．奧斯華的理由完全衝突。這個年輕人在案發一個半小時之內就被逮捕，並立刻被指認為此案唯一的槍手，即便他開槍的位置是在甘迺迪總統的背後。

關於總統之死的報導和驗屍報告相互矛盾，因而產生了政府企圖掩飾什麼的感覺。休姆斯直到第二天才打電話聯絡派瑞，並且聽說了氣管上的彈孔。對他來說，這是完成謎團拼圖的最後一項資訊：背後脖子下方的彈孔、他在肺部右上方胸腔找到的瘀血、派瑞進行氣切的傷口，**以上三**

18 此為高級外傷救命術（Advanced Trauma Life Support，簡稱ＡＴＬＳ）步驟，用以在處理外傷前做初步評估，各階段檢查重點為呼吸道及頸椎之保護（Ａ）、維持呼吸及通氣（Ｂ）、循環及出血控制（Ｃ）、意識狀態及神經學檢查（Ｄ）、全身檢查及環境控制（Ｅ）。

者正好連成一線，並且符合從後方開槍的彈道，跟頭部的傷口一樣。這代表**總統是死於背後擊發的兩枚子彈，且只有一名槍手**，不是軍事政變。然而，許多人卻認為年輕外科醫生在總統還活著時親眼看過傷處，他的即時證詞應該比軍醫院在半夜祕密進行的解剖勘驗，來得更加重要可信。

關於甘迺迪的槍傷，最終在亞伯拉罕・扎普魯德（Abraham Zapruder）所拍攝的業餘影片中得到解釋。這都要感謝他的祕書，讓他能清楚錄下總統的車隊，因此也錄下了槍擊的經過——扎普魯德為了取得更好的視野而站在牆頭，但由於他有暈眩症狀，所以祕書得在錄影時固定住他的腳。這段影像一直到十五年後才釋出，如今已眾所周知，呈現了甘迺迪總統頭部的碎片飛噴到空中，而他的妻子賈姬（Jackie Kennedy）絕望的爬上移動中的車輛。比較鮮為人知的，則是影片中頭部中彈前五秒鐘——雖然很不明顯——甘迺迪總統突然皺起眉頭，並用雙手抓住喉嚨。大家好似都沒有注意到，但**當每個人都在歡呼揮手時，甘迺迪總統似乎正面臨窒息**。

事情的真相是這樣的：頭部恐怖的傷口來自第三槍；第二槍則是從背後擊發，垂直貫穿聲帶下方的氣管，這讓總統無法呼救或大聲喊叫，所以沒有人注意到他呼吸困難。子彈接著從頸部前方穿出，打中坐在總統前方的德州州長約翰・康納利（John Connally），使其胸口、右手腕和左腰均受傷。由於彈道相當怪異，這枚子彈因此被稱為「魔術子彈」，又叫做「華倫委員會證物三九九號」。然而，根據扎普魯德所攝影片中對槍擊現場做的模擬重現，顯示彈道其實並沒有特別異常之處。在第二槍之前，槍手還有開一槍，但沒打中目標，而是誤傷了觀眾詹姆士・塔格（James Tague）的右側臉頰。這個聲響讓康納利在車上轉身，並撿起他的寬邊帽；因此，第二枚子彈對他和甘迺迪所造成的傷害，確實都在同一直線上。直線的另一端甚至可以延伸到德州教科書大樓（Texas School Book Depository）敞開的六樓窗戶。時至今日，仍無法肯定當時在窗口的就是李・哈維・奧斯華，抑或是槍手另有其人，因為奧斯華矢口否認犯案，並且在案發兩天後就被射殺身亡。

從醫學的角度來看，到底發生了什麼事？兩枚子彈對總統造成的生命危險有三個層面：**頭部的子彈摧毀了他右腦的很大一部分**，但我們永遠不會知道是哪一部分，因為約翰・甘迺迪的大腦就此消失了。然而，無論腦部的傷害多麼恐怖，都並不一定致命。右腦的傷害可能造成左半邊身體癱瘓（半身麻痺）、半身感覺遲鈍、對刺激的注意力缺失（忽略症候群）或左側視野受損（偏盲），也可能造成人格改變（額葉症候群）、無法進行簡單的數學計算（算術缺陷症）、失去音樂欣賞的能力（旋律辨識障礙症），以及失去記憶（失憶症）。但說話和語言理解的能力大部分位於左腦，負責管理呼吸和意識的腦幹則離得更遠，因此，或許槍擊案過後，甘迺迪作為人的一大部分會幾乎完全消失，但他的身體可以帶著槍傷繼續活著。

他頭部的嚴重失血也未必致命；只要心臟能維持血壓，嚴重的失血就可以經由輸液和輸血恢復。甘迺迪總統在到院時一定還保持足夠的血壓，因為他仍然有脈搏，而且並未完全失去行動能力。驗屍結果也顯示，並沒有任何預期之外的內出血。當然，我們還是很難知道，是否有辦法替腦部如此大範圍的傷口止血。

最立即的威脅是氣管的傷口。在子彈貫穿氣管到加利科插入呼吸管之間的八分鐘，甘迺迪總統都沒辦法呼吸。血液缺氧的狀態持續過久，就稱為窒息。窒息會快速在身體各部位造成傷害，而最嚴重的就是大腦和腦幹，兩者在缺氧狀態撐不了太久。一開始的傷害是可逆轉的，傷者會失去意識昏厥；接著，當傷害變得不可逆，傷者雖然無法再恢復意識，但還是可以自主呼吸，這樣的狀態稱為昏迷；最後，待傷害變得致命，腦幹中負責意識、呼吸、血壓等維繫生命運作的系統將完全終止。甘迺迪總統之所以在呼吸困難時出現怪異動作，就是因為**缺氧導致腦幹呼吸中樞受損**。屍體解剖中顯示肺部沒有出現塌陷，也沒有大量積血；因此，**如果能早一點進行氣切或插呼吸管，或許就能拯救總統的生命**。如今，任何失去意識的病患在移動之前，都會先由救護車人員插呼吸管，因為每一秒都至關緊要。

美國的第三十五位總統死於失血過多，且情況太過嚴重，以至於整間創傷室的醫生都束手無策；窒息也是死因之一，因為太晚進行氣切。耐人尋味的是，美國的第一位總統喬治．華盛頓（George Washington）也是死於類似情況；雖然其失血過多是醫生造成的，而該名醫生還拒絕進行氣切，讓他窒息而死。

有位目擊者鉅細靡遺的描述了華盛頓生命的最後時刻，他是華盛頓的私人祕書托比亞斯．里爾上校（Colonel Tobias Lear）——一七九九年十二月十三日星期五，華盛頓起床時覺得喉嚨有點痛，只聽他的聲音沙啞，不停咳嗽。儘管前一天他才剛在雪中騎馬，他這天還是在凜冽的冬日前往農園。當天晚上，他因為高燒而醒來，幾乎沒辦法說話，還開始呼吸困難。隨著吞嚥逐漸困難，他變得越來越焦躁，試著用醋漱口，卻馬上嗆到。星期六早上，他不顧妻子的強烈抗議，命令照護者替他放血，可惜病情並沒有好轉，於是他又召來詹姆士・奎克（James Craik）、古斯塔夫・理查・布朗（Gustavus Richard Brown）和伊萊沙・庫倫・迪克（Elisha Cullen Dick）等三名醫生。他們之後又為總統放了好幾次血，在十六個小時內幾乎累積了兩公升半！

華盛頓逐漸變得虛弱，連坐直的力氣都沒有；但**如果想平順呼吸，正坐是必要的姿勢**。接近夜晚時，他的呼吸越來越費力，原因或許是喉嚨發炎，讓會厭腫脹，幾乎要堵住氣管。這樣的情況會讓病人覺得自己隨時都會窒息，是相當不妙的感受。即使如此，此刻已經失去了將近一半血量的華盛頓，卻表現得相對冷靜。三個醫生中最年輕的迪克醫生，想要進行氣切來救總統的命，但奎克和布朗都認為風險太大而反對。因為失血過多而筋疲力竭，再加上喉嚨感染而窒息，華盛頓最終於晚上十點過世，享年六十八歲。

依現在狀況而言，要緩解急性呼吸問題，未必需要施行氣切。大約二十世紀初期，氣切已經可用插管取代，將呼吸管從嘴巴插入氣管。呼吸管——現代醫學中大為成功的救命器材之一，是一條簡單的拋棄式塑膠管，有彈性，直徑約一公分，長度則是三十公分。管子尾端連接一個小氣球，一旦管子通過聲帶進入氣管，氣球便隨之充氣。這會在管子連接的呼吸器和肺部之間，形成氣密狀態。**插管不只能緩解呼吸問題，也能在一般手術麻醉時協助呼吸**；在病人氣管中利用呼吸管來有效插管，已成為每項大型手術的基本條件。在極少數情況下，假如插管失敗，病患面臨窒息，氣切仍是最後的救命法。

一九六三年十一月二十二日星期五的事件（甘迺迪遇刺案），將一直與馬爾康・派瑞往後的人生扯上關係。事發當時，他才成為外科醫生不到兩個月，而後又經歷了一段瘋狂忙碌的日子——總統過世後，他立刻被召到手術室為州長康納利動手術；過了兩天，他又進到手術室，雙手置於李·哈維·奧斯華的腹部，努力想止住動脈的出血（參見第23章）。

第3章

下半身不性福？亞伯拉罕與路易十六的包莖問題

年輕王室夫婦不存在的性生活，成了貴族間公開談論和八卦的題材，法國的城市也充斥著關於國王可能有包莖的打油詩、笑話和歌曲。

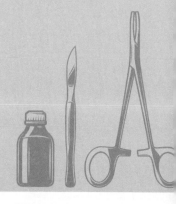

有位老人聽見了某個聲音，於是他撿起一塊石頭，劃向自己的陰莖，把包皮割掉。接著，他對自己的兒子和奴隸們也這麼做。過程想必極度痛苦，因為不久之後，他就宣告割禮最好不要在成人身上進行，應當在男嬰出生後第八天進行。

這名老人就是亞伯拉罕（Abraham，天主教譯亞巴郎），而此故事記載在《創世紀》（*Book of Genesis*）第十七章。他施於自身的壯烈之舉，不只可以從歷史、社會、人類學和神學的角度解釋，也可以從外科手術方面來探討。當時，老人已經有十三年無法成功生育，而在《創世紀》的這個章節，可以明顯看出亞伯拉罕和妻子撒拉（Sarah，天主教通譯撒辣）都有一定的年紀，且仍想要擁有自己的孩子，卻一直未能如願。個中的原因，難不成和亞伯拉罕的包皮有關？

有一種疾病會**使男性在性行為時相當痛苦**，那就是——包莖，其成因是包皮和龜頭受到慢性感染，而使包皮緊繃。亞伯拉罕和他的子民住在吾珥（Ur，位於現今伊拉克南部）和地中海之間的某個沙漠，氣候非常乾旱，每走一步都會掀起一片塵埃。他們當時穿的長袍下方是空的，裡面也不會穿別的衣物，故沙塵得以侵襲任何地方。更甚者，他們對衛生沒有什麼概念，儘管《創世紀》裡經常提到人們用水清洗身體，但那只局限於腳部；畢竟水源在沙漠很稀少，必須保留給牲畜，因此多半不足以讓人每天洗澡。至於**割禮大都盛行於沙漠民族**，且至今依然如此，也就不那麼令人意外了，其中不只有居住在中亞地區的亞伯拉罕、猶太人和穆斯林，也包含了澳洲原住民和許多非洲的民族。

包莖主要會在勃起時造成問題，因為龜頭受到阻礙，而包皮可能會撕裂。由於性行為的動作會使症狀加劇，故要達到讓人滿意的結果也就更困難。假如一名男性迫切的想讓子嗣綿延繁盛，或許最終就會不計代價，選擇最符合邏輯的方法，也就是用石頭劃向包皮這個問題的根源吧？大部分的外科手術不都是在類似的情境中產生？假如你因為膿瘡而生不如死、痛苦難眠，你會選擇把它切開；假如受感染的牙齒不斷腫脹發痛，到了難以忍受的地步，你會選擇把它拔掉；假如膀胱的結石讓你坐立難安，你會選擇把它切除；假如你的包皮讓你無法順利繁衍，你可以藉著石頭來擺脫它。無論如何，在手術不久後，亞伯拉罕終於如願以償——《創世紀》第二十一章寫道：撒拉生了一個兒子，取名以撒（Isaac）。

割禮完成後會發生的情況，是《創世紀》故事的重要主題，並在第三十四章的第二十四和二十五節來到高潮。當時，距離亞伯拉罕又過了三個世代。雅各（Jacob，以撒的幼子，天主教翻譯為雅各伯）的兒子們答應不為了妹妹底拿（Dinah）受到希未人（Hivite）[19]示劍（Shichem）玷汙而復仇，但每個希未男性都必須接受割禮。希未人在當時應該居於劣勢，所以很樂意化解爭端；然而，他們犯下了嚴重的錯誤，那就是選擇同時接受割禮。這麼做並不聰明，顯然雅各的兒子們遠比希未人還了解手術後常見的狀況——每一種手術後都需要時間復原，割包皮的手術當然也不例外。

19 早期居住於敘利亞和巴勒斯坦的一個民族。

在外科手術中，皮膚的神經纖維會受到直接刺激，意味著手術當下充滿痛苦。但在手術刀（或石頭）放下不久，痛苦就會幾乎完全消失，身體接著開始治療的過程。在第一階段，組織的傷口會藉著發炎來修復，由一種稱為巨噬細胞的特殊細胞執行，將所有殘骸清除乾淨。發炎會使傷患在手術約三小時之後，出現組織腫脹和痛楚，但不像手術中那麼劇烈。傷口會有一點腫脹、發紅和發熱；當衛生狀況良好，情況便不再惡化，發炎和疼痛都會在幾天內消失。而稱為「纖維母細胞」（fibroblast）的細胞會被送到傷口附近，開始生成結締組織[20]，最後形成傷疤。這個過程稱為「**初級癒合**」，通常持續八到十四天，依據傷口的深度而定。

發炎

發炎是身體對於侵入異物的反應，過程相當複雜，其中牽涉的細胞種類也很多。發炎會釋放出大量物質，每一種都會引發另一種反應，或是向其他細胞發出信號。隨著發炎的成因不同，過程和反應形式也就不同，諸如腳踝扭傷、牙痛、溼疹、腹瀉、愛滋病、吸菸者的咳嗽、疣、傷口感染、腎臟移植的排斥反應、花粉症、甲狀腺功能異常、頭皮屑、傷寒、氣喘（哮喘）、動脈阻塞和蚊蟲叮咬……都是不同的發炎型態，呈現了發炎反應的不同面向。

發炎的局部症狀可以歸類為五種適應症[21]：發紅、發熱、痛感、腫脹，以及失去功能。有兩種細胞**對發炎反應至關緊要：巨噬細胞**（體積較大，作用是清理受損細胞的殘骸）和**淋巴細胞**（體積較小，可以辨識外來物質的組成，並且製造抗體來對抗）。

過敏就是一種對外界物質的發炎反應；侵入者（例如病毒、細菌或寄生蟲）的攻擊也會引起發炎反應，我們稱為感染；假如發炎細胞誤將我們的部分身體當成異物，便會導致自體免疫的疾病，如風溼病就是個例子（部分關節受到發炎反應攻擊）。

然而，在衛生狀況較差時（例如《創世紀》所描寫的），傷口中的細菌會受益於受損的組織而繁衍，進而吸引第二波的發炎細胞。白血球會試圖摧毀細菌，而膿液就是由有害的細菌、死亡的白血球和受損的組織所構成。傷口會發紅、腫脹、發熱，在這樣的情況下，第一階段的痛苦仍可以忍受；不過手術後第二天，卻會有新的一波痛楚，通常會相當強烈。在聖經時代，計算日期

20 連結動物體內各部器官的組織，由細胞和不具細胞結構的基質組成，具有支持、營養、保護和連接機能的功能，如軟骨、硬骨、韌帶等。

21 指藥物、手術等方法適合運用的範圍、標準。

時，事發當天就算第一天，所以術後第二天便被記載為第三天（就像耶穌的復活記載為死後第三天，但復活節星期日實際上是耶穌受難日後第二天）。

這就是為什麼所有的希未人在割禮的第三天，都因為強烈的痛苦而臥床不起。藉著敏銳的外科概念，雅各的兒子西緬（Simeon，天主教譯作西默盎）和利未（Levi，天主教譯作肋未）算計到了這一點。於是他們潛入希未人的城市，拔出劍來冷血的屠殺了毫無還手之力的敵人。

撐過第三天的病患，手術傷口又會發生什麼變化呢？只要傷口保持開放和一定程度的清潔，且組織受損不算太嚴重，身體就能自行對抗感染。膿液會從傷口滴出，細菌則會被健康的組織驅逐，讓傷口得以癒合。因此，一直到十九世紀中期，手術的傷口都會保持開放，因為傷口感染是無可避免的。以上稱為「**二級癒合**」，傷口會逐漸由肉芽組織（granulation tissue）[22]填滿，皮膚則會由邊緣開始生長，直到將傷口完全覆蓋。二級癒合可能花上幾個星期到幾個月，依據傷口的大小而定。

無論如何，我們都可以推論出在聖經故事中的割禮（至少在成年階段和較不乾淨的環境下），並非無痛的經驗。毫不意外的，在幾個世紀後，新興宗教的公關負責人使出渾身解數，將割禮從入教的必要條件中廢除。假如聖保羅（Saint Paul，天主教譯作聖保祿）[23]沒有將這點列為最優先努力的目標，基督教可能只會是猶太人的小團體而已，畢竟沒有任何成年的希臘人或羅馬人願意接受割禮。西元二世紀，羅馬皇帝哈德良（Hadrian，英國有一面牆以他為名[24]）頒布禁止割禮的命令，在政治和外科上引發兩種反應：其中之一是進步的，另一種則是反動的。

一直到那時候，割禮都只切除包皮可以拉過龜頭的部分，這稱為「馬舒克法」（mashuk method）。西門・巴柯巴（Simon bar Kochba）之所以率領猶太人第三次向羅馬統治者起義（巴柯巴起義，又稱巴柯巴之亂），有部分就是為了對抗這道命令。此外，他也推廣「帕瑞亞法」（periah method），完全將龜頭露出，這項手術從龜頭根部環狀切除剩下的包皮（英文中割禮「circumcise」的本意就是「環狀切除」）。巴柯巴的許多支持者都在起義期間重新進行割禮，而完全切除就成了標準的割禮方式。

正如重新進行割禮是一種政治表態，那些政治立場比較溫和的人，也能選擇相反的手術——曾經接受割禮但不願意加入猶太起義的人，可以選擇修復包皮，並繼續扮演羅馬帝國的順服公民。這項手術稱為「割禮回復／包皮延長」（epispasm），似乎相當常見，因為羅馬百科全書編纂者凱爾蘇斯早在西元一世紀時，就在著作《醫術》（*De Medicina*）中加以記述。根據描述，這是種非常巧妙的包皮重建手術，並不會非常痛苦。

22 由新生薄壁的毛細血管及增生的纖維母細胞構成，並伴有發炎細胞浸潤，因具有大量微血管網絡而呈現鮮紅色，加上具有顆粒狀的柔軟外觀，形似鮮嫩的肉芽故而得名。

23 早期教會極具影響力的傳教士之一，亦是基督徒的第一代領導者之一，首創向非猶太人傳播基督福音，所以被奉為外邦人的使徒。

24 此指哈德良長城（Hadrian's Wall），標誌著羅馬帝國擴張的最北界，已於一九八七年被聯合國教科文組織列為世界文化遺產。

手術所需工具只有刀子和像牙籤的小木棍：從陰莖根部環狀切開，然後將皮膚向上翻起，像劍鞘那樣包覆陰莖，待末端拉過龜頭，就能形成新的包皮。之後會用小木棍固定皮膚，直到根部的環狀傷口完全癒合為止。該手術設計十分巧妙，因為病患的尿液不會接觸到開放的傷口，完美的展現了在衛生條件相當受限時，該如何善用二級癒合的過程。

幾百年過去，一個新興宗教在同一個地區萌芽。雖然在當時，割禮似乎完全和伊斯蘭教劃上等號，但《古蘭經》（*Koran*）裡並沒有提到，也不被視為穆斯林的戒律之一。割禮比較像是傳統習俗，背後的概念是父親希望兒子和自己一樣。

而後的黑暗時代，西方文明失去了方向。古代的哲學家花時間思考高尚的問題，例如生命的本質、理想的國家和道德；中世紀的思想家則想著包皮的問題。假如耶穌在升天時用的是真正的肉身，那麼他兒時就切下來的包皮呢？會像希臘學者里奧．奥拉提烏斯（Leo Allatius）宣稱的那樣，也單獨旅行到天國嗎？

雖然梵蒂岡對此沒有官方答案，但旅行社總是樂於猜測神聖的包皮或許還在世界的某個角落，如此便能吸引到大批觀光客。從許多例子可以知道，只要宣稱自己擁有聖人的遺物，就能確保城鎮或村莊有穩定的收入來源。而朝聖者是歐洲的第一批觀光客，即便在當時，觀光產業也收益豐厚——德國第四大城市科隆（Cologne）有東方三博士[25]的遺骨、君士坦丁堡有施洗約翰（John the Baptist）的右手、德國最古老城市特里爾（Trier）有（據說）耶穌穿過的聖袍、比利時的布魯日（Bruges）有聖血，神聖的十字架則散布在整個歐陸。當法國的小鎮沙魯

（Charroux）宣稱擁有耶穌的包皮後，這般聖物中的聖物又出現在歐洲其他好幾個地方，甚至連比利時的安特衛普城（Antwerp）都宣稱自己擁有。最後的神聖包皮出現在義大利的小村莊卡爾卡塔（Calcata），卻在一九八三年時失竊。

傳說，法國皇室是耶穌透過查理大帝（Charlemagne）[26]傳下來的直系後裔，因此也是亞伯拉罕的子孫，而耶穌最後的皇室後代應該就是路易十六（Louis XVI）。或許可以說，路易十六的包皮在法國大革命的爆發中扮演關鍵性的角色，革命則帶來了他的死期。不過路易十六或許也深為包莖所苦……。

一七七〇年五月十六日，年輕的法國皇太子路易-奧古斯特（Louis-Auguste，路易十六的本名）與奧地利女大公瑪麗·安東妮（Marie Antoinette）成婚。他們都還是小孩子，他十五歲，而她十四歲。新婚之夜時，他睡著了，而且第二天很早就起床去打獵；其祖父路易十五、皇室貴族們，以及**所有法國人民都很擔心路易十六的感情生活毫無進展**。瑪麗·安東妮很美麗，而且配合度高，婚姻對象卻是整個路易王朝裡唯一不「衝動」的。她的路易顯然對情感毫無概念，只是

25 又稱東方三王、東方三賢士、三智者、麥琪、術士等，是出現在許多與聖誕節有關的畫像裡面的人物，藝術作品和基督教刊物經常提到，一般會與耶穌和其父母、牧羊人，以及馬廄中的動物一同出現。

26 常見譯名「查理曼大帝」是法文的錯譯，因為法文查理曼的「曼」字（法語：-magne）由拉丁語「偉大的」（magnus）演變而來，本身已含有「大帝」之意。

個陷在青春期的性無能男孩。甚至有謠言說，路易王子的生殖器官出了問題，沒辦法行房；也有人公開提議，或許只要簡單的手術就能消除障礙。婚禮兩個月後，路易十六接受日耳曼・皮沙特（Germain Pichault de La Martinière）醫生的診斷，結果沒有發現任何異狀需要手術。

兩年過去了，年輕的路易十六還是無法盡到婚姻的義務，他的祖父因而召見他，想親自檢查孫子的私密處。路易十六解釋，性行為會給他帶來疼痛，使得他害怕繼續下去。國王確認了他的疑慮——孫子的陰莖確實有異常——但是並沒有深入細節。他將孫子轉介給約瑟夫－馬力－法蘭西斯・拉森（Joseph-Marie-François de Lassone）醫生，後者在一七七三年為王子檢查，接著發布官方聲明，表示路易十六的性器官生長得很好，和原先的疑慮相反。他的結論是：王子之所以會性無能，多半是源自年輕夫妻的無知和羞澀。然而多數人仍然相信，路易十六有包皮過緊的問題，從而限制了他本能的情欲。

一七七四年，老國王路易十五過世，性無能的王子成了路易十六國王，這使得性方面的問題也越來越迫切。年輕王室夫婦不存在的性生活，成了貴族間公開談論和八卦的題材，法國的城市也充斥著關於國王可能有包莖的打油詩、笑話和歌曲。一七七六年一月十五日，路易十六終於在巴黎主宮醫院（Hôtel-Dieu）諮詢了外科醫生賈克－路易・莫羅（Jacques-Louis Moreau）。而後，瑪麗・安東妮寫信告訴母親，莫羅醫生的建議和其他醫生一樣：不需要動手術，只要路易繼續努力嘗試，就能解決問題。

莫羅醫生是對的，他的同業拉森醫生也是。我們現在知道，**年幼時的包莖可以透過夜間的自**

然勃起和性行為治療，只有真正嚴重的案例才需要手術。不幸的是，我們無從得知這位十八世紀的外科醫生有沒有其他發現；但路易十六選擇親自到醫院，而不是召見醫生進宮，代表他真的有很嚴重的問題，他的包皮或許真的有點緊繃。不過路易十六似乎沒有再做別的努力。

一七七七年，瑪麗．安東妮的哥哥帶著隨從來訪，想要解決問題。很顯然，他好好訓了妹婿一番，並且讓拉森醫生繼續工作。這次並沒有留下官方紀錄，但是有了成果——幾個星期以後，同一年的八月裡，路易十六和瑪麗．安東妮欣喜的發現，這次的努力生效了。拉森醫生也代表官方證實：**經過了七年，皇室婚姻終於圓房了**，夫妻在床上共待了一小時又十五分鐘。瑪麗．安東妮也寫信告訴她的母親，房事帶給她強烈的快感。隔年（一七七八年），她懷孕了，並在十二月十九日生下女兒瑪莉-泰瑞絲（Marie-Thérèse）。

路易十六的故事讓人聯想到亞伯拉罕，但沒有任何官方證據顯示他接受過割禮或其他包皮手術。然而，拉森醫生的專業正是包莖相關的手術治療，這或許並不只是個巧合；他甚至研發出獨門的手術方式，不過一直到一七八六年才公開。有別於把包皮完全切開的傳統手術，拉森醫生採取的是最低程度的醫療干預，只在包皮上劃出幾條比較淺的痕跡，如此便能輕易拉過龜頭，而且也可以完整保留包皮，不會變形。拉森有可能在路易十六身上動過這種小手術嗎？

在醫學上，沒有其他方法可以解釋瑪麗．安東妮的突然懷孕；法國大部分的人都相信她外遇了。而後，這對皇室夫妻也很少同床，更有人看見瑪麗．安東妮和其他男性在一起。不久之後，法國大革命爆發，路易和他的妻子都被囚禁，最後他們在一七九三年的命運——兩人均被送上斷頭臺——就是眾所周知的歷史了。這對夫妻一共生了四個小孩，但只有最年長的瑪莉－泰瑞絲在大革命中存活下來。

根據世界衛生組織估計，二〇〇六年進行割包皮手術的成年男性與男童，共計六億六千五百名。雖然單個包皮只有幾公克重，但將每年割下的包皮加起來，竟重達數百公噸。基於世界當前約有三成男性割過包皮，這無疑是從古至今最普遍盛行的外科手術。

在過去，認為包皮不衛生或許很合理，而在阿拉伯文中，「割禮」字面上的意思就是「清潔」。但**時至今日，割包皮手術在醫學上已經沒有顯著的益處**。儘管在如今的手術環境下，併發症已相當罕見，卻還是會有大量出血或感染的狀況，有時甚至會致命。從外科的角度來看，假如兒童太過年幼，無法自己決定是否永久性切除包皮，則不應該為其進行此無明顯助益的手術。

對於像亞伯拉罕和路易十六這樣受包莖之苦的男人和男孩，完全切除包皮其實並不必要。以孩子來說，問題通常會自然解決，或是擦藥膏就好；假如情況沒有好轉，還是可以選擇比割包皮更輕微的手術。對成人而言亦是如此，其實有許多處理方法都不需要損害到包皮的功能，就像拉森醫生的手術方式一樣。

第 4 章
死於休克的皇后，凶器是緊身束腹？

雖然伊莉莎白在船上昏厥了，但她很快就在侍女的懷中轉醒。
當侍女解下她的束腹，本來受到限制的血液重新流過全身，
心臟便不再有足夠的血液維持運轉。

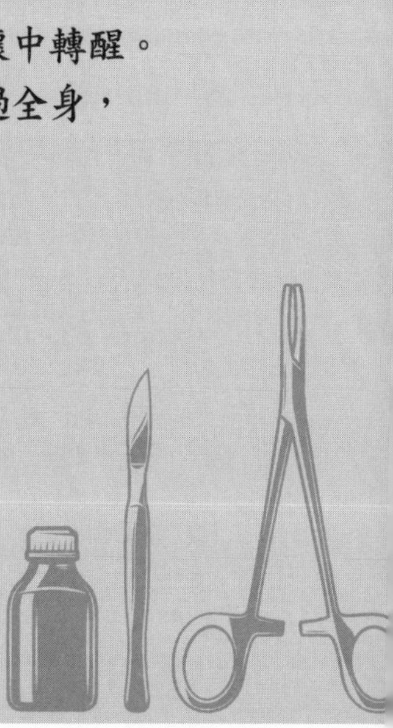

醫學上對休克的定義，是血液循環衰竭。人體內每個器官都需要足夠的血流量，而這就需要充足的血壓。當我們血壓太低，器官得不到足夠的氧氣，就會發生休克，進而帶來嚴重的後果。

每個器官在缺血狀態下能支持的時間都不同，大腦和腎臟最快衰竭，然後意識會降低，尿液也不再生成，接著是小腸、肺、肝臟和心臟停止工作。由此可知，休克狀態一旦持續太久，就會導致多重器官衰竭。若想進一步了解休克的機制，就得先知道我們的動脈壁包含了許多小肌肉，使血管能收縮和舒張；這使身體能控制血壓。此外，心臟跳動的快慢或強弱也會影響血壓。

血液循環系統有三個重要的部分：心臟、血液和血管。心臟像幫浦一樣，將血液注入血管。血液循環系統的衰竭可能肇因於任何一個部分的問題，並導致不同類型的休克。首先是「**心因性休克**」（心臟問題導致），原因通常是心臟病發作、心臟瓣膜疾病，或是心臟受到傷害；第二是「**低血容積性休克**」，原因是循環中血液容積不足，可能是脫水或失血所引起的。以上兩種類型的休克都會使血管收縮來維持血壓。這樣的反射由通往血管的神經控制，並受到腎上腺素所影響。相對的，第三種休克形式（**敗血性休克**）則是由於毒性物質癱瘓或傷害血管壁，使血管過度舒張。血壓會因此降低，控制血壓的機制也會失效，使血液滲入周圍的組織。能夠引發敗血性休克的毒性物質大部分來自細菌、壞死的組織（例如燒燙傷）、壞疽[27]或敗血症[28]。

外科手術可能導致這三種類型的休克：因為心臟負擔過重而心因性休克；因為失血過多而低血容積性休克；因為組織受傷或感染而敗血性休克。休克有時可以透過手術來治療，例如大量失血時止血、清除傷口感染的膿，或是切除壞死和受損的組織。在這個章節，我們要從一名傑出女性的故事來探討休克；不幸的是，這個故事有著傷心的結局。

一八九八年九月十日，義大利無政府主義者路易吉・盧切尼（Luigi Lucheni）用一把磨尖的小銼刀，刺進了奧地利皇后伊莉莎白（人們也常稱呼她為茜茜）的胸口。但六十歲的她只是站起身來，整理一下帽子，就冷靜的繼續走。盧切尼目瞪口呆的看著自己的攻擊目標離開，直到稍晚兩名警察以謀殺罪名將他逮捕，他才知道自己終究是成功了。

盧切尼受審時表示，他主要的動機是殺害皇室成員，無論是誰都沒關係。而他透過報紙知道，他的受害者幾天前在日內瓦湖畔的博里瓦奇酒店（Hôtel Beau Rivage）被狗仔隊目擊。茜茜皇后有點像當時的黛安娜王妃（Diana Frances），不只是因為她們的死都是間接由狗仔隊造成，也因為她和黛安娜王妃一樣，嫁給了重要國家的白馬王子[29]，彷彿童話故事般的情節。

一八五四年，十六歲的她嫁給二十三歲的奧地利皇帝法蘭茲・約瑟夫一世（Franz Josef I），成為強盛的哈布斯堡王朝（Habsburg）的皇后。王朝領土從俄羅斯一直延伸到米蘭，從波蘭延

---

27 局部組織壞死，呈黑色或灰褐色，並出現腐敗現象。多發生於四肢或內臟。

28 由各種病原體（包括葡萄球菌、鏈球菌、大腸菌等）進入血液或淋巴組織，發育繁殖，進而破壞血球及身體組織細胞的病症。

29 黛安娜王妃的結婚對象為威爾斯親王查爾斯（Charles, Prince of Wales），但後者與舊情人卡蜜拉（Camilla Parker Bowles）藕斷絲連，使兩人婚姻破裂，於一九九六年離婚，隔年黛安娜王妃便因車禍去世。威爾斯親王查爾斯之後與卡蜜拉在二〇〇五年結婚。

伸到土耳其。奧地利的伊莉莎白皇后在一九五〇年代，人氣再次飆升，當時甚至拍攝了電影《茜茜公主》（*Sissi*，共有三部曲）[30]，由美麗的影星羅美．雪妮黛（Romy Schneider）飾演。

然而，茜茜的真實人生卻遠不如電影那麼浪漫美好——她有飲食障礙，我們現在稱為神經性厭食症（一般稱為厭食症）；年輕時，她的體重只有四十六公斤。此外，她總是穿著緊身束腹來維持纖細的蜂腰（腰圍約五十公分），直徑竟只有十六公分！當她走出日內瓦的飯店，準備搭蒸汽船到蒙特勒（Montreux，位於日內瓦湖東岸）時，就穿著這樣的內著。

侍女厄瑪．史塔雷伯爵夫人（Countess Irma Sztáray de Sztára et Nagymihály）當時與皇后同行。她回憶道：當她們沿著湖畔前進時，皇后突然被一名男子撞倒在地，但隨即又站起來說自己沒事。她們不想錯過船班，於是繼續前進。**登上船後，皇后臉色變得慘白，然後昏倒在地，但很快就恢復意識**，詢問出了什麼事。此時船已經開了一段距離，她們立刻要求船長調頭。

為了緩解皇后的不適，侍女解開她的緊身束腹，卻令她再次昏迷。一直到那時，侍女才注意到瀕死皇后的內衣上，有個銀幣大小的血斑。待船靠岸，隨從們便用兩隻船槳做成簡易擔架，將當時或許已經死亡的伊莉莎白帶回旅館。在旅館裡，一位醫生切開了伊莉莎白手臂的動脈，見沒有血流出來，當即確認她已死亡，時間是下午兩點十分。

屍體解剖顯示，銼刀刺出的傷口在左側第四根肋骨附近，深達八．五公分，穿過了肺部和心臟，造成嚴重的內出血。為什麼心臟受到如此嚴重損傷的茜茜，卻還可以撐到往蒙特勒的船上？

我們的身體有數個調節和儲備的系統，幫助我們在面對嚴重問題時緊急應變。六十歲的伊莉莎白在**心臟被刺中時還可以活這麼久，代表她的健康狀況非常良好**。茜茜是名健康的女性，沒有過重的問題，而且在山區成長，從小騎馬到大，也從來沒有抽過菸。如此健康的狀態說明了為何在攻擊發生時，她身體的所有器官和系統都運作良好。

事件發生當下，伊莉莎白處在警覺狀態，並且害怕錯過船班。焦慮的狀態會刺激神經系統中的交感神經系統，立即使她的身體更加警戒。隨後其心跳加速，更多血液流入肌肉，促使腎上腺啟動，在血液中釋放腎上腺素。腎上腺這個小型腺體之所以擁有這個名稱，是因為它的位置就在兩顆腎臟的上方。於是，高濃度的腎上腺素流經她的血液，加強了交感神經系統的影響，給她足夠的能量趕上船班。

茜茜一直到船上才昏過去，**昏迷的原因是血壓突然降低造成的休克**。最早受到低血壓影響的，是需要最多氧氣的器官，也就是我們的大腦；這說明了為什麼休克的第一個症狀，通常是意識降低（昏厥）。或許，血壓驟降是源於心臟失血過多（亦即失血造成低血容積性休克），但這樣的可能性不高；畢竟心臟穿刺的失血相當嚴重，不太可能讓伊莉莎白繼續再走一百公尺。失血程度多半因為某種理由而受到控制，至於休克一定另有原因。

茜茜發生了心包填塞（cardiac tamponade）；「tamponade」來自法文的「tamponner」，意

30 電影的原文片名「Sissi」與公主實際上的小名「Sisi」，在拼字上有點出入。

思是「填充」或「阻塞」。心包填塞發生時，心臟傷口的血會累積在心包（包圍心臟的雙層膜囊）中。盧切尼的銼刀很薄，**導致心包上的傷口太小，所以血液不容易流出**，一開始失血的狀況也因此受到控制；但隨著血液累積在心包中，心臟的空間越來越小，受到的壓力也逐漸升高，最後即使失血量很少，卻對心臟的功能造成嚴重影響。

專業化

假如你告訴別人你是外科醫生，他們通常會問：「哪一種的？」很多人並不知道，外科醫生本身就是一種職業，你可以是一般外科醫生（general surgeon）。醫療的專業可以分成醫學（不動刀的，包含內科、兒科、精神病學等）以及外科（需要動刀）。

許多世紀以來，外科醫生會進行所有的手術，但在二十世紀，發展出一些外科的專科。婦產科醫生為女性生殖器官動手術；泌尿科醫生負責腎臟、尿道和男性生殖器官；整型、重建、微創和手部手術都由整型科醫生進行；神經外科處理大腦、脊椎和神經的手術；骨科醫生負責肌肉骨骼系統，而耳鼻喉科醫生就不需要多解釋了。剩下的部分可以**根據主項目平行分類，或根據器官系統垂直分類**。平行的話有創傷學（意外後的手術）、腫瘤外科（癌症治療）和小兒外科（孩童手術）；垂直有心臟外科、胸外科（肺部）、血管外科、胃腸或腹部外科（腹部的器官）。一般外科仍包含其中五個項目：外傷、腫瘤、胸腔、胃腸或腹部，以及血管外科。小兒外科和心臟外科分開成單獨的專業。在過去幾個世紀，胸部的癌症並非外科醫生負責，而是交由婦產科醫生，創傷則是交給骨科醫生。在一般外科中也有一些「超專科」，包含移植和減重。

休克最初的原因是**心臟受到壓迫**，而不是失血過多。受迫的心臟無法正常跳動，因此茜茜先經歷的是心因性休克：心臟功能減弱後，血壓跟著下降。身體有許多部位都能感測到低血壓：頸動脈兩邊皆有感測器，會記錄低血壓，並將訊息傳達到腦幹，進而啟動交感神經系統，使全身血管收縮來提升血壓。腎臟也會感測低血壓，並暫時保留體內儲藏的液體。假如當時有人問起，茜茜或許會說她覺得非常口渴。

侍女說，茜茜的皮膚變得慘白。一般皮膚的粉紅色是因為血液流動，假如粉紅轉為慘白，則可能是失血過多造成貧血。但血管收縮也會減少血液流至皮膚，故茜茜皇后昏倒時的慘白膚色，與心因性休克的症狀相符。另外，驚慌同樣會使血管收縮，使得侍女或許和皇后一樣毫無血色。

心臟是中空的肌肉，靠著舒張讓其中充滿血液，並在收縮時將血液打出。心包填塞一旦發生，心臟的肌肉雖然能打出血液，卻因為心包受到壓力，無法重新注入足夠的血液；於是，在下一次心跳時，能輸出的血液就減少了。然而，還有另一件事發生：心臟肌肉的強度主要取決於心臟是否能充滿血液，所以**心包填塞發生時，不只心率會降低，跳動的強度也會減弱**——心包填塞會在這兩方面減弱心臟的功能。

雖然伊莉莎白在船上昏厥了，但她很快就在侍女的懷中轉醒。這是因為昏迷之後，她變為平躺的姿勢，這會減輕重力的影響，使較多血液由腿部和腹部流向心臟。因此，她的心臟可以注入更多血液，並輸出更多，而且也更強勁。或許在接下來的幾分鐘內，大量血液終於流過心包上的小洞，再流入胸腔，事後的屍體解剖也證實了這一點。那麼，為什麼她還能活著和侍女對話？

這個醫學謎團的答案或許是緊身束腹——她的腹部和骨盆都受到緊身束腹的壓力，因此上半身的血量比一般情況還要多。**當侍女解下束腹，本來受到限制的血液重新流過全身，使得心臟周邊的血液量相對減少**。也就是說，待束腹解開，心臟便不再有足夠的血液維持運轉。到這時身體已經沒有別的緊急應對方式了，不僅血管收縮到極限，心率也攀升到最高，以她的年齡大概是一分鐘六十下。而壓垮駱駝的最後一根稻草，或許是因為休克，使心臟本身無法得到充足氧氣。最先感測到問題的是心肌的電路循環；在一般情況下，電路循環會確保心跳正常規律，讓心臟維持在最佳功能。但伊莉莎白的心臟或許開始纖維性顫動[31]，這般狂亂無效的收縮，導致其死亡。

即使伊莉莎白不是前往船上，而是去了醫院，也不保證醫生會願意冒險為她動手術。世界知名的外科教授西奧多・比爾羅特（Theodor Billroth, 1829-1894）是維也納的權威，雖然彼時已經過世四年，但他說過的話仍是外科的黃金準則。他對心臟手術的態度堅決，即使沒有任何證據支持，卻還是威脅道：「任何嘗試心臟手術的外科醫生，都無法得到同僚的尊重。」這句話讓外科界退縮了，一直到他死後兩年，才有個名叫路德維希・雷恩（Ludwig Rehn）的外科醫生鼓起勇氣，首次縫合心臟的刺傷（他的患者心臟被劍刺穿）；雖然手術成功了，但外科醫生們還要再過許多年，才真正開始探索心臟手術的領域。

若是在當今，拜先進的手術技術之賜，心臟被刺的伊莉莎白或許有比較高的活命機會。現在的日內瓦大學醫院（Geneva University Hospital）距離攻擊現場白朗峰只有兩公里半，救護車十分鐘之內就能趕到。然而，若希望有完美的結局，那麼碼頭上的旁觀者得立刻開始處理她的休克狀況。束腹解開而皇后昏倒時，侍女要**馬上開始施行心肺復甦術**——在胸骨上有節奏的按壓，可以將整個胸口變成巨大的幫浦，使皇后的血壓回升到安全範圍。施行心肺復甦術很耗體力，侍女原本慘白的臉很快就會漲紅，所以其他人必須接手繼續，直到救護車趕到現場為止。救護車的急救小組要立刻在皇后的氣管放置呼吸管，靜脈則插上針頭，直接將幾公升的血液輸入血管，這是治療休克最有效的方式。假如心臟出現纖維性顫動，可以使用心臟去顫器來電擊，讓心臟恢復正常。急救時也會用靜脈針注射腎上腺素，並從呼吸管給氧。如此一來，就準備好將皇后送醫。

與此同時，醫院會召集手術團隊，在手術室中準備好人工心肺機。一旦將皇后移上手術檯，會先垂直鋸開她的胸骨，打開胸腔後接上心肺機的進出管路；心肺機將代替她的心臟輸送血液，

31 心臟不正常節律（心律不整）的一種，特色是心臟快速而不規則的跳動。

也取代肺部的呼吸功能。外科醫生會在她的胸腔倒入冰水使心臟停止、冷卻，而後才開始進行手術。但在一八九八年，這些技術都太遙不可及。

伊莉莎白是「行動宣傳」（propaganda of the deed）[32]的受害者，這種奇異的哲學思想和無政府主義相關。從這個角度來看，她並不孤單。在一八八一年和一九一三年之間，有許多公眾人物——包含俄國沙皇亞歷山大二世（Alexander II）、義大利國王翁貝托一世（Umberto I）、法國總統薩迪・卡諾（Sadi Carnot）、希臘國王喬治一世（George I）、美國總統威廉・麥金利（William McKinley）等人——都被無政府主義者暗殺。最後，路易吉・盧切尼被判無期徒刑，一九一〇年在自己的牢房中自殺。他的頭部以科學之名被保存下來，直到二〇〇〇年才被判定沒什麼科學價值，於是埋在貝多芬（Beethoven）和比爾羅特醫生長眠的維也納中央墓園。

依照哈布斯堡王朝對於皇室貴族的習俗，伊莉莎白的遺體埋葬於維也納的嘉布琴教堂（Capuchin Crypt）。然而，和她的姻親們不同，她的腸子並沒有被另外埋葬於聖斯德望主教座堂（St. Stephen's Cathedral）[33]地下的墓室，受傷的心臟也沒有被放在奧古斯丁教堂（Augustinerkirche）的銀高腳杯裡。盧切尼的檔案展示於霍夫堡宮殿（Hofburg）的茜茜紀念館中，皇后的洋裝（上有銼刀留下的孔洞）則陳列在布達佩斯的國立博物館，但無附上緊身束腹。

32 對政敵進行暴力行為，以此啟發群眾催化革命的一個概念。
33 更常見的是其德語名稱：Stephansdom。

第 5 章

七宗罪之三，暴食、怠惰與憤怒

肥胖、晝寢和惡劣的性格，從宗教的角度來看，
符合七宗罪中的三項：暴食、怠惰和憤怒；
然而就醫學上來說，卻也恰好是睡眠呼吸中止症的症狀。

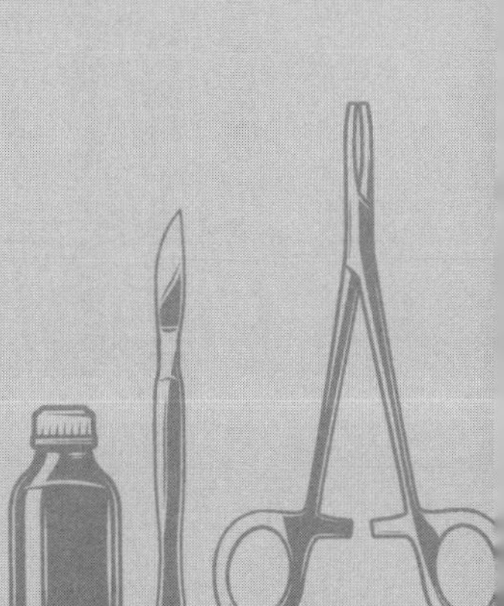

羅馬天主教漫長的歷史至今，一共有三百零五位教宗和教皇，且從他們的醫學紀錄中，可以觀察到驚人的真相：**被授予聖職後，他們前五年的存活率只有五成四**，而五分之一的人甚至活不過第一年。因此，被選為教宗可說是前途黑暗，雖說有些人任命時已經相當年邁，所以在位時間短暫也不那麼令人意外。克萊孟十二世（Clement XII）是年紀最大的，在一七三〇年以七十九歲之齡當上教宗；然而，他只當了十年，沒能活過九十大壽。一九七五年，聖保祿六世（Pope Paul VI）將樞機主教可以獲選教宗的年齡上限訂為八十歲。本篤十六世（Benedictus XVI）二〇〇五年獲選教宗時，只比這個上限年輕了兩歲。[34]

在過去，教宗常見的死因是瘧疾。羅馬四周有許多沼澤，致使瘧疾盛行，進而威脅到初來義大利者，因為他們還不習慣當地的氣候和蚊蟲肆虐。教宗的死通常不會公開，一直到近代都還是如此。一九七八年，六十五歲的若望．保祿一世（Ioannes Paulus PP. I）當選僅三十三天就過世，死亡的細節如今仍籠罩著一團迷霧。以教宗來說他相對年輕，卻在一天早上被人發現死在床上。若望．保祿一世從未被驗過屍，且義大利政府和梵蒂岡銀行界不斷指責對方，該為教宗之死負起責任。[35]

歷史上只有十名（其中之一有爭議）教宗任期比若望．保祿一世更短。西元七〇八年，西西諾（Sisinnius PP.）在上任二十八天後過世；西元八九七年去世的戴多祿二世（Theodorus PP. II）撐了三個星期；良五世（Leo PP. V）在九〇三年過世時，度過了一整個月；策肋定四世（Caelestinus PP. IV）只撐了十七天（一二四一年）；庇護三世（Pius PP. III）是二十六天（一五〇三年）；瑪策祿二世（Marcellus PP. II）是二十二天（一五五五年）；烏爾巴諾七世（Urbanus PP. VII）是十二天（一五九〇年），而良十一世是二十七天（一六〇五年）。

在動盪的九世紀，波尼法爵六世（Bonifacius PP. VI）只當了十五天教宗就過世，死因據說是「痛風發作」；然而，他很有可能是被繼位者斯德望六世（Stephanus PP. VI）下毒殺害。這位惡毒的教宗甚至在八九六年，挖出波尼法爵六世的屍體加以審判。最後，死於西元七五二年的斯德望二世，甚至沒能活到授聖職禮，獲選三天後即離開人世[36]。唯一的英國教宗哈德良四世（Hadrianus PP. IV）在五年內過世，於一一五九年被紅酒裡的蒼蠅噎死。和他同名的哈德良六世來自荷蘭第四大城烏特勒支（Utrecht），是羅馬天主教史上唯一的荷蘭教宗，在羅馬撐了十二個月，於一五二三年過世。

從外科的觀點來看，有幾位教宗的病史很值得一提。根據記載，波尼法爵九世於一四〇四年

34 本篤十六世於二〇一三年二月二十八日，以「年紀大」、「身體並不如前」為由辭職，之後保留「本篤十六世」之稱號，職務名稱改為「榮休教宗」（Pope Emeritus）。

35 若望．保祿一世去世後，梵蒂岡發布聲明表示他可能因前一天晚上心臟病突發而逝世，但沒有驗屍報告能夠證實這個「不確定的診斷」，再加上隨後官方發表的聲明前後矛盾，讓很多人認為教宗可能死於謀殺。關於教宗被謀害的懷疑和假說一直延續到了今天，疑點主要集中在如下幾個方面：教宗生前所擬訂的梵蒂岡人事大變動、黑手黨活動頻繁的義大利，以及隨後在對梵蒂岡銀行及其附屬公司進行財務調查時發生的謀殺事件。

36 由於他未能在死前趕及進行教宗祝聖儀式，故許多天主教歷史書籍不承認他為教宗，稱下任教宗斯德望三世為斯德望二世。

死於結石（很可能是膽結石），死前撐了兩天；歷山八世（Alexander PP. VIII）於一六九一年因為腿部的壞疽而死。庇護七世不幸在拿破崙・波拿巴（Napoléon Bonaparte，即遭遇滑鐵盧戰役的拿破崙一世）的時代擔任教宗[37]，最後在臥室中跌倒以致髖骨骨折，四十五天後死亡。上個世紀末，聖保祿六世祕密進行了尿道攝護腺手術，添購的手術器材事後都捐給開發中國家的教會醫院。二〇〇九年，本篤十六世在休假時手腕骨折，但只需要簡單打上石膏就好；而後，他又因為心律不整進行了兩場小手術，裝上心律調節器。現任教宗方濟各（Franciscus）則因為罹患支氣管擴張症（肺炎影響肺部纖維，使氣管發生永久性擴張），在二十一歲手術切除右肺的上半葉。

也曾有一位教宗本身就是外科醫生——一二七六年獲選為教宗的若望二十一世（Ioannes PP. XXI）在家鄉葡萄牙是醫學教授，就職後想必也以外科醫生的身分活躍著。在職期間，他在義大利繼續研讀哲學和醫學，並且寫了一本醫學和外科的書，書名相當戲劇化——《窮人的寶箱》（*Thesaurus Pauperum*）。這本書的形式有點類似年鑑，目的是希望能將健康照護的新發現分享給一般平民，讓大眾都能受益（當然，他們得先識字）。許多世紀以來，醫生們總是焦慮的保護自己的專業知識，生怕病人不再付錢換取他們的服務；另一個理由或許是不想被拆穿，畢竟他們的知識其實也少得可以。因此，教宗的書主要只蒐集了沒什麼科學根據的傳統療法而已。書中為所有病症提供治療方式、外科手術和各種藥方，甚至描述了幾種避孕法和墮胎的方式。如果還有人覺得避孕和墮胎不符合教廷的主流價值，或許應該讀一讀若望二十一世的這本書。

然而，若望二十一世研讀古老書籍的舉動，卻引來許多猜疑。身為一位貨真價實的中世紀教授，他必須深諳煉金術，學會操作蒸餾瓶和星盤；這些都讓人們懷疑若望的真實身分，特別是在十三世紀，於是謠言四起，說這位奇怪（異國[38]！）的教授其實是個巫師。他無可避免的將受到天主的嚴厲懲罰——就在一二七七年春天，他工作室的天花板毫無預警的在他頭上崩塌。據說，當他躺在瓦礫和沉重的書卷下方，他用盡餘力吐出：「我的書！誰可以完成我的書？」無奈傷勢太嚴重，他在六天之後便死亡，而人們都同意這是研究黑魔法招來的處罰，是他咎由自取。

數個世紀以來，**教宗們的共通弱點就是「暴食」**。舉例來說，據說西元一二八五年過世的教宗瑪爾定四世（Martinus PP. IV），就是在大啖義大利博賽納湖的鰻魚兩天後死亡。教宗依諾增爵八世（Innocentius PP. VIII）也嚴重肥胖，幾乎整天都在睡覺；更甚者，他絕不是個討喜的人——他進行了可怕的女巫狩獵，使得上千名無辜女性被活活燒死。他的肥胖程度不斷加劇，最後連自行移動都沒辦法，得靠年輕的女性為他哺乳。我們不難想像，給了這個建議的醫生肯定深受教宗青睞。雖然原因不明，但最終人們決定為這位教宗進行輸血，以延續他的生命。三個健康的羅馬青年為了一枚錢幣捐血給他，不過一點效果也沒有；教宗和三名捐血者最後都死去（一四九二年），據說人們用盡全力，才把錢幣從年輕人緊握的拳頭中挖出來。

37 庇護七世最為著名的是被迫為法蘭西第一帝國皇帝拿破崙一世加冕，但拿破崙在登基大典時奪走皇冠並自行為自己及皇后加冕。庇護七世視之為奇恥大辱。

38 若望二十一世是歷屆教宗中唯一的葡萄牙人。

手術與肥胖

減重手術（bariatric surgery）是消化道手術的一種，主要和肥胖相關。「bariatric」這個字來自希臘文「*baros*」（重量）和「*iater*」（醫生）。這種功能性手術會使用兩種手術形式進行：第一，**減少胃部的體積**，讓患者進食量減少，方法包含胃繞道手術、胃束帶術和袖狀胃切除術；第二則是腸繞道術，會**減弱腸道的功能**，使患者消化的食物減少。有時也會合併這兩種形式。

胃繞道手術於一九六九年問世，是最能有效使胃部體積縮小的手術。如今，我們已經知道這些手術不只能對抗肥胖，還能治療第二型糖尿病、睡眠呼吸中止症、高血壓和高膽固醇。

目前已經知道，**肥胖是所有手術的風險因子**：病患超重越多，就越可能產生併發症。因此，和其他手術相比，我們可以預期減肥手術的併發症風險較高；但自從發明腹腔鏡手術（微創手術），風險已大幅降低。減重手術並非奢侈浪費——肥胖確實會對患者的健康造成嚴重威脅。至今，減重手術是唯一能讓患者不再復胖的治療方式。

我們無法確定前述故事中的輸血，和現在的醫療過程是否相同，或許他們只是把血給教宗飲用，如此既讓年輕人們失血而死，也無法挽回教宗的生命。然而，即便真的是靜脈輸血，四個人的死亡仍然很容易找到解釋，畢竟血型的概念還要再過四百多年才會出現（一九〇〇年由卡爾．蘭德施泰納〔Karl Landsteiner〕提出）——雖然機率極低，但諾森教宗的血型也有可能是罕見的AB型陽性，這能保護他不因血型不符而受到危害；又或許，三個年輕人都是O型陰性，如此一來無論教宗血型為何，輸血都能成功，但這個機率又更低了。

肥胖、晝寢和惡劣的性格，從宗教的角度來看，符合**七宗罪中的三項：暴食、怠惰和憤怒**；然而就醫學上來說，卻也**恰好是睡眠呼吸中止症的症狀**。睡眠呼吸中止症主要是由肥胖造成，患者夜間的呼吸會短暫停止許多次，通常也伴隨著打呼。因為夜間睡眠不斷受到干擾，患者無法進入必要的快速動眼期（Rapid Eye Movement，簡稱REM）[39]，這使他們白天嗜睡、脾氣不佳、委靡不振；他們也時常感到飢餓，令肥胖加劇，睡眠問題又更加惡化。查爾斯．狄更斯（Charles Dickens）在一八三七年的小說《匹克威克外傳》（*The Pickwick Papers*）描述了一個完全符合這些症狀的角色；因此，睡眠呼吸中止症有時又被稱為匹克威克症候群。

39 動物睡眠的一個階段，又稱快速動眼睡眠，在此階段，眼球會快速移動，同時身體肌肉放鬆。隨著睡眠週期繼續，REM睡眠所占比例會逐漸增加。

如今，睡眠呼吸中止症可以透過腹腔鏡胃繞道手術有效治療。這種手術能減少胃的體積，打破倦怠、肥胖和失眠的惡性循環。以伊諾增爵八世來說，或許能有效改善他的狀況，畢竟在黑暗時期，人們需要的是身材適中、心理狀況良好且有能力的世界領導者。假如伊諾增爵八世真的深受睡眠呼吸中止症所苦，那麼其死亡就能視為醫療疏失。睡眠呼吸中止症可能造成慢性缺氧，刺激紅血球生成，導致紅血球含量過高；這樣的情況和貧血不同，因此絕不應該為病人輸血。無論伊諾增爵八世在一四九二年的真正死因為何，他的死都為黑暗的中世紀，畫上恰如其分的句點。

和伊諾增爵八世相反，他的孫子若望・迪・洛倫佐・德・梅迪奇（Giovanni di Lorenzo de' Medici）代表了教廷歷史最繽紛的高點。他原本是佛羅倫斯的領主，成為教宗後稱為良十世。據說他以三十七歲之齡獲選時說：「既然上帝賜我教宗之位，那就好好享受吧！」其在位的八年間，竟然賺進五百萬金幣（換算成現代的歐元大概有數億元）！他賺錢的方式是販賣贖罪券（indulgentia）[40]給苦命的罪人，並且將神職授予出價最高的買家，賺來的錢則大肆花用。

一如許多文藝復興時期的著名人物，良十世是同性戀者。他時常有肛門瘻管和肛裂的問題，而這可以透過一個畫面看出來——他就職的那天騎著白馬，盛況空前，但臉上的表情將痛楚表露無遺。他傳說中的愛人是二十六歲的樞機主教阿方索・帕圖西（Alfonso Petrucci）；很顯然的，良十世在一五一六年對阿方索感到厭倦，於是編了個毫不可信的故事想擺脫他。當時，良十世正由外科醫生維切利（Vercelli）進行肛門手術，且他宣稱阿方索賄賂了這位醫生，要在手術中從他的肛門注射毒物——至少，這是倒楣的維切利在酷刑室接受審問時，所吐出的答案。不僅維切利被判分屍之刑，阿方索也被判有罪且處以死刑——教宗最終下令用一條紅色絲繩將他勒死。

這位來自佛羅倫斯的教宗對外科醫生如此不齒，其實並不令人意外。佛羅倫斯一向是同性情欲的溫床，但許多年來，外科醫生都被迫向統治者回報男性病患的肛門問題，使病患遭到處刑。

儒略三世（Iulius PP. III）是所有教宗中最為無恥的暴食者；諷刺的是，他在生命的最後幾個月中，卻飽受吞嚥問題所苦，最終落得什麼也吃不下、在一五五五年活活餓死的下場。這樣的症狀相當符合胃癌或食道癌。食道和胃部相接處若出現惡性腫瘤，就會產生這類症狀，且預後（prognosis）[41]相當悲觀，最大的問題是吞嚥困難。當腫瘤體積尚小，病人會不易吞嚥固體食物，特別是肉類等較難咀嚼的食物，因而漸漸產生「*horror carnis*」（拉丁文的「肉類恐懼」），食物也會卡在食道，讓患者的口氣變難聞。隨著吞嚥越發困難，患者只能吃下流質食物。接著，急速生長的腫瘤需要越來越多能量，並用盡身體儲存的蛋白質和脂肪。患者在這般最需要養分之際卻無法進食，因此越發孱弱，惡化為惡病體質（cachexia，極度營養不良），最終導致死亡。

四百年後，安傑洛．龍嘉利（Angelo Roncalli）成了廣受愛戴的仁慈教宗若望二十三世，在一九六〇年代曾召開第二次梵蒂岡大公會議，試圖推動轉型與現代化。他同樣嚴重肥胖，以至於

40 中世紀晚期的羅馬教廷為籌措資金，授權神職人員前往歐洲各地販售大赦證明書（由羊皮紙製成的「紀念證書」），此即後世所稱的贖罪券（又稱赦罪券、赦罪符），這使大赦商業化，淪為當時教會的斂財工具。

41 藉疾病的發展與症狀，預測疾病的過程與結果。

就任後必須出現在聖伯多祿大教堂的陽臺時，卻找不到合身的衣著可穿，最後他不得不敞開袍子背部，不過歡呼的群眾並沒有察覺任何不對勁。這位教宗最後也死於胃癌。

胃部的腫瘤通常要到晚期才會造成吞嚥問題，因為初期食道尚未受到影響；然而，對肉類的恐懼一般來說是胃癌最初的症狀之一。胃部的腫瘤會不斷受到胃液攻擊，造成潰瘍及上腹部的疼痛。此外，腫瘤上的潰瘍可能會出血，長期下來造成貧血，較劇烈的反應則可能嘔血或出現黑糞症（因腸道中有血，而使糞便呈現黑色）。隨著腫瘤長大，胃癌患者會和食道癌患者一樣，越來越難吞嚥，再加上把未消化的食物吐出來，最終導致致命的惡病體質。至於教宗若望二十三世，並沒有到達這個階段，他因為貧血問題接受X光檢查時，就被診斷出胃癌，教廷便盡可能的隱瞞這個診斷。當世界各地超過兩千名主教前來參加大公會議，注意力都集中在若望二十三世身上之際，他卻持續承受著胃部的痛楚。後來教宗反覆出現胃出血的症狀，並數度住院治療，最後在一九六三年以八十一歲之齡死於胃穿孔——腫瘤上的潰瘍終於侵蝕穿透了他的胃壁。

一旦胃壁穿孔，胃的內容物和胃酸就可能進入腹腔，使患者感受到上腹部突如其來的劇痛，就像被刺了一刀。胃穿孔會引發腹膜炎，這將危及患者的性命，得透過緊急手術來治療（胃部的孔必須縫合，或切除胃的一部分，腹腔則需要用水徹底清洗）。然而，教廷決定不替年老的教宗動這樣的手術。從醫學和道德上來看，這都是睿智的決定，畢竟教宗已經無望康復了，不動手術能使他免於慘死在惡病體質之下。若望二十三世在胃穿孔引發腹膜炎後，又撐了九天才過世。他的遺體被存放在玻璃棺材中，安息於聖保祿大教堂的祭壇上。他更在二〇一四年被追封為聖人。

第6章
教宗的造口

教宗若望·保祿二世腸道的內容物不斷滲漏到腹腔中。
面對此一風險，可以用造口手術來解決，
即在腹腔壁上開口，將腸道的內容物引流到體外，
而不需要經過腸道的受傷處。

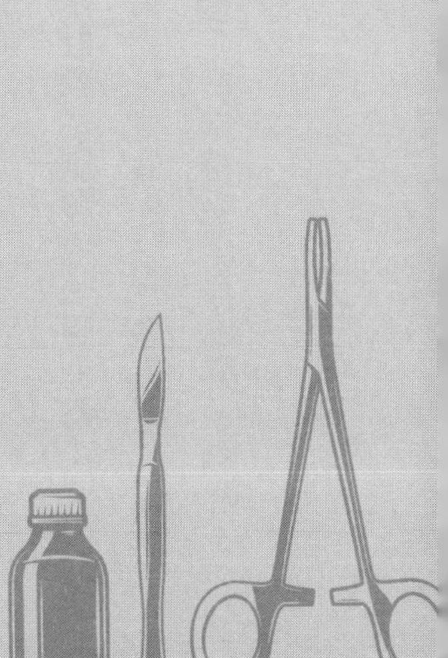

他是新聞媒體的超級明星，和所有義大利的前任都不一樣：年輕、愛好運動、熱情洋溢、聰明進取，並且在瓦解蘇聯為首的共產集團時扮演重要角色。一九八一年五月十三日這天，他腹部中槍卻活了下來，聲望也達到前所未見的高點。這是第二次有人向他開槍——第一次是孩提時代的好友意外向他開火，但並沒有打中——這次，他的傷勢非常嚴重，而拯救他的義大利外科醫生努力搶救的，很顯然不只是他的生命，也是這場手術本身。

當天下午五點左右，教宗若望・保祿二世（Ioannes Paulus PP. II）站在白色吉普車後，在兩萬多名群眾的歡欣簇擁下穿過聖伯多祿廣場；群眾裡藏著兩個土耳其人（莫梅特・阿里・阿加〔Mehmet Ali A ca〕和歐洛・薩里克〔Oral Çelik〕），帶著槍枝和炸彈。五點十九分時，二十三歲的阿加兩度透過白朗寧九毫米手槍射擊，從六公尺外擊中六十歲美籍人士安・歐德（Ann Odre）的胸口、二十一歲牙買加人蘿絲・希爾（Rose Hill）的右上臂，以及六十歲教宗嘉祿・若瑟・沃伊蒂瓦（Karol Józef Wojtyla，即若望・保祿二世的本名）的腹部。阿加被修女拉提莎（Sister Laetitia）制服，而薩里克什麼也沒做。教宗的座車穿過尖叫的人群，疾駛過廣場；受傷嚴重的教宗被救護車送到五公里外的傑美立醫院（Gemelli Hospital），這是城裡最近的大學附設醫院。到院時，教宗沒有被送進急診室，而是到十樓的教宗病房。

外科值班醫生喬凡尼・薩格利羅（Giovanni Salgarello）**在教宗肚臍左側發現一個小彈孔，右上臂和左手食指也有傷口**。傷者維持了短暫的意識，並進行臨終聖禮，待他失去意識休克，便被移送到手術部門。下午六點零四分，也就是槍擊發生四十五分鐘後，教宗接受全身麻醉。麻醉科醫生在教宗口中放置呼吸管時，不小心弄斷了他的牙齒。薩格利羅則替教宗的腹部消毒，並用滅菌的布料覆蓋受傷的部位。正當他拿起手術刀，準備開始動手術時，他的上司法蘭西斯柯・克魯席提（Francesco Crucitti）突然闖了進來——這位醫生本來在自己開業的醫院，一聽到消息就立刻跳上車，加速衝過整個羅馬，剛好趕上親自執刀。

根據外科醫生們提供給義大利媒體的少量資訊，再加上一些醫學上的想像，我們可以推測手術的過程大約是這樣的：克魯席提和薩格利羅沿著教宗腹部的中心線，由上往下切開；當腹膜打開時，鮮血跟著湧出，教宗的血壓便驟降到正常範圍（一百毫米汞柱[42]到七十毫米汞柱）之下。外科醫生們用雙手取出較大的血塊，並且用抽吸器材清除血液，再用紗布於流血的傷口上加壓。根據事後的估計，教宗大約失去三公升的血液，手術中卻輸了超過十單位的A型陰性血，代表實際的失血量遠比估計的更多。

教宗的腹腔內不只有鮮血，還有糞便。外科醫生用雙手沿著腸道檢查，接著在小腸和腸繫膜（功能為連結小腸與腹腔後壁）上發現五個孔洞。他們用鉗子夾住比較容易發現的傷口來止血，但腹腔仍然持續充滿鮮血——血液似乎來自下方，於是他們將手術檯傾斜，讓教宗頭下腳上的躺著。兩名醫生用四隻手將腸子盡可能推開，以便檢查腹腔底部，亦即連接腳部主要動脈的位置。

42 符號為 mmHg，是一種壓力單位，等於一毫米高的水銀柱對液柱底面產生的壓力。

由於失血的關係，看不清楚動脈是否受損；但克魯席堤在深處的薦骨（sacrum）[43]部位感受到一個手指大小的洞。隨著他用手將洞口補上，最嚴重的出血似乎止住了。

克魯席堤用無菌的蠟[44]將洞填滿，以便檢查附近的部位。只見連接左腳的主要動脈就在洞旁，但並沒有受損，這是個好消息，圍繞著手術檯的人想必都鬆了一大口氣——出血狀況似乎得到控制。該是時候和手術檯尾端的麻醉團隊討論情況了。他們也忙了好一場，匆忙的不斷輸液來補充流失的血量，並密切監控教宗的血壓和心跳；此時這些似乎也穩定下來，而病人暫時脫離了險境。

這類的手術下一步會做什麼？通常，外科醫生會再次檢查腹腔、擬訂計畫，並開始工作。首先，他們會把傷口上的止血鉗逐一放開，再用可吸收的縫線進行縫合；手術助手則是會清點鉗子的數目，確定沒有遺漏。接著，醫生會從腹腔中逐一移除紗布，檢查是否順利止血；與此同時，護士會清點進出紗布的數目並秤重量。

外科醫生檢查了教宗腹腔壁的內側。子彈孔在左側。他們檢查了上腹部的器官（肝臟、橫結腸、胃和脾臟），發現並沒有損傷；接著，他們檢查了腎臟，同樣沒有受到傷害。長達數公尺的小腸和大腸也進行了完整檢查，而在腹部的左下部分，他們發現乙狀結腸（大腸的尾端，形狀如「乙」字而得名）有一道很長的撕裂傷。現在，他們可以好好重建傷處了。

截至目前為止，他們找到的傷口都符合單一明確的彈道：從左前側的腹腔壁，穿過小腸和部分大腸，到後方的薦骨。子彈還有再深入嗎？有人在教宗的背部看到彈孔嗎？「該死，有人檢查過他的背部嗎？」這道疑問想必在手術室裡迴盪，但此刻要替教宗翻身已經太遲了，因此他們決定等手術結束後照X光，檢查子彈是否還卡在教宗的薦骨或臀部。

下一步，他們移除骨盆的紗布。紗布相當乾燥，畢竟薦骨雖然就在左側髂動脈和靜脈（連接左腳的重要血管）旁，但血管並沒有受損。除此之外，左側的輸尿管也沒有受傷，可說是不幸中的大幸。規畫手術時，有鑑於小腸的傷處沒有太大問題，外科醫生們決定**移除兩段小腸**，**製造新的連結**。小腸末端的小傷口也很輕易的修復了；然而，大腸的撕裂傷就複雜多了。

為什麼差別如此之大呢？小腸的內容物是液狀，由消化中的食物組成，並混入胃部、肝臟和脾臟分泌的消化液，這些都會抑制細菌增長，因此小腸中的糞便比較好處理，也不會太過惡臭。同時，小腸的血液供給相當充沛，腸壁的肌肉外還有一層堅固的結締組織。相對的，大腸充滿了細菌和擠壓的糞便，而且腸壁較薄，血管的數量也少得多，因此大腸的手術縫合口比較容易產生滲漏，且後果往往相當嚴重。

光是在一般的情況下，**大腸縫合處滲漏的風險就已經很高，大約是五%**；但在腹部受到感染（腹膜炎）的情況，風險又更高了。因此，教宗若望．保祿二世極有可能在手術後發生這樣的狀

43 脊椎基部的三角形骨頭，上接腰椎，下連尾骨，兩側與髖骨構成骨盆腔。

44 有一種無菌混合物稱為「骨蠟」（bone wax），不透明且帶有蠟的氣味，使用方式為塞入含有出血微血管的骨腔，旨在控制劈骨、鑽骨或切骨後造成的骨邊緣出血，完成局部骨止血。

況，畢竟他腸道的內容物在過去的四十五分鐘不斷滲漏到腹腔中。面對此一風險，可以用造口手術來解決，即在腹腔壁上開口，將腸道的內容物引流到體外，而不需要經過腸道的受傷處。這能避免更進一步的滲漏發生。

造口手術在外科歷史上因為需求應運而生。一直到十九世紀，都沒有人敢切開腹腔；但假如腹腔已經遭到切開（刀傷或劍傷），那麼外科醫生至少有放手一試的機會，即使病患身亡，也不會有人責怪他們。人稱帕拉塞爾蘇斯（Paracelsus）的德奧弗拉斯特・博姆巴斯茨・馮・霍恩海姆（Theophrastus Bombastus von Hohenheim）[45]，是中世紀晚期著名的外科醫生之一；他首先將腸道傷處的造口，記錄為唯一確保病患存活的方式。造口手術的拉丁文是「*anus praeternaturalis*」，字面上的意思就是「超自然的肛門」。造口手術分成許多種：可能是暫時性的（可逆）或永久的（不可逆）；小腸（迴腸造口）或大腸（結腸造口）的；單一開口（單孔造口）或兩個開口（雙孔造口）。

在若望・保祿二世的例子裡，最安全的處理方法，或許是法國醫生亨利・哈特曼（Henri Hartmann）在一九二一年發明的手術方式。哈特曼氏手術會切除受到感染的大腸末段（乙狀結腸），且不會將兩端的開口再次連接；後段的開口會直接縫合，前段則是作為造口的開口，如此會讓手術的安全性提升，更避免在大腸縫針造成日後滲漏。若病患的腹部受到感染（腹膜炎），可以等到治癒以後再動第二次手術，將腸子接合。這代表可以等到患者和其腹部達到最佳狀態再進行手術，使大腸接合處成功復原的機率大幅提升。哈特曼氏手術的優勢就在於可以**延遲大腸的**

縫合，直到時機成熟，以避免滲漏發生的風險。

然而，義大利的外科醫生們選擇了別的方式——他們沒有切除大腸受損的部分，而是直接將撕裂傷縫合，並在大腸前段（距離傷處約五十公分處）進行造口。和哈特曼氏手術相比，此一選擇的優點是第二次手術移除造口時會比較容易；然而，風險卻是將大腸縫合處暴露在帶有細菌的腹腔中。

手術進行了好幾個小時，這回輪到克魯席堤的上司——強卡羅．卡斯提廖內（Giancarlo Castiglione）衝進手術室。事發時他人在米蘭，立刻就搭上前往羅馬的飛機趕到傑美立醫院，剛好趕上接手手術。

卡斯提廖內、克魯席堤和薩格利羅清洗了教宗的腹腔，再放置五根引流管（矽膠或橡膠的管子，可幫忙排出腹部的液體）。他們將腹腔壁縫合，接著照了 X 光，但沒有發現子彈。稍後，他們在教宗的臀部找到子彈離開身體的彈孔，也在教宗的座車上找到子彈。

接著，他們治療了教宗食指和上臂的傷處，此時距離事發已過了五小時又二十三分。當然，面對媒體的不是第一時間救命的英雄——克魯席堤和薩格利羅，而是他們的上司卡斯提廖內。他

45 傳說中，帕拉塞爾蘇斯雖然身為醫生，但為了創造完美的生命，而後又轉為煉金術師。在日本漫畫家荒川弘的作品《鋼之鍊金術師》中，主角的父親就名為馮．霍恩海姆。

是個很戲劇性的人，宣稱教宗的存活是個奇蹟：「翻一翻解剖學的書，你會發現人體幾乎沒有一個部位可以讓子彈通過，卻又避開這麼多重要的器官。」這絕對稱得上是一派胡言。教宗的身體構造跟一般人沒有不同，而他共受六處傷的腸子和骨頭也絕對算重要的器官，足足讓他失了三公升的血。卡斯提廖內真正的意思是，**假如子彈稍微往任何一邊偏了，就會打中主要的血管**，使教宗絕對無法撐過槍擊和手術間隔的四十五分鐘。教宗本人也在事後為這個說法背書，說穿過他腹部的彈道乃受到「聖母之手」引導，暗示是聖母瑪利亞拯救了他的性命。

手術團隊

在外科手術中，現代的手術室會嚴格區分無菌區（乾淨且完全無菌）和非無菌區（乾淨但非完全無菌）。患者動手術的部位會以消毒劑消毒，其他部位則以消毒過的覆蓋巾加以覆蓋。手術室中每個人都穿著乾淨的手術服、帽子和口罩。

手術由外科醫生和外科助手進行，並有刷手護士協助，這位助手負責手術使用的所有器具和材料。這三個人都是「無菌」狀態，穿著經過消毒、完全無菌的手術袍和手套。為了確保無菌的狀態，他們不能碰觸任何無菌區以外的物品。所有的器具和材料，例如縫線等，也都經過消毒殺菌，而且只有這三個人可以接觸。

手術室還有另一位助理，稱為流動護士（circulating nurse）。這位助手就沒有穿無菌衣，負責為手術團隊補充和清點器械，並記錄手術過程。**流動護士很重要的任務之一，就是要清點手術中使用的紗布數量。**手術檯靠近患者頭部那端則是麻醉科醫生和助手，負責麻醉患者。因此，每個病患都需要六個人的團隊，其中三人穿著無菌服。（以前的外科醫生也無法獨立作業，需要四個助手來固定住患者的手腳。）

手術後五天，教宗在傑美立醫院的加護病房慶祝六十一歲生日（五月十八日）。他在七月三日時返家，卻因為輸血而發生巨細胞病毒（Cytomegalovirus，簡稱CMV）[46]感染，手術留下的傷口也受到感染，因此他於七月二十日又重新入院。緊急手術後的傷口感染並不罕見，尤其是糞便已經進入腹腔的手術，通常會使腹腔壁無法順利痊癒，而後傷疤破裂，形成切口疝氣（incisional hernia）[47]，必須再次進行手術。

46 是一種皰疹病毒，為臺灣常見的病毒感染之一，絕大多數受感染者都沒有明顯症狀，但感染後病毒會終生潛伏，且有機會傳染給其他人，一旦免疫力因重大疾病、器官移植等因素驟降，病毒也可能再次活化引發嚴重病症。

47 常見於腹部手術之後，發生率約一〇%～二〇%，原因是傷口的癒合不良，使腹壁肌肉筋膜層裂開成一個缺口，腹膜及腹內器官就由此膨出形成切口疝氣。

教宗的命運正是如此。然而，腹膜炎痊癒得很快，教宗也想盡快擺脫造口。八月五日（離槍擊發生不到十個星期），克魯席堤醫生重新連接了教宗的大腸，手術總共只花了四十五分鐘。九天之後，教宗又再次出院回家。

此次事件之後，教宗座車被加裝了防彈設施（透明防彈車廂）。槍手阿加（事後宣稱自己是耶穌基督）在義大利監獄關了十九年，若望．保祿二世拜訪了他好幾次；後來阿加又在土耳其的監獄待了十年，二〇一〇年才獲釋。教宗在槍擊當天穿的瑞士高級內衣廠製白色短袖，因槍傷染上了血漬，如今被當成聖物保存在羅馬的仁愛修女會教堂（Daughters of Charity）。為了感謝薩格利羅和同事們的努力，教宗更頒予他們梵蒂岡的最高榮耀——聖大額我略教宗騎士團勳章（Ordo Sancti Gregorii Magni）[48]。

一年以後，若望．保祿二世又遭遇第二次攻擊。精神不穩定的西班牙神父胡安．馬利耶．費南德茲（Juan María Fernández y Krohn）用刺刀攻擊他，不過只留下皮肉傷。費南德茲在監獄關了三年，而後到比利時成了開業律師。

從一九八四年起，若望．保祿二世就會定期隱藏身分去阿布魯佐（Abruzzo，位於義大利中部）的山上滑雪。然而，他的健康狀況自一九九一年開始惡化，出現帕金森氏症的症狀，一九九二年則在大腸中檢查出癌症前期的息肉——腫瘤出現在乙狀結腸，正是當年槍擊子彈貫穿的部位。雖然兩者相關聯的機率不高，但假如一九八一年時外科醫生們使用哈特曼氏手術，移除了大腸撕裂的部分，那麼腫瘤就不可能在該處生成。最終，年邁教宗的乙狀結腸還是移除了，且術後恢復的情形也不錯；而手術的執刀醫生之一和十一年前一樣，是法蘭西斯柯・克魯席堤。此外，手術也順便切除了教宗的膽囊，來減輕膽結石的問題。

一九九三年，若望・保祿二世從樓梯上跌落，造成肩膀脫臼。一九九四年，他在浴室滑倒，導致髖骨碎裂，於是進行手術，裝上人工髖骨。一九九五年，菲律賓的蓋達組織規畫了第三場攻擊，幸好遭到及時阻止。一九九六年，若望・保祿二世因為疑似闌尾炎，而再次動手術。

儘管教宗若望・保祿二世年事已高，卻仍保幽默的性情。如髖骨手術後不久，他曾艱困的從馬桶上起身，一邊忍受痛苦和不便，一邊調皮的引述伽利略的名言：「*Eppur, si muove!*（然而，它還是能動的！）」

年邁教宗的衰弱過程很痛苦，並且經過媒體圖像式的報導。二〇〇五年時，已經痴呆的他受咳嗽困難所苦，於是進行氣切，在頸部放置呼吸管；一個月之後，他便因為尿道感染而死去——毫無疑問的，他進行過的手術是歷任教宗中最多的。最後，他在二〇一四年被追封為聖人，同時封聖的還有若望二十三世（參見第 5 章）。

他將貫穿腹部的那枚子彈（也就是受到聖母瑪利亞引導，而沒有造成太大傷害的子彈），奉

48 由教宗額我略十六世於一八三一年九月一日建立，以表彰對教會或在其自身工作領域有傑出貢獻的天主教徒或非天主教徒。騎士團勳章名稱來自於大教宗聖額我略一世，是隸屬聖座的五個騎士團勳章之一。

獻給葡萄牙的法蒂瑪聖母（Nossa Senhora de Fátima）[49]以表感激；如今，它被鑲在聖母像的皇冠上，就像達摩克利斯之劍（The Sword of Damocles，又稱「懸頂之劍」，用來表示時刻存在的危險）一樣。

49 即「聖母瑪利亞」，於一九一七年在葡萄牙法蒂瑪，連續六個月的十三日顯現在三個牧童面前，因顯現地在法蒂瑪，故天主教會稱其為「法蒂瑪聖母」。

第 7 章
法典沒記錄的醫病關係——骨折復位

錯位的腳必須盡快進行復位，否則將無法得到足夠的血液。然而，想要用力拉大流士大帝的腳踝，可得要有十足的勇氣——他因為腳踝的痛大為震怒，竟下令將醫生釘死在十字架上。

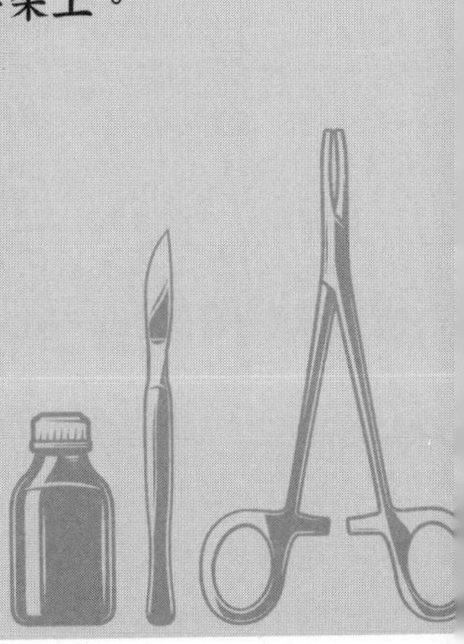

成書超過兩千四百多年的《歷史》（*The Histories*），是世界上極為精彩刺激的書之一，作者希羅多德（Herodotus）在其中敘述了百餘年前的故事：一位大約三十三歲的男性打獵時摔下馬背，使得腳踝脫臼，腳部和腿部的交接處錯位。

書中關於意外本身沒有太多著墨，不過事後的描述倒是相當詳盡——醫生將他的腳拉回正確位置，**這在醫學上稱為復位，然而此舉卻讓他痛不欲生**，於是醫生只好諮詢其他同業的建議，得到的答覆簡單清楚：休息。很顯然，之後他的腳踝恢復了，因為他又能進行一場場的軍事活動，直到在希臘的馬拉松（Marathon）[50]附近戰敗——此人正是波斯王國的大流士大帝（Darius the Great，即大流士一世）；他建設了世界第一條柏油道路，以及波斯波利斯城，並自詡為「萬王之王」（the King of Kings'）。

第一位帶給他強烈痛苦的御用醫生是埃及人，在當時，埃及人被認為是最優良的醫生。事實上，雖然大流士大帝並不滿意，但他的治療方式並沒有錯；假如沒有把扭曲的腳踝重新拉直，反而才是錯的。錯位的腳必須盡快進行復位，否則將無法得到足夠的血液，並且開始腐敗。然而，想要用力拉大流士大帝脫臼的腳踝，可得要有十足的勇氣。畢竟身為波斯的醫生，必須嚴守有上千年歷史的《漢摩拉比法典》（*Code of Hammurabi*）。這部法律的內容被刻在超過兩公尺高的黑玄武岩石柱上，如今仍保存於巴黎的羅浮宮中。

法條乃是基於交易的規矩，所有醫生都得遵守和病人的協議：假如治療成功，他們能得到酬勞；假如失敗了，就什麼也拿不到；假如出了問題，則必須為此負責——以牙還牙，以眼還眼，跟其他人一樣。第一九七條寫道：「假如有人打斷另一人的骨頭，那麼他的骨頭也必須被打斷，除非斷掉的骨頭是奴隸的。」接著，根據第一九九條，只要支付奴隸價值的一半金額即可；或是根據一九八條，假如奴隸已是自由之身，則須支付一枚金幣。第二一八條提到，假如病患死在醫生手下，那麼醫生的雙手必須被砍斷；反觀治療奴隸，或許比較無利可圖，但至少安全得多……根據第二一九條，假如奴隸在治療中死去，醫生可以保住雙手，只要用等值的奴隸補償即可。

但如果醫病關係的其中一方是國王，法典就找不到相關規範了，只有第二〇二條寫道：「若攻擊階級地位較高者，必須公開接受六十下鞭刑。」想當然耳，大流士大帝凌駕於法律之上——他因為腳踝的痛大為震怒，一氣之下竟下令將這位埃及醫生釘死在十字架上。

建議大流士好好休息的第二位醫生是迪莫塞迪斯（Democedes），其名聲傳遍整個希臘，當時卻是大流士的階下囚。迪莫塞迪斯本來是薩摩斯島（Samos，希臘第九大島嶼）統治者波利克拉特斯（Polycrates）的御用醫生，但和波利克拉特斯的隨從一起被俘虜。他起初沒有引起任何人的注意，一直到大流士亟需其他醫生的意見，才想到他的存在。

希羅多德提到，迪莫塞迪斯用希臘的方式治療大流士的腳踝，意指他「用了一隻溫柔的

---

50 希臘士兵奔跑報捷的起點，這次奔跑更成了體育長跑項目馬拉松的源頭。文中所指之戰役為馬拉松戰役，發生在西元前四九〇年，相互對抗的分別是古希臘城邦聯軍與波斯帝國，而最終由雅典與斯巴達領導的希臘聯軍獲勝。

手」；似乎只有迪莫塞迪斯知道自己在做什麼，而其他醫生（非希臘人）都毫無頭緒。其方法效果顯著，只見大流士完全康復了，不僅送他豐厚的禮物，更指派他擔任波斯法庭的奴隸。然而，迪莫塞迪斯或許沒有做什麼，只是檢查了國王的傷處，並判定腳踝已經順利復位（多虧了前一位埃及醫生）……他不過是安撫國王，請國王耐心的好好休息，讓身體的自我復原能力發揮魔力罷了。有時候，良好的照護就是這麼簡單。

遺憾的是，這個故事很可能不是真的。

希羅多德有充分的理由吹噓希臘人的成就和醫療技術。他自己就是希臘人，而在寫作這個希臘奴隸拯救波斯王的故事時，希臘首都雅典才剛在第二次波斯戰爭中被摧毀。儘管大流士發起第一次波斯戰爭，他卻在西元四九〇年於馬拉松戰役中被擊敗。他的兒子薛西斯（Xerxes，即薛西斯一世）發起對希臘的第二次軍事行動，雖然規模可謂空前絕後，但希臘人拒絕臣服。有關波斯人的部分，希羅多德盡力保持公正客觀；然而大流士腳踝的故事，或許得解釋為兩次波斯戰爭後的政治宣傳，畢竟從當今外科的知識來看，很難相信如此重要的歷史人物腳踝受傷時，竟沒有留下其他紀錄。而在那個年代想完全治好腳踝的關節、不留下永久性的損害或慢性疼痛，幾乎是不可能的事。

腳踝由踝骨構成，是腳部最上方的骨頭，像榫頭一樣準確連接腿部下的踝關節。踝關節是骨頭組成的方形插座，內部和上部由脛骨構成，外側則是腓骨。因腳部連接踝關節處相當吻合，所以即便腳踝受傷，只要踝關節的骨頭不碎裂，就不會發生脫臼。假如碎裂的骨頭並沒有分毫不

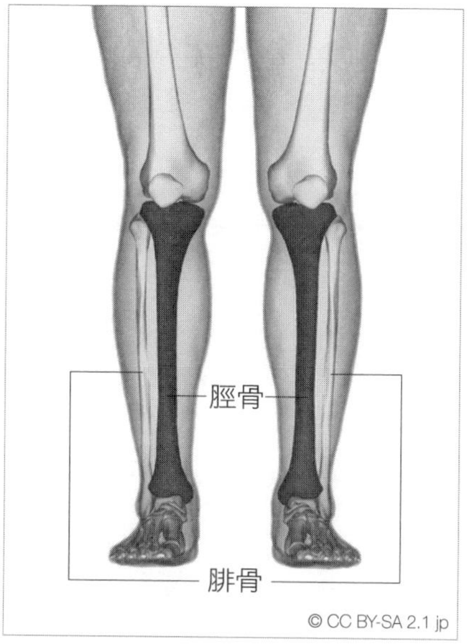

▲脛骨（小腿內側的長管狀骨骼）、腓骨（腿部中另一根骨，位於外側且比較小）位置示意圖（圖片來源：維基百科）。

差的恢復原位（就算只有毫米之差也不行），那麼踝骨就無法精準的接上踝關節，如此會造成磨損和撕裂，進而引發退化性關節炎。這發生在腳踝尤其是個問題，因為踝關節每一步都承受了身體全部的重量，跑步和跳躍時的負擔更加沉重。也是因為這樣，所以踝關節骨折很容易造成慢性的功能性損害、痛苦和行動不便，但在大流士大帝身上，似乎不見這類情形。

一直到一八五一年荷蘭的軍醫安東尼奧斯．馬錫森（Antonius Mathijsen）發明石膏夾、一八九五年威廉．康拉德．倫琴（Wilhelm Conrad Röntgen）發現 X 光，以及一九五八年瑞士的國際創傷協會發展全新的手術技術，我們才真正能將斷裂的骨頭精確復位，使踝關節恢復原狀。如今，療程中必定包含外科手術，在 X 光的協助下用金屬板和螺絲固定碎骨。這個方式稱為骨接合術（osteosynthesis），字面上的意思就是「將骨頭接在一起」。要把比較小的骨頭重新拼起來通常是很繁瑣的工作，接著還要用螺絲固定；在腳踝的例子裡，從切下第一刀到最後的縫合，可能要花上一整個小時。

創傷學、外科和骨科

創傷學的主要內容是治療意外造成的創傷和傷口，為典型的外科手術。在戰爭期間，創傷學格外重要；好的軍醫在國王眼裡，就和黃金一樣極富價值，畢竟傷口處理好的士兵能夠重返戰場。承平時期，創傷學的驅動力則是犯罪、交通意外和工安意外；修復骨折、照護開放的傷口等都是外科醫生的工作，目的是要治癒傷患。有很長一段時間，和平時期的**外傷治療都由理髮師進行**，他們剛好有很適合的診療椅、水槽和乾淨的刀片。手術成功後，理髮師會將濺血的白色繃帶掛在室外的竿子上，作為其職業的象徵。這也就是為什麼如今的理髮廳門口，常會有紅白相間的圓柱（在歐洲，理髮廳的旋轉燈僅有紅白兩色）。

骨科最早和外科手術沒有關係，並不需要使用刀子、刀片或手術刀。骨科的英文「orthopaedics」來自希臘文的「*orthos*」（直的）和「*paidion*」（小孩），重點在於為孩童穿上支架或夾板，助其矯正畸形的骨頭。如今，骨科醫生治療任何骨骼和關節的異常，對象不再僅限於小孩，並且會使用手術刀。隨著**關節置換手術出現**，骨科已經是一門成熟的外科學科。

假如大流士的腳踝沒有骨折碎裂，他的腳踝還有可能錯位嗎？或許他遇到的狀況是關節脫位，一般稱為脫臼。但腳踝單純的關節脫位極度罕見，患者的骨頭必須特別強壯才有可能。然而，我們可以推斷出大流士的骨骼並不特別堅固，因為希羅多德本人在沒有意識到的情況下，已經幫我們做了科學驗證。

歷史學家希羅多德曾經到埃及觀光，拜訪了波斯人和埃及人第一次發生戰役的沙漠；當時波斯的國王是大流士瘋狂的祖先岡比西斯（Cambyses，此指岡比西斯二世），埃及王則是法老普薩美提克（Psamtik，此指普薩美提克一世）。在雙方各有不少損傷後，波斯才終於獲得勝利。根據習俗，戰爭（或者該說屠殺）過後，士兵的屍體會分開堆疊。希羅多德站著審視白骨堆，突然興起觀光客搞破壞的念頭，於是丟了幾顆石頭——他發現只要用小石頭就能在波斯人的頭蓋骨上打出洞來；但即使用較大的石塊敲擊，也很難打破埃及人的頭骨。希羅多德將這樣的差別歸因於太陽：埃及人一生都光頭、接受陽光普照，波斯人則會戴帽子或撐洋傘（太陽的確會使骨骼強壯，但理由和希羅多德想的不一樣；事實上，是因為**陽光會促進維生素D的生成**）。

假如有機會檢驗大流士的骨骼，我們就能評估其堅硬的程度，甚至可能找到腳踝骨折的痕跡（假如此事是真的）。就像皮膚上的傷口一定會留下疤痕，骨頭上的傷口或裂痕也會留下長久的痕跡——至少在成人身上是如此——這是因為骨骼和皮膚一樣，都是活著的組織。

骨骼由細胞組成，有許多小血管分布在較厚的鈣質層中供給血液，這就是為什麼骨頭碎裂時會出血。然而，鈣質會阻礙復原的過程；至於這個問題，得由破骨細胞（osteoclast）[51]解決，這類特殊的細胞會吃掉裂痕兩側數毫米的骨骼纖維。破骨細胞的任務完成後，就輪到造骨細胞開工，產生結締組織填補空隙。這個過程需要的空間大於破骨細胞製造的溝痕，於是會在碎裂處生成團塊。這類團塊又稱為骨痂或胼胝，其中包含了年輕的骨細胞，會釋出鈣質，讓新生的骨痂更為堅固。骨痂要充分填補裂痕大約需要兩個月，然後年輕的骨頭會逐漸成熟，直到結構和其他骨頭沒有差異為止；不過骨痂會保留下來，就像疤痕一樣。

不幸的是，我們沒辦法替大流士大帝驗屍，看看腳踝處是否有骨痂。即使波斯人的確採用了埃及人的木乃伊保存技術，大流士石砌的陵墓也找到了（位於現代伊朗的納克歇–洛斯塔姆〔Naqš-eRostām〕），不過他的木乃伊已經不在其中。那天打獵時他的腳到底發生了什麼事？至今仍是未解的謎團。

關於迪莫塞迪斯的命運，希羅多德又說了些什麼呢？事實證明，他不只擁有「溫柔的手」，也是個溫文儒雅的紳士，願意與來自埃及的同僚們團結一致，並說服大流士大帝饒他們一命。他飽受思鄉病所苦，害怕討了國王的歡心，而永遠無法回到希臘；但當皇后阿托撒（Atossa）的胸口出現膿瘡，他便在成功切開之後，請求國王讓他回到希臘。大流士於是讓他加入監視希臘的任務，為即將侵略希臘做準備。雖然迪莫塞迪斯必須為斥候小隊擔任嚮導和翻譯，但他把握機會逃跑了，不但回到出生地克羅同（Croton），還和摔角手米羅（Milon）的女兒成婚。

迪莫塞迪斯不凡的一生始於埃伊納島，當時為國家效力的年薪是六十邁納（古希臘貨幣單位）。接著，他在雅典的收入是一百邁納，擔任薩摩島君王波利克拉特斯的御醫時則是一百二十邁納（假如用麵包的價格來計算，和現代外科醫生的薪水差不多）。後來因一連串不幸的變故，他成了大流士大帝的醫生；雖然他是當時最有名望的醫生，在歷史上的光芒卻將完全被另一個希臘醫生掩蓋……那位醫生同樣重視溫柔的手和同僚的團結——他是希波克拉底。

當然，《漢摩拉比法典》也敵不過歲月的侵蝕。漢摩拉比曾經警告過，任何企圖改變法律的人，都會受到女神寧卡拉克（Nin-karrak，又叫寧提奴咖〔Nintinugga〕，是治療和藥物的女神）的詛咒而「高燒不退，且身受無法治癒的重傷」，並被至高無上的柏爾（Bel，美索不達米亞巴比倫神話女性神祇之一）擊倒，永遠得不到寬恕——雖然有這樣的威脅，但法律中規定外科醫生的治療必須有所成效之處（沒有治好就沒有酬勞）還是被改變了。在現代的醫療法律中，患者不再是購買產品的客戶，外科醫生的義務則成了「提供最好的努力」（照護的責任）；他們**不再非得成功不可，重點在於治療過程要盡全力**。這樣的改變保護了外科醫生，畢竟還是有不可能達到成果的時候。在傷害究責的情況下，追究目標也從「結果」改為「意圖」；換句話說，假如外科醫生已經盡一切努力避免傷害，就無須為任何造成的傷害負責。

51　一種存在於骨組織中的細胞，由多個單核細胞融合而成。破骨細胞顧名思義，主要功能是透過釋放乳酸、檸檬酸、碳酸、碳酸酐酶及溶酶體酶等，對骨組織進行分解破壞，是體內唯一具有骨吸收活性的細胞。

現代的法律也區別了用刀子傷害他人，以及用手術刀治療他人，能力和職權的概念將判定何人有罪，何人無辜。合格的外科醫生固然擁有職權，但只要他尚在執業的一天，就必須不斷累積經驗、進修學習、達到好的成果，以確保自己的能力符合標準。

第 8 章

人類開始直立走路才有的病，靜脈曲張

古猿露西是我們最早用雙腳走路的祖先。假定露西的母親仍用四足爬行，
這代表她心臟和腹股溝間的大靜脈是水平的，
而水平的液柱不會累積任何壓力，
所以露西的祖先並不會有靜脈曲張的問題。

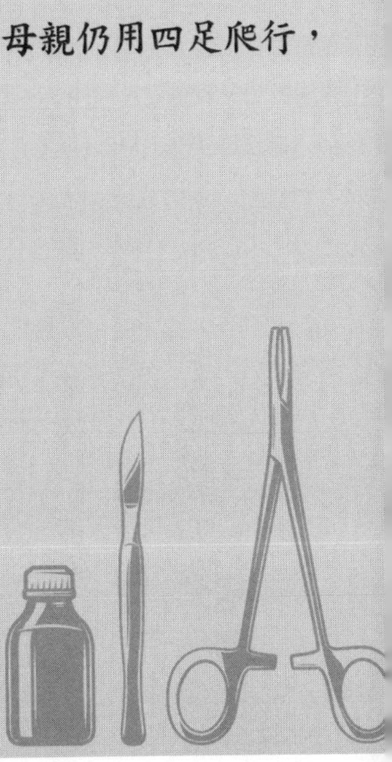

我們身體部位的組成經歷了數億年的反覆試驗，終於在外觀、細胞和分子等方面都緊密相連。若想要更加了解身體，就必須具備一些自然科學的知識，例如生物學、生物化學和基因學。身體的運作如此複雜，我們有時甚至無法相信，其實許多部位的原理再單純不過了。靜脈中防止血液逆流的瓣膜就是個好例子，雖然解釋起來要費點工夫，但只要稍微了解重力和壓力的概念，其實並不難理解。

我們雙腿的內側皮膚下方，有兩條很長的靜脈，從腳踝一路連接到腹股溝，稱為大隱靜脈（great saphenous vein，簡稱GSV；「saphenous」來自拉丁文「*saphon*」，意指「纜線」）。大隱靜脈和幾條較小的靜脈在腹股溝外彎曲，彷彿牧羊人的手杖，稱為隱靜脈弓（saphenous arch），其中有個小型的瓣膜。有瓣膜相當正常，在隱靜脈弓以下的靜脈都有瓣膜，目的是阻止血液在重力的影響下往下逆流；然而怪異的是，在隱靜脈弓上方，從腹股溝一直到心臟的靜脈中，卻找不到任何瓣膜。這代表在白天站立時，成人隱靜脈弓的小小瓣膜，必須對抗長達五十公分液柱的壓力，這可是其他任何瓣膜的五倍之多。這個瓣膜和其他瓣膜完全一樣，並沒有特別強壯抗壓，卻得肩負如此沉重的擔子。因此，隱靜脈弓的瓣膜有時會失靈，無法阻止血液倒流，並開始「滲漏」，進而導致靜脈曲張。

靜脈曲張指的是異常擴張的皮下靜脈，其中血液向上流動的速度過慢，甚至無法流動或發生倒流；而且靜脈曲張不只外觀可怕，更可能造成周邊皮膚疼痛、搔癢或溼疹等問題。靜脈曲張通常源自瓣膜滲漏，在隱靜脈弓相當常見，因為這裡的瓣膜所承受的壓力最大。假如這個瓣膜失去功能，壓力會轉向下方十公分左右的瓣膜，並再增加十公分液柱的壓力；假如該瓣膜也無法承受，更強的壓力就會轉到下一個瓣膜，如此一來，隨著壓力穩定上升，大隱靜脈會像氣球那樣慢慢拉長膨脹。最終，所有的瓣膜都會滲漏，而原本寬度不到半公分的大隱靜脈會膨脹形成靜脈曲張，在某些部位的大小甚至可能像一串葡萄一樣。

靜脈曲張的原因是隱靜脈弓中的那片小瓣膜太過脆弱，無法達到原本的功能，而出於某種怪異的理由，其上方的大靜脈又沒有其他瓣膜。你一定很想問為什麼吧——答案出乎意料的簡單。

若要追溯原因，得先回到三百二十萬年前的露西（Lucy）身上。她是二十五歲的阿法南方古猿（學名：*Australopithecus afarensis*），也是我們最早用雙腳走路的祖先。不過**從雙腳直立走路開始，已經種下現代外科疾病一半以上的病根**。一九七四年時，露西的部分骨骸在衣索比亞被古生物學家唐納・約翰森（Donald Johanson）和湯姆・格雷（Tom Gray）發掘，並且以披頭四（The Beatles）的歌曲〈露西戴著鑽石在天空〉（*Lucy in the Sky with Diamonds*）為她命名，因為當時營地裡正播放著這首歌。目前，露西的骨骸保存在阿迪斯阿貝巴（Addis Ababa，衣索比亞首都）的國家博物館中，複製品則可以在世界各地的博物館裡看到。

讓我們先假定露西的母親仍用四足爬行，這代表她**心臟和腹股溝間的大靜脈是水平的**，而水平的液柱不會累積任何壓力，所以露西的祖先並**不會有靜脈曲張的問題**。若是如此，在隱靜脈弓「以上」的瓣膜自然不具有任何意義，理由就是這麼簡單而已。

因此，靜脈曲張的歷史大概就和人類的歷史一樣長。關於靜脈曲張的紀錄，首次出現在三千五百多年前的古埃及，最早的圖像紀錄則在雅典的黃金時期，而希波克拉底是第一位用繃帶治療靜脈曲張的醫生。根據古羅馬人凱爾蘇斯的記載，移除靜脈曲張的方式是切開後用鈍頭的鉤子拉出；羅馬的傳記作家普魯塔克（Plutarch）也寫到，比起手術結果，蓋烏斯・馬略（凱撒大帝〔Julius Caesar〕的舅舅）更懼怕手術中的疼痛，於是拒絕再接受另一隻腳的手術——作家普林尼（Pliny）說，這位強悍的執政官是唯一選擇站著接受手術的病患，而不是被綁在手術檯上。這確實很強悍，但也有點愚蠢，因為和水平躺著相比，**垂直站立會使得液柱的壓力更大，患者在手術切開靜脈時噴湧出的血液也會越多**。

關於瓣膜的紀錄則要到中世紀才會出現，但即使有相關敘述，也不代表人們真正了解其運作。安布魯瓦茲・帕雷（Ambroise Paré，文藝復興時期法國外科醫生之一）是首位想到可以在大腿處為大隱靜脈結紮[52]的外科醫生。如今我們知道，這麼做不會造成什麼嚴重的傷害，因為還有許多靜脈可以代替大隱靜脈；不過，帕雷知道這點嗎？

一八九〇年，德國的外科醫生弗里德里希・特倫德倫堡（Friedrich Trendelenburg）更詳盡的描述大腿結紮手術，並首度提出靜脈曲張的成因，可能是瓣膜滲漏和液壓提高。這使我們離功能性治療又更近了。手術的「特倫德倫堡姿勢」——也就是病患躺著，手術檯前端向下傾斜（頭低腳高）——正是以他命名。此一姿勢逆轉了液壓，使腿部的壓力降低，心臟的壓力則提高，如此對休克的患者有益，在靜脈曲張手術時也較有利。

十九世紀末期，澳洲外科醫生傑利・摩爾（Jerry Moore）更進一步改良了帕雷和特倫德倫堡的手術方式。他知道不應該只是盡可能提高大隱靜脈結紮的位置，而是要更進一步，將隱靜脈弓結紮。這成了現代手術的標準方式，稱為靜脈切除術（crossectomy），來自法文中牧羊人的手杖「crosse」。這項手術不只能治療肉眼可見的現存靜脈曲張，也能避免症狀再次出現。

在二十世紀時，靜脈切除術又加入「剝離」的步驟，可以只經過一次手術就由皮下完全移除大隱靜脈。直到大約二〇〇五年，這都是治療靜脈曲張的標準手術，而且一腳的時間不超過十五分鐘。西奧多．比爾羅特是外科歷史上的偉大醫生之一，他強烈反對靜脈曲張的手術，卻又懶得解釋原因。

然後是瑞士的放射科醫生史文．埃瓦爾．賽丁格（Sven Ivar Seldinger），他澈底顛覆了血管手術。一九五三年，他發明了新的手術方法，讓我們終於能從血管內側治療血管。歸功於該技術，一九六四年另一位放射科醫生查爾斯．杜特（Charles Dotter），發明了經皮血管成形術（percutaneous angioplasty），且概念其實出乎意料的簡單——**透過小型氣球從血管內充氣，使狹窄的動脈得以擴張**。二十一世紀時，賽丁格的方法不只能用來治療動脈，也應用於治療靜脈曲張。大隱靜脈能透過雷射或微波雷射治療，由內部燒灼封閉，而不再需要使用手術刀。

---

52 指使用一定的手段（例如使用羊腸線），將人體或其他生物體的某些管道（例如血管、輸精管或者輸卵管等）紮住或起到相同效果，通常被認為是一種小手術。

循環

心臟可以分為兩半，右半邊將身體的血液在輕微壓力下打向肺部；肺部很脆弱，無法承受太強的壓力。而左半邊的心臟負責將來自肺部的血液輸送到身體其他部分；這部分的血壓就大得多，動脈會將心臟富含氧氣的鮮紅色血液輸往身體的最末端，靜脈則聚集全身的血液並送回心臟。

心臟和血管的運作（也就是血液循環）在一六二八年前都還充滿謎團，直到英國人威廉・哈維（William Harvey）將一隻鹿活生生的剖開，並花了好幾個小時觀察牠臨死時的心臟跳動。他在一篇論文中敘述自己的發現，題目訂為「解剖觀察動物心臟和血液之運作」（Exercitatio Anatomica the Motu Cordis et Sanguinis in Animalibus）。人們之前不了解循環系統運作的原因，主要是因為在個體死亡之後，血液就會凝結，因此屍體的血管中大部分是空氣。

血液回到心臟時，是透過肢體和靜脈瓣膜的動作來完成，稱為骨骼肌泵（skeletal-muscle pump）。胸腔的吸力也會幫助過程進行——當我們呼吸時，會在胸腔創造負壓狀態，將血液由腹部和四肢抽出。消化系統和脾臟的靜脈則是循環系統的例外，稱為門靜脈（portal vein，也稱肝門靜脈），會將血液輸送往肝臟而非心臟。

露西為人類帶來的問題可不只如此。假如她的肛門沒有三條小型的血管（直腸靜脈，或稱痔靜脈）來防止漏液，她或許走個幾步就會改變主意，再次回到四肢爬行。此外，**我們排便的習慣沒能跟著調整**，還是得蹲下讓臀部呈直角才能辦到。而如此會需要更大的壓力，導致人類相當常見的解便問題，例如痔瘡、肛門脫垂，以及便祕。

還有另一項外科的常見病症也是「多虧」了露西——鼠蹊部疝氣。鼠蹊管是腹腔壁底部較脆弱的部分，但理論上卻得是最堅固的。重力會不斷將腹腔的內容物向下拉扯，擠壓這個弱點，進而可能造成破損，也就是鼠蹊部疝氣。這看似演化遺漏的部分，但想像我們仍是四腳爬行，鼠蹊管就會比腹腔的中心更高，而非更低。有鑑於此，我們四隻腳的朋友不會有鼠蹊部疝氣的問題，這是雙足行走者的演化缺陷。正因為我們直立行走，**現代男性一生中有二五%的機率罹患鼠蹊部疝氣**，這對外科醫生而言，是很大一部分的業務內容。

從四足到雙腳的演化，當然也意味著臀部和膝蓋必須承受兩倍的重量；分隔脊椎骨的椎間盤也從不需要支撐任何東西（水平時），變為支撐一半的身體重量（垂直時）。對於膝蓋、臀部和背部的額外負擔，也使得外科的相關學科——骨科興起。骨科醫生大部分的執業時間都花在安裝人工髖骨和膝蓋，以及移除背疝（又稱腰疝）。

演化最明顯的失誤出現在腿部動脈，仍像四足爬行的動物一樣在骨盆後側深處呈現九十度彎曲。本來這樣的彎曲是必要的，因為動物的後腿和軀幹垂直。我們從原始陸生哺乳類演化為人類的大部分過程，都是用四隻腳行走，因此天擇使得我們動脈的九十度彎曲較寬、空間較大，也較為平緩。如此能顯著降低血液循環在這一部分出現亂流的機率，對我們的生存至關緊要，因為動脈的亂流可能會損害動脈壁。然而，因為我們如今直立行走，腿部的動脈在平緩的轉了九十度之後，又要在鼠蹊部再轉九十度——這就不那麼平緩了，而是未經調適的急轉彎，並且會造成亂流！這容易使動脈的血管壁變硬（動脈硬化），導致附近的血管變窄，這就是為什麼人類的動脈硬化經常出現在鼠蹊部。假如動脈越來越窄，腿部就無法在最需要時（例如運動時）得到充足的充氧血；這會**造成走路時的疼痛，但只要一停下來就會立刻消失**。醫學上將這種狀況稱為**間歇性跛行**（英文的 intermittent claudication 來自拉丁文「*claudicare*」，意思是「使跛行」）；但在荷蘭的稱呼很有趣——「逛街欣賞櫥窗腿」（window-shopping legs），指的是走在街上的疼痛，會在每一次停下來欣賞櫥窗時暫歇。這般症狀到最後，整條腿可能都會壞死，造成壞疽。不過四足類倒是不需要擔心這個。

到這裡，我們已經累積了一整張外科病症的清單，全都可以怪罪到露西頭上——靜脈曲張、痔瘡、鼠蹊部疝氣和動脈變窄，就占了一般外科醫生一半以上的工作量。換句話說，外科醫生大部分的時間都在替露西擦屁股，只因為她決定要用兩隻腳走路。巧合的是，露西有另一個衣索比亞文的名字「汀琴恩斯」（Dinqines），意思是「你很神奇」，外科醫生大概會很贊同。

第 9 章
脫逃大師也逃不過的死劫，腹膜炎

脫逃大師胡迪尼一直拖了三天，才在底特律動手術。
外科醫生發現他因為闌尾爆裂，
已出現腹膜炎的症狀，整個腹腔都化膿感染。

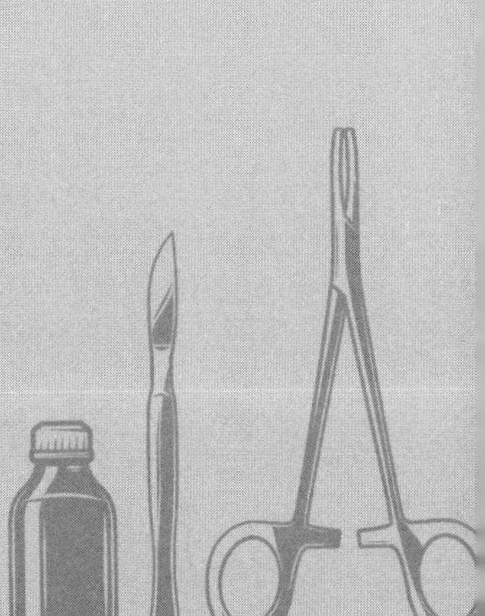

當艾瑞其・懷茲（Erik Weisz）在一九二六年十月三十一日過世時，消息驚動了全世界。大西洋的這一邊，儘管瀰漫著保守的樂觀主義，卻也存在著貧窮和騷動。阿道夫・希特勒（Adolf Hitler）和貝尼托・墨索里尼（Benito Mussolini）當時都還沒沒無聞，卻已暗中策劃著成為世界政局的領導者。印象派畫家莫內（Claude Monet）在同一年過世，巨星瑪麗蓮・夢露（Marilyn Monroe）誕生。歐洲看美國的眼神總是帶點嫉妒，因為在那裡，似乎一切都能成真（至少到一九二九年的華爾街股災之前）。那一段時間被稱為「咆哮的二十年代」（Roaring Twenties，特指一九二〇年代期間的西方世界和西方文化的術語），是查爾斯頓舞和禁酒令的時期，也是洛克斐勒（John D. Rockefeller，標準石油創辦人）和艾爾・卡彭（Al Capone，芝加哥犯罪集團聯合創始人和老大）的時期。

就像喜劇演員查理・卓別林（Charlie Chaplin）、斯坦・勞萊（Stan Laurel）和奧利佛・哈台（Oliver Hardy）[53]一樣，艾瑞其・懷茲也有著當時的典型美國精神。幾乎沒有人知道他真正的名字，但他的藝名在將近一個世紀以後，依舊傳遍世界，幾乎成了他開創的表演藝術的代名詞——艾瑞其・懷茲就是鼎鼎大名的脫逃藝術家哈利・胡迪尼（Harry Houdini）。他曾經穿上束縛衣，將自己倒吊起；曾經全身綑綁著鐵鍊關進木箱裡，再丟進紐約港；也曾戴著手銬被鎖進灌滿啤酒的運輸用牛奶桶中。而他總能毫髮無傷的脫身，即便是被活埋在銅製的棺材裡也難不倒他。或許有很多人認為，他的死會和他的一生一樣璀璨耀眼：在演出代表作「中國水牢」（Chinese Water Torture Cell）時不幸溺死——這項演出需要戴上手銬，頭下腳上的被倒吊在舞臺上的滿水水缸中，並在滿座的觀眾見證下脫逃——不過這和事實天差地別。

胡迪尼會用通靈術和經典的馬戲表演來美化他的脫逃秀，而且他精通雜耍和雜技，也是個大力士。舉例來說，他宣稱自己的腹肌能承受任何打擊，還鼓勵每個人都出拳試試。有很長一段時間，人們都以為他的死是因為胃部挨過的重擊，但我們如今已經知道原因和其特技無關，**真正的原因只是他固執的不肯去看醫生**。

戈登·懷特赫德（Gordon Whitehead）、雅各·普萊斯（Jacques Price）和山姆·史密洛維茲（Sam Smilovitz）是加拿大學生，他們在一九二六年十月二十二日胡迪尼演出後的早晨，拜訪了他在蒙特婁戲院中的休息室。胡迪尼躺在長沙發上，為史密洛維茲擺了姿勢讓他素描。懷特赫德則詢問胡迪尼，其胃部是否真的能承受任何打擊，並對此躍躍欲試；待胡迪尼同意，他立刻開始揮拳，重拳打在對方的右下腹好幾次。另外兩名青年事後宣稱，胡迪尼顯然沒有準備好接下這麼猛烈的攻擊——他們認為胡迪尼在第三拳後，才終於能好好繃緊腹部的肌肉，也注意到躺在椅子上的他，似乎承受著預期之外的強烈痛苦。像胡迪尼這樣強悍的脫逃大師，前一晚才在舞臺上所向無敵，不應該連幾下正中紅心的拳頭都接不住。

53　瘦小的英國演員勞萊與高大的美國演員哈台，組成了名為「勞萊與哈台」的喜劇雙人組合，在一九二〇年代至一九四〇年代極為走紅；他們演出的喜劇電影，在美國電影的早期古典好萊塢時期亦占有重要地位。二〇一八年上映的傳記電影《喜劇天團：勞萊與哈台》（*Stan & Ollie*），講述的就是他們的故事。

隔天的表演一結束，胡迪尼就離開加拿大，搭船到下一個巡演地點——底特律。途中他覺得不太舒服，於是打了電報希望能在那裡看醫生；可惜他到達目的地時來不及接受檢查，只能發著高燒，進行人生最後一場演出。他甚至表演了必須憋氣數分鐘的水中逃生——這真的很不簡單，因為醫生在他演出完畢後，毫不猶豫的判定他得立刻接受手術。而觀眾們完全不知道，方才眼前的特技演員有多麼了不起。

底特律醫院的外科醫生只做了簡單的身體檢查，就診斷出胡迪尼的病況。他將手放在胡迪尼的腹部，宣稱這位脫逃藝術家罹患的是很常見的闌尾炎（appendicitis）；然而，當時人們對此疾病的了解相當粗淺，畢竟直到四十年前（當時胡迪尼十二歲），波士頓的醫生雷吉納德・費茲（Reginald Fitz）才終於首度正確描述了這個病症。

醫學術語

在英文中，醫學上的徵狀和疾病通常會用「-osis」結尾，例如「arthrosis」（關節病）指的就是影響關節（arthron）的病症，可能由磨損或撕裂引起；**字尾「-itis」通常代表發炎**，「arthritis」就是關節炎。並非所有的發炎都是感染（infection），唯有細菌、病毒或寄生蟲等病原傳播所造成的，才會稱為感染。

> 字首「a」或「an」代表「沒有」，而「ec」或「ex」代表「外」。「apnoea」意思是「沒有呼吸」，「tumourectomy」則是切除腫瘤（tumour）；「haem(at)o-」是「血液相關」，「haematuria」是尿液中有血液，「haemoptysis」則是指咳出血液。
>
> 字尾「-oma」指的是腫瘤，來自拉丁文「*tumour*」，意指腫起，可能是來自體液的累積，例如「haematoma」（血腫）就是血液的累積。腫瘤也可能是由固體組織組成，例如「lipoma」（脂肪瘤）就是由脂肪組織形成。腫瘤可分為良性或惡性，惡性的腫瘤即癌症，字尾是「carcinoma」（皮膚、黏膜、腺體組織的癌症）或「sarcoma」（骨骼或肌肉等其他組織的癌症）。良性的腫瘤則非癌症。
>
> 醫學檢測結果若是陽性，代表確診該疾病。因此，陽性（英文positive也有「正面」之意）的結果通常對病患來說卻是負面的；更甚者，沒有任何檢測是百分之百準確，有時會有偽陰性或偽陽性的結果。
>
> 字尾「-genic」指的是「原因」，假如我們說某物是「carcinogenic」（致癌的），就代表可能造成癌症。

以數千年來不斷危及人類生命的疾病來說，這很不尋常。雖然闌尾炎在古文明中應該很普遍，但在醫學知識相對進步的美索不達米亞、埃及、希臘或羅馬文明的醫療書籍中，都沒有相關的記敘。第一次的紀錄出現在十八世紀，由解剖學家喬瓦尼·巴蒂什·莫爾加尼（Giovanni Battista Morgagni）所寫下，他卻沒能正確找出致命的原因。一直到一八八七年，醫生湯姆斯·莫頓（Thomas Morton）在費城進行了第一場成功的闌尾炎手術，人們才知道闌尾炎是可以治癒的，患者不是注定死亡。

胡迪尼應該要去蒙特婁的醫院動手術，來拯救自己的性命。他到底是太固執、自負、太愛錢，或只是太害怕醫生？他或許心想：「表演必須繼續進行下去。」於是，他一直拖了三天，才在底特律動手術。外科醫生發現他**因為闌尾爆裂，已出現腹膜炎的症狀，整個腹腔都化膿感染**。手術過後，他並沒有恢復，只得在四天後重新切開腹部來清洗，可惜情況並未改善，當時也沒有對抗感染的抗生素。兩天後，胡迪尼的生命結束於五十二歲，並在萬眾矚目下葬於紐約皇后區，長眠的棺材正是他用於脫逃秀的銅製棺材。艾瑞其·懷茲是雜技大師、特技演員、通靈家，也是脫逃大師，以偉大的胡迪尼之名享譽全世界，但他的死因又是如此平凡無奇——闌尾炎。

闌尾炎是很常見的疾病，超過八%的男性和近七%的女性，都曾得過闌尾炎。闌尾炎可能發生於任何年齡，並且是急性腹痛最常見的原因。我們的闌尾（又稱蚓突，因狀似蚯蚓而得名）是大腸與小腸連接處的單一開口管道，大約位在右下腹部，且直徑不超過一公分，長度約十公分。

長久以來，醫生們都知道這個器官的存在，卻未曾意識到這麼小的器官，便足以帶來如此恐怖的後果。**闌尾體積很小，一旦發炎就很容易爆裂，將內容物釋放到整個腹腔**，造成腹膜炎（腹膜是包覆腹腔的一層膜）。這就是為什麼我們從未將致命的腹腔感染，和小小的闌尾聯想在一起——十九世紀以前的外科醫生沒有足夠的勇氣或技術，在病患還活著時切開其腹部，因此只在死者的腹腔中看過最終階段的闌尾。在屍體解剖時，腹腔會充滿嚴重腹膜炎留下的殘骸，所以從來沒有人注意到小小蚓突的爆裂。

闌尾炎有一系列典型的症狀，反映出此疾病的不同階段。一切從闌尾本身的發炎開始，這會造成若有似無的器官性疼痛，位置大約在上腹部中心。在一天之內，發炎會延伸到闌尾周圍，並影響到附近的腹膜（右下腹），此時的疼痛會加劇許多，比起器官的痛更讓人無法忽略。一般來說，腹膜炎患者會形容**疼痛由中心向下轉移到右下腹，而且越來越痛**。腹膜的局部發炎也會造成發燒、食慾不振，以及最明顯的症狀——移動時的疼痛。患者將難以忍受碰觸該部位，或做出太突然的動作，希望能靜靜平躺，雙腳靠近身體彎起。一般人到了這個階段，幾乎不可能站在滿座的戲院舞臺上，更別說像胡迪尼那樣把自己綑綁、倒吊，浸泡在中國水牢裡了。

接著，膿會在闌尾附近生成。一開始，周圍的腸道會限制膿的流動，但下一個階段，闌尾會局部壞死並爆裂，將糞便和腸內氣體釋放進腹腔中。病患會感受到**右下腹部的疼痛驟然增強**，擴散到整個腹部，最後**強烈到難以分辨疼痛的來源**。發展至此，腹膜炎已足以威脅性命。

腹膜炎的症狀和腹部的發炎相似——腹部肌肉緊繃，腹部很硬，任何移動都令患者痛苦不堪。不只是碰觸腹部的時候疼痛，手移開時甚至更痛，這種現象稱為「反彈痛」（rebound tenderness）。只見病患的臉色慘白、焦慮、緊繃，雙眼和臉頰凹陷；腹部的腸道還會因為發炎而不再正常運作，如果用聽診器檢查，會發現腹部異常安靜。以上這些都是**腹膜炎的典型症狀，只需要幾秒鐘即可診斷出來**：稍微看看病患（臉部和姿勢），接著問幾個問題（痛的位置和開始的時間），之後按壓腹部一次（下壓和放手時既硬又引起疼痛），再用聽診器檢查（聽不見腸道運動）。最末期時，患者會因為血液中毒而出現敗血性休克；這歸因於腹膜的表面積很大，會在血液中大量釋放出細菌，使得全身產生中毒症狀，患者會發高燒，連帶所有器官都受到影響，最終導致死亡。

腹膜炎需要緊急動手術。外科醫生必須盡快修復或移除病灶，並且清洗腹腔。這最好在較早的階段就動手，不應該拖到症狀擴散或敗血性休克，甚至在問題還局限於闌尾這個單一器官時就該治療。因此，急性闌尾炎在外科上屬於緊急病症。

一八八九年，美國外科醫生**查爾斯．麥克伯尼**（Charles McBurney）歸結出的**闌尾炎手術守則**如下：手術越早進行，痊癒的可能性就越高；假如尚未發展成腹膜炎，那麼只要移除發炎的器官就好。此後，麥克伯尼的名字就和闌尾炎永遠連結在一起了——腹部最疼痛的部分被稱為「麥氏點」，而闌尾切除手術在腹腔上的切口也以他為名。假如有外科醫生聽到同事說「病患的麥氏點壓痛」，他立刻就會知道問題出在哪。

傳統的闌尾炎手術流程如下：病患躺在手術檯上，外科醫生站在他右方，助手則站在左方。外科醫生在患者右下腹的麥氏點切開小的直角切口（想像右髂前上棘到肚臍有一條連線，位置就在該連線的三分之一處）。在該處的皮膚和皮下組織間，有三塊重疊的腹部肌肉，由腹腔壁的此

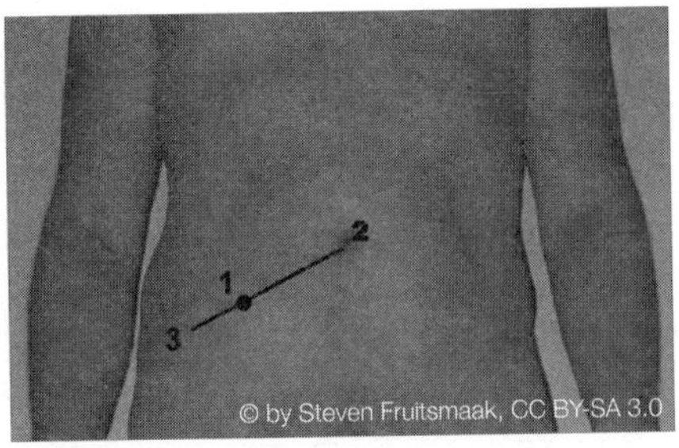

▲點 1、2、3 分別代表麥氏點、臍、右髂前上棘（圖片來源：維基百科）。

處下刀可以穿過肌肉纖維，無須切開肌肉本身，就像打開三層窗簾一樣。第三塊肌肉下方就是腹膜，必須小心固定住並切開，確保不要傷害到腸道。假如你夠幸運，此時就能看到闌尾；然而，多數人的闌尾都隱藏在腹腔深處。外科醫生會用雙手探索，小心的將它拉出來。在小鉗子和可吸收縫線的輔助下，得先分辨出將血液輸入闌尾的血管，並將其結紮，再用同樣的手法處理闌尾本身。接著，就可以縫合腹膜，將肌肉歸位，並縫合三塊肌肉中最上層的腹外斜肌腱膜。最後縫合皮下組織和皮膚，整個手術即大功告成，總共花費約二十分鐘。然而，如今已不再採用傳統手術切除闌尾，而會選擇腹腔鏡闌尾切除術，透過肚臍和兩個極小的切口進行微創手術。

胡迪尼的症狀是典型的闌尾炎症狀，包含發燒和右下腹部疼痛。底特律的表演過後，只獲准在更衣室裡為胡迪尼做檢查的醫生發現他病況嚴重，右下腹部感染發炎。基於症狀如此明確，**醫生們完全不認為胡迪尼三天前挨的重拳是主要傷害源**——手術確認了醫生們的診斷，**實際上是闌尾穿孔導致了腹膜炎**。然而，人們後來關注的焦點卻是腹部的重拳，並且提出許多「創傷性闌尾炎」的案例，這是由直接毆打、跌倒或其他腹部創傷所引起。然而，沒有任何證據能支持創傷和闌尾炎之間有任何關係，兩個事件在幾天內接續發生或許也只是巧合。至今闌尾炎的成因仍不清楚，我們不知道為何有些人會在某個時刻染上闌尾炎，其他人卻不會。

很顯然，在胡迪尼的例子裡，人們覺得原因至關緊要。三個學生遭到警方訊問，而可憐的戈登打出的那一拳，也被判定為明顯的致死原因。值得一提的或許還有胡迪尼的保險：由於他的職業並非全無風險，故他選擇的壽險包含意外條款，假如他在表演特技時意外身亡，他的妻子與長期合作的助理貝斯（Bess）就可以得到雙倍賠償——五十萬美元。為了展現力量而承受的腹部重拳或許可以視作意外，但闌尾炎這樣的常見疾病可不能算。幸運的是，戈登並未因為傷害罪或殺人罪而被判刑，他的兩個朋友出庭作證，是胡迪尼允許他出拳的。

一九二六年十月二十四日，胡迪尼在底特律加里克劇院（Garrick Theater）最後一場演出的觀眾裡，有個名叫哈利．里克斯（Harry Rickles）的男士。他事後回憶，這場演出令人失望，不但開場就晚了超過半小時，胡迪尼的狀況看起來也很糟。除此之外，他還犯了一些錯，讓觀眾能看破他的把戲，甚至好幾度需要助手攙扶。但當里克斯在報紙上讀到脫逃大師是在闌尾破裂的情況下演出，並在幾天內死亡，他才明瞭胡迪尼直到最後一刻，都在用生命為支持者們表演。

第10章

維多利亞女王開啟麻醉之路，手術不再需要有人壓制

女王相當愉悅，對於氯仿的效用表達了感激，
形容那是「上天的祝福，帶來難以言喻的安慰和喜悅」。
在法國，氯仿麻醉變得炙手可熱，人們稱這種方式為「女王的麻醉」。

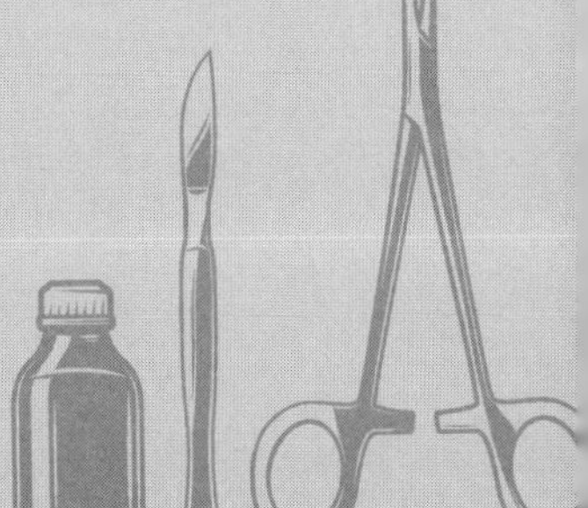

漢諾威王朝（Haus Hannover）[54]的維多利亞（Victoria）是大英帝國的女王和印度女皇，也是唯一一位兼任印度女皇的英國女王。在她的帝國，太陽永遠不會落下——其兒女和孫子女遍布歐洲許多皇室家庭，而她在位的時代，甚至以她命名。她和自己的表弟阿爾伯特親王（Prince Albert）成婚，兩人外表看似理想夫妻，是英國皇室歷史上最恩愛的一對；不過鮮為人知的是，兩人經常爭執，有時甚至會動手，而破壞白金漢宮氣氛的幾乎都是同一個問題：**維多利亞女王無法忍受生產時的強烈痛苦，並稱之為「動物般的」體驗**。隨著她的憤怒升溫，阿爾伯特親王終於威脅她，假如再動手一次，他們就要分開。

維多利亞女王或許很堅毅強悍，但她覺得這些批判都像利刃，一刀刀刺傷她的靈魂，使她的神經脆弱不堪。雖然她的前七次生產都沒有發生問題，她卻承受了難以描述的創傷，每次都經歷了至少一年的產後憂鬱，再無縫接軌下一次的孕期。一八五三年，維多利亞女王又一次懷孕，並因為迫在眉睫的創傷而表現得歇斯底里。阿爾伯特親王決定不能再這麼下去了，於是找來醫生約翰．斯諾（John Snow）。該是時候進行麻醉了。

使患者進入睡眠或者完全失去意識的技術，稱為全身麻醉或麻醉（narcosis，來自希臘文「*narcosis*」，意指睡眠）。在當時，第一次全身麻醉的手術發生於七年前，也就是一八四六年的十月十六日，在美國波士頓的麻省總醫院（Massachusetts General Hospital，簡稱 Mass General 或 MGH）。施行麻醉的是牙醫師威廉．莫頓（William Morton），患者則是愛德華．艾伯特（Edward Abbott），麻醉方式是吸入乙醚。艾伯特必須動手術切除頸部的腫瘤。在他睡著時，外科醫生約翰・華倫（John Warren）順利將腫瘤切除，至於病患什麼都沒感覺到，在手術後才清醒過來。華倫對此大為驚豔，說出歷史永留的一句話：「先生們，這可不是唬人的。」或許這並未受到大眾足夠的重視，但的確是外科手術史的轉捩點。

從銳器發明以降，任何想要切開別人身體救命的人，都得忍受患者在過程中的掙扎抽搐；患者被切開不僅痛苦難耐，更難受的是對於無法存活下來的恐懼。因此，**外科醫生必須快速俐落，不只是為了將患者痛苦的時間盡量縮短，也因為助手們能壓制患者的時間有限**。外科手術可以說是「越快越好」，像是倫敦的外科醫生羅伯特・利斯頓（Robert Liston，以手術快聞名），就會在每次手術開始時對旁邊觀看的人說：「替我計時，各位先生們，替我計時！」

假如病患在手術結束之前，就掙脫了助手們的壓制，那無疑是場災難。病患會大量失血、驚慌失措、全身抽搐顫抖，讓鮮血噴得到處都是；而這又會讓不幸的患者更加恐懼瘋狂，進而更難被壓制。人們因此訂定了特殊的服裝規定——一直到大約一百五十年前，外科醫生在動手術時都會穿著黑色大衣，因為鮮血噴在黑色的大衣上比較不明顯，也就不需要頻繁清洗。有些醫生會炫耀自己的衣服吸收太多乾掉的血，都可以單獨立在地上了。

總之，手術速度得快，否則結局就會很慘痛。基於速度與安全性有關，所以外科醫生下刀

54 於一六九二年到一八六六年間統治德意志漢諾威地區、在一七一四年到一九〇一年間統治英國的王朝。

的長度不能太長，深度要足夠，精確度也要高——也就是在正確的部位下刀，一次切開越多層組織越好。因此，止血總是在最後「回頭」時才進行，方法包括將一層一層的組織用線縫合、用熱鐵燒灼，或只用很緊的繃帶固定。這樣的方式雖然很有效率，但並非萬無一失；畢竟在分秒必爭的情況下，不會有餘裕仔細檢查每個步驟，也很難應付預期之外的狀況。這就是一八四六年十月十六日前，外科手術的樣子：快速、血腥、標準化，沒有時間注意細節。

由於施行全身麻醉對注重速度的外科醫生來說是浪費時間，所以在歐洲，全身麻醉過了很長一段時間才成為手術的固定步驟。許多外科醫生都公開反對全身麻醉，認為這既危險又沒必要。**麻醉在英國甚至被稱為「美國佬的唬人把戲」**，只適合技術不好、速度不夠快的醫生。然而，多虧了維多利亞女王的脾氣，麻醉的地位很快就要改變——在她大膽嘗試麻醉，並從中大幅受益後，沒有人能再看輕麻醉，而這正是麻醉這項未知的新技術，爭取眾人支持所需要的助力。

麻醉學

現今，麻醉學已是單獨一門完整的學科，和過去在手帕上滴幾滴乙醚完全不同了。**全身麻醉使用的藥品有三種：麻醉藥劑、止痛藥、肌肉鬆弛劑。**麻醉藥劑會使意識降低，導致睡眠與健忘。但光靠麻醉藥劑，並不足以抑制手術疼痛所引起的生理反應（例如心律和血壓升高、雞皮疙瘩和流汗），於是必須加上強力的止痛藥，通常會是鴉片的衍生物。最後，麻醉（anaesthesia）字面上的意思就是「沒有感覺」。若要抑制手術過程造成的肌肉緊繃，通常會在藥劑中加入肌肉鬆弛劑（由箭毒提煉，箭毒是亞馬遜印第安人會塗抹在箭頭的毒藥）。三種藥劑結合會使病人完全放鬆，進入睡眠，便不會對手術有任何生理反應。

麻醉科醫生會使用呼吸器協助患者呼吸，從嘴巴或鼻子將呼吸管置入氣管（插管）。患者接受全身麻醉時，會綁上血壓帶並在胸口和手指固定電極，持續監控心跳、血氧和吐氣時的二氧化碳含量。在手術中，麻醉科醫生要注意的還有很多，包括血細胞指數、尿液生成、血糖指數和凝血。讓病患入睡的過程稱為「誘導麻醉」，病患甦醒的階段則是「麻醉甦醒」。

約翰．斯諾是農夫之子，也是業餘的麻醉師，著有關於乙醚和氯仿（chloroform）[55]的書，

55 被用作鎮靜劑，短時間吸入會產生暈眩、疲倦、頭痛等症狀。氯仿也有致癌性。

並設計了一款能緩慢釋放氯仿、控制排放量的面罩。首次乙醚麻醉在波士頓施行的一年以後，詹姆斯·楊格·辛普森（James Young Simpson）於一八四七年在愛丁堡進行了第一次氯仿麻醉。因此，雖然約翰·斯諾在一八五三年的麻醉手術並不算什麼嶄新的創舉，卻也相當罕見。維多利亞女王是否了解斯諾其實不是真正的專家？是不是根本不清楚他的行動，會對她和未出世的孩子帶來怎樣的風險？當斯諾走上通往皇室寢宮的樓梯，他的心臟一定跳動得相當劇烈。當時已是傍晚，所有的走廊、接待室和樓梯間都用煤氣燈照明。侍從們一定也緊張不安，內閣都處於戒備狀態，在懸疑的氣氛中等待著。在一重又一重的大廳和門板後，斯諾或許已經聽到女王的呻吟聲。毫無疑問的，斯諾很好奇女王是否還有辦法，冷靜有禮的迎接他這個全然的陌生人——而且是區區一介平民。

斯諾進入女王寢室後站到床頭邊；由於皇家不允許他使用自己設計的麻醉面罩，他便輕輕用一張乾淨的手巾，蓋住女王尊貴的鼻子和嘴巴。在手巾上，他用滴管滴了幾滴小瓶子裡的氯仿，自己大概也無可避免的吸入了一些，所以得不時側過頭去深呼吸新鮮空氣。

斯諾詳細記錄了每個細節，連每一滴用在女王身上的氯仿都小心監控，直到女王表示不會再感受到任何痛苦為止。他注意到**氯仿不會影響宮縮**，宮縮情況依然劇烈。一八五三年四月七日，子夜過後的二十分鐘起，斯諾在女王每一次宮縮時，給她使用滴了十五滴氯仿的手巾。他寫道：「女王認為這讓她大為解脫。宮縮的痛苦變得微不足道，而宮縮以外的時間能夠完全放鬆。」女王絲毫沒有因為氯仿而變得遲鈍，整個產程都維持清醒。嬰孩在五十三分鐘後出生，時間是凌晨一點十三分，胎盤在幾分鐘後跟著排出。女王相當愉悅，對於氯仿的效用表達了感激，形容那是「上天的祝福，帶來難以言喻的安慰和喜悅」。新生的王子受洗後命名為利奧波德（Leopold），是女王的第八個孩子，也是第四個兒子。

亞伯特欣喜若狂，但他們的喜悅並沒有持續多久；很快的，女王又一如以往的陷入產後憂鬱，而且狀況比以前都來得嚴重。對此，醫學期刊《刺胳針》（*The Lancet*）[56]發表了一篇批判，而聖經學者更是怒不可遏，畢竟《聖經》說女性在生產時必須忍受痛苦。然而，女王麻醉的新聞震撼了整個歐洲。在法國，氯仿麻醉變得炙手可熱，人們稱這種方式為「女王的麻醉」。隨著病人不再願意接受未麻醉的手術，外科醫生只能被迫迎合他們的要求。

短短幾十年內，傳統的快速手術消失了，取而代之的是新的方式。多虧了麻醉，外科醫生在手術時能更注重細節，不會因為病患痛苦的抽搐和嘶吼而分心。自此，外科手術變得精確、嚴謹，沒有太多噪音，也不再噴得到處是血。手術切口更加謹慎而精準，不會再一刀切穿所有組織，而是一層一層切開，並且會在切開下一層之前先行止血，對比以前的「回頭」止血，如今可說是「順路」。隨著費德里奇・特倫德倫堡、西奧多・比爾羅特和理查德・逢・瓦克曼（**Richard**

56 世界上最悠久及最受重視的同行評審醫學期刊，一八二三年由湯姆・魏克萊（Thomas Wakley）創刊，他以外科用具「刺胳針」來為這份刊物命名，而「Lancet」在英語中也是「尖頂穹窗」的意思，藉此寓意著期刊立志成為「照亮醫界的明窗」。

von Volkmann，著名德國外科醫生）等外科新生代英雄出現，外科手術成了一門精密的科學，黑色的手術袍也被白色的取代。

其中一位後起英雄是美國醫生威廉・豪斯泰德（William Halsted）[57]，他創新了腹股溝疝氣和乳癌的治療方式，並且首度在手術中使用乳膠手套。他和一些同事組成研究團隊，致力發展局部麻醉，對後世影響甚大。麻醉的過程包含在神經周圍注射麻醉藥物，使得病人雖然能全程保持清醒，麻醉的區域卻毫無感覺。團隊的成員會固定集會，在彼此身上試驗練習，如此共度許多美好的夜晚。豪斯泰德不只成了局部麻醉的先驅，亦染上毒癮，因為他們使用的藥品是古柯鹼；此後，局部麻醉不再使用古柯鹼作為藥劑，而是使用其衍生的藥物，具有相同的局部麻醉效果，但沒有刺激性的副作用。

麻醉是外科手術的一大突破，下一項則是衛生概念的建立。一八四七年，匈牙利醫生伊格納茲・塞麥爾維斯（Ignaz Semmelweis）發現，假如醫學生在離開大體解剖室時並未洗手，就進入產房協助生產，產婦很可能會罹患產褥熱（childbed fever）[58]。然而，當時沒有人相信洗手這麼小的事就足以決定生死，還認為塞麥爾維斯一定是瘋了（而他當時很不幸的罹患了神經方面的疾病，最終確實失去理智，陷入瘋狂）。塞麥爾維斯的衛生理論一直到路易・巴斯德（Louis Pasteur）[59]發現細菌會造成疾病後，才被眾人接受；約瑟夫・李斯特（Joseph Lister）則在一八六五年第一次用消毒劑避免術後傷口感染。雖是跨時代的創舉，但最初的殺菌消毒過程非常痛苦，因為藥劑（石炭酸）有腐蝕性，而且過程需要很長的時間。也因此，多虧了麻醉的發明，殺菌消毒才能順利進行。

到了二十世紀，人們發現深得女王歡心的**氯仿會傷害肝臟，並且造成心律不整，於是將之淘汰**。乙醚同樣被氧化亞氮（N_2O）取代——氧化亞氮又稱笑氣，是威力強大的麻醉藥劑。然而，當人們證實氧化亞氮是強烈的溫室氣體，對環境造成的傷害是二氧化碳的三百倍後，笑氣也遭到淘汰。

在現代的麻醉中，會直接將藥劑注射進血液，這意味著更快生效，在手術中也能更精確的調整劑量。如今，**最常使用的麻醉藥品是異丙酚**（2,6-diisopropylphenol），其更常見的名稱是普洛福（propofol）。和其他藥物相比，普洛福有很大的優勢，而且一旦停止施打，藥效消退的速度很快；更棒的是，當患者清醒時，會覺得自己熟睡了一覺。因為外觀像牛奶，普洛福又被稱為「快樂牛奶」或「麻醉牛奶」。然而，這種奇蹟般的麻醉藥並非毫無風險……歌王麥可．傑克森（Michael Jackson）就對普洛福成癮，且二〇〇九年時，負責施打的醫師疏忽了他的健康狀態，

57 美國知名外科醫師，有「近代外科學之父」之稱，是全身麻醉劑被發現之初就充分掌握的先驅者之一。他強調手術中嚴謹的無菌操作，並開發多種新手術。

58 也稱產後感染、產褥感染或產褥期發熱，是在分娩、流產或墮胎後，產道的細菌性感染；症狀一般包括發燒超過攝氏三十八度、寒顫、下腹痛，陰道分泌物可能會有異味，通常會在分娩後的二十四小時內出現，並持續十天。

59 第一個創造狂犬病和炭疽病疫苗的科學家，被世人稱頌為「進入科學王國的最完美無缺的人」。他還被認為是微生物學的奠基者之一，又常被稱為「微生物學之父」。

更導致其死亡（後被檢方指控過失殺人罪）。這完全是醫療疏失，好的麻醉科醫生應當確保病患在清醒後的二十四小時之內，都受到嚴密監控。

我們無法得知，約翰．斯諾醫生是否也如此監控他的病患。他雖然替女王麻醉，卻沒有以偉大麻醉醫生的名聲流傳後世；相反的，其留名的原因全然不同——一八五四年，他記錄了倫敦一場霍亂大流行，並且判定一個公用水井就是單一傳染源（在他生活的年代，主流意見認為霍亂像黑死病一樣透過空氣傳播）。他是首度發現疾病如何傳染的人，也是流行病學之父。

一八五七年四月十四日，維多利亞女王又一次生產，並堅持要求斯諾醫生在身邊執行麻醉。這次新生兒是名女嬰，也就是公主碧翠絲（Beatrice），是維多利亞女王的第九個孩子，也是最後一個。令眾人驚訝的是，女王這次並沒有罹患產後憂鬱症。

第11章
壞疽，從用屠刀截肢，到用石炭酸消毒

李斯特醫生沒有截斷男孩的腿，而是用具有腐蝕性的石炭酸液噴灑在傷處。
這項實驗性的療法大獲成功，
沒有任何人質疑這項發現是否有道德上的瑕疵，
顯然當時用孩童來做實驗屬於常態。

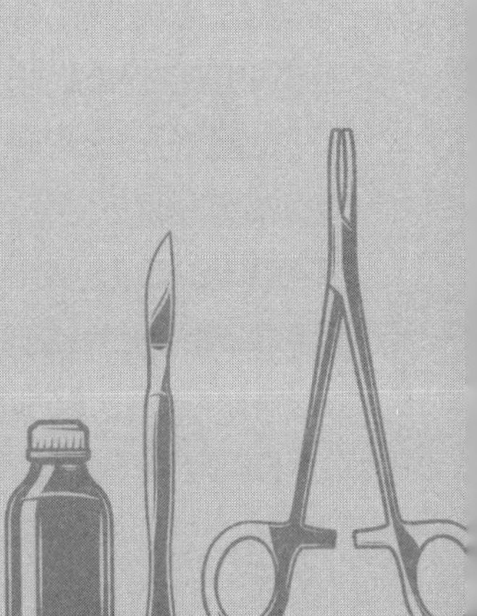

在第二次向西尋找印度的航程中，克里斯多福．哥倫布（Christopher Columbus）將他看見的第一座島嶼以當天的日子命名：多明尼加（Dominica，西班牙文中意指「星期日」）。他繼續向西北方航行，在八天之後來到第二個島嶼，又以當天的日期命名：一四九三年十一月十一日星期一。

當然，哥倫布實際上並沒有找到任何新的土地，早就有人在島嶼上居住了數千年之久。島嶼的原住民是加勒比印第安人，將島嶼稱為「索里加」（Soualiga），意思是「鹽的土地」。從一六二七年開始，荷蘭的船隊會定期為了鹽巴前往這個島嶼，因為在島上面對海灣的山丘上，有著一整片廣大的鹽田。十七世紀的荷蘭地區為了保存鯡魚，有很大量的鹽巴需求，而為了蒐集鹽巴，附近的聖佑達修斯島（Sint-Eustatius）上有充足的奴隸供給。這些奴隸從非洲直接運輸至此，準備轉送到新世界的各個地點。

然而，西班牙仍認為索里加島為他們所有。更甚者，荷西兩國仍處於戰爭狀態，他們自然無法忍受荷蘭人奪取「他們的」鹽巴。一六三三年，西班牙人重新占領索里加島，蓋了幾座堡壘，其中一座位在海岬上，該海岬深入區隔了雄偉海灣和相鄰的小灣區。自此，他們致力帶給荷蘭的鹽巴商船隊麻煩。一六四四年，西印度公司的負責人只得從古拉索（Curaçao）[60]來此解決問題。

現今，索里加島的正式名稱並非「星期一」，而是「聖馬丁」（Saint Martin），因為哥倫布到達的日子（十一月十一日）正是聖馬丁日（St Martin's Day，譯為聖瑪爾定節）。島上有三十四片美麗的海灘，因此彼得．史蒂文森（Peter Stuyvesant）在進攻時大可選擇其他三十三片海灘；然而，他想攻占的是小灣區（海水清澈見底，如今是觀光客曬日光浴和浮潛的聖地），因為從該地可以直取西班牙的堡壘。史蒂文森知道，假如他能攻占這片海灘，就能占領整座島嶼。

史蒂文森並不是特別出色的策略家，這次進攻對荷蘭軍隊完全是場災難，對他本人更是莫大的屈辱。他的艦隊從五百海里之外的背風群島（Leeward Islands，加勒比群島中的北部島群，因為與向風群島相對而得名）出發，花了好幾天的時間穿越加勒比海到達聖馬丁島。史蒂文森的旗艦藍色公雞（荷蘭文，Blauwe Haan）接近島嶼時，並沒有遭遇任何抵抗，之後在一六四四年三月二十日（棕枝主日，亦稱基督苦難主日）進入小灣區後的礁岩灣，划著小船通過淺水區靠岸。史蒂文森是弗里斯蘭人（Frisian）[61]，父親是牧師，他驕傲的踏入溫暖的海水，大步走上沙灘。在加勒比海波奈島（Bonaire）總督雅各．帕拉克（Jacob Polak）的命令下，荷蘭士兵將一尊大砲推上鳥瞰小灣區和西班牙堡壘的山丘。然而，或許是小灣區太大，又或者大砲太小，砲彈沒辦法打到堡壘，所以他們得找到離目標更近的陣地。史蒂文森從側面移動，帶領人馬前進到小灣區海灘正上方的小山丘。在這名為貝列赫（Bel-Air）的山丘上，他插下荷蘭的旗幟，渾然不知自己已暴露在前方西班牙堡壘的炮擊範圍。

---

60 位於加勒比海南部、靠近委內瑞拉海岸的島嶼，是荷屬安地列斯中的最大島嶼。

61 弗里斯蘭人是古代位於現今荷蘭及德國內，靠近北海南部地區的一族人，屬於日耳曼人的一支。

碰！西班牙人發射的第一擊正中目標，打碎了史蒂文森的右腿。藍色公雞號的船長剛好站在史蒂文森身邊，同樣被擊中，失去了半邊的臉頰和一隻眼睛。史蒂文森立刻被小船救回艦隊邊，並懸吊至船艦上。

只見他躺在船上呻吟著，雖然不敢看自己的腿，卻立刻清楚了解到：無論傷口的嚴重程度或範圍大小為何，他都必須接受截肢手術。一直到大約一百五十年前，截肢都是腿部開放性骨折唯一有效的治療方式；即使傷口不太複雜，但未立即截肢的後果通常都足以致命，因為傷口復原時會面對最可怕的威脅——氣性壞疽（gas gangrene）。

「壞疽」這個詞用來指稱活體組織的壞死，這是皮膚、皮下組織、肌肉，甚至整個肢體缺乏氧氣的最終階段，情形相當駭人。雖然壞死的組織很冰冷，患者卻會發高燒。壞疽的成因之一是動脈阻塞（或稱梗塞），會導致肢體的特定部分出現界線明顯的發黑和木乃伊化。另外，壞死的部分會乾枯變黑，稱為乾性壞疽；然而，組織也可能因為傷口感染而壞死，由於過程中會生成膿液，故稱為溼性壞疽。有些細菌也會生成氣體，造成溼性壞疽中的氣性壞疽。

氣性壞疽是所有壞疽類型中致死率最高的，幾乎都是由同一種微生物造成：產氣莢膜梭菌（學名：*Clostridium perfringens*）。這個名稱恰如其分，來自拉丁文的動詞「*perfringere*」，意指「破壞」、「消滅」、「攻擊」或「用暴力突破」。這種微生物在地球各地都能找到，充斥在沙子、土壤、糞便和街頭的廢棄物中。產氣莢膜梭菌來自危險的細菌家族，其中破傷風梭菌（學名：*Clostridium tetani*）會造成致命的破傷風；困難梭狀芽孢桿菌（學名：*Clostridium difficile*）

會帶來致命的大腸感染；肉毒桿菌（學名：*Clostridium botulinum*）則導致危險的食物中毒。在衛生欠佳的情況下，產氣莢膜梭菌也會造成令人聞之色變的產褥熱，在過去曾奪走許多無辜產婦的性命。

產氣莢膜梭菌是厭氧菌，只能在無氧的環境中生存，並具備兩種危險的特性：會釋放腐敗氣體，並生成有毒物質。許多個世紀以來，氣性壞疽和傷口感染都讓外科醫生頭痛不已。然而，為何有些傷口會感染，有些則否？彼得．史蒂文森的傷口又為何會發展成氣性壞疽？為什麼現代幾乎不會有這種狀況？

是否出現感染或壞疽，主要有三個因素。首先，當然要有傷口，而表皮的傷口大小並不重要，畢竟再小的傷口細菌都可以進入。第二個因素則是成功在傷口中繁殖的細菌數量，假如充分清潔、保持乾淨，就可以使其降至最少。至於最重要的，是傷口周圍組織受到的傷害，稱為「傷口床」（wound bed）。傷口床的狀態對於往後的發展至關緊要。

如果傷口為利刃所造成，傷口床幾乎不會受到損傷；傷口的邊緣不會有損傷，而健康的組織會讓免疫系統順利殺死任何進入傷口的細菌。利刃造成的傷口很明確單純，甚至可能在使用清水、肥皂或殺菌劑清洗過後立刻縫合，這稱為初級癒合。假如切口不乾淨，傷口就會受到感染，產生膿液。**受到感染的傷口不能透過縫合來初級癒合，只能二級癒合**，這兩種癒合我們在前面都提過。然而，健康的傷口床同時也會提供足夠的氧氣——有鑑於產氣莢膜梭菌無法在有氧氣的環境中生存，無論傷口多髒，也幾乎不會出現氣性壞疽。

相反的，在撞擊造成的傷口中，組織會瘀血、損壞或撕裂，傷口床的血管也會受到傷害，降低氧氣供給，造成壞死組織的面積比傷口本身大上許多。壞死的組織會成為各種細菌繁殖的溫床，加上傷口缺乏氧氣供給，促使產氣莢膜梭菌興盛發展，也就導致了氣性壞疽。

如果具備上述知識，那麼解決的方法就顯而易見：盡快清潔傷口。首先用清水清洗傷口（在本篇的故事裡，可以使用聖馬丁海灣澄澈的海水），並保持傷口開放，再用利刃切除所有壞死的部分，只留下健康的組織——這在手術上的專有名詞為「清創手術」（necrosectomy），法文是「debridement」或「nettoyage」，德文則是「anfrischen」——最後，保持傷口乾淨直到完全癒合（屬於二級癒合）。

不幸的是，**過往的外科醫生總是採取完全相反的步驟**……他們並不清洗傷口，反而是用火燒傷口。這麼做雖然能殺死細菌，但也會破壞傷口床的組織和血管，使得缺氧情形惡化。外科醫生還會透過放血來治療隨之而來的發燒，此舉不但直接導致失血，更進一步減少傷口的氧氣供給。

手術檯標準配備

刀子、叉子、湯匙、玻璃杯和餐巾是餐桌上的標準配備，讓我們能好好享受餐點；同樣的道理，擁有手術檯的標準配備，才能確保現代手術順利進行。相較於以前的手術刀一體成形，現代的手術刀則由刀柄和拋棄式的刀片構成，這代表刀片永遠都能保持銳利、乾淨和完整。另外，可以選擇的刀片類型有很多種，分別用不同的編號標示；最常使用的手術刀是十號（較大，刀片有弧度）、十五號（較小，刀片有弧度）以及十一號（尖頭、穿刺用）。

除了手術刀以外，類似鑷子的手術鉗能用來將皮膚固定住，其中分為鈍頭的解剖鉗和末端尖銳的無創傷鉗。剪刀的功能是剪開組織，或是剪斷縫線。手術的縫針會固定在特別的夾子中，稱為持針器。傷口會以牽開器撐開固定，血液則用不同尺寸的無菌紗布擦拭。

放手術器材的檯子上也會準備小碗的消毒殺菌劑，而旁邊是各種尺寸和功用的鉗子。骨科的手術還會有螺絲起子、鋸子、鑿子、鑽子、槌子和銼刀，外加手術探針、擴張器、窺鏡和抽吸管。現代的手術也會使用各種類型的縫合釘，進行胃部和腸道間的縫合。最後，幾乎每一種手術都需要使用電凝法，也就是使用電探針來切開或使組織癒合。

彼得．史蒂文森的傷口還有更嚴重的附帶傷害——砲彈的威力使骨頭碎裂，刺穿了傷處，無疑讓他的腿成了產氣莢膜梭菌名副其實的豐盛大餐；在如此環境中，這類厭氧細菌得以迅速繁殖。免疫系統對抗細菌攻擊的方式是引起發炎反應，進而產生膿液並讓傷患發起高燒。受到攻擊的微生物會產生毒素，殺死鄰近部位的健康細胞，並製造出導致溼性壞疽的膿液。梭菌釋放的腐敗氣體一受到壓力，便侵入健康的組織，從而切斷它們的血液供給。這樣的氣體在皮膚下是可以感受到的，且觸感鬆脆，就像走在新鮮的積雪上。由於氣體和毒素會殺死越來越多細胞，導致感染急速擴大；又**隨著壞死的組織增加，氧氣的供給量於是降得更低，讓傷口處的環境越來越適合病原發展**。如此大規模的攻擊總是能置患者於死地。

彼得・史蒂文森的傷口充滿了產氣莢膜梭菌。梭菌充斥各處，例如：貝列赫的泥土、落在西班牙領地的砲彈、載著他回到船艦的骯髒小船、外科醫生不淨的雙手、手指甲烏黑的甲縫、不潔的手術檯、外科醫生不乾淨的鋸子和繃帶上。船上的外科醫生對此一無所知，但他確實知道截肢能拯救史蒂文森的性命，而且截肢的位置必須高一些，從健康的組織處下手。對他來說，這是一次例行手術，為此需要四種器材。

首先，病患會被安置在手術檯上，隨後外科醫生在其大腿綁上止血帶，這不只阻止血液流動，也多少讓腿部的感覺麻痺。半小時過後，麻木刺痛的感覺足以讓病患分心，使截肢的痛苦稍微不那麼難耐。

接著，外科醫生拿起截肢用的刀具——這不是手術刀那樣的小刀，而是類似屠夫使用的大刀，長約三十公分，寬三公分，非常鋒利尖銳，刀柄很堅固。他會用刀子一次切穿膝蓋上方的骨頭，雖說這一刀本身就足以使患者劇痛難當，但真正可怕的是切過主要神經的時候——神經像纜線那樣沿著腿部向下，斷掉時會產生強烈而突然的劇痛，使患者痛苦大叫。醫生在史蒂文森的口中放上一片木頭讓他咬住，多少也阻擋了可怕的哀號。

在肌肉、韌帶和神經之間，有著主要的血管分布，也必須加以切斷。多虧大腿上的止血帶，血液不會噴濺而出，但繃帶並無法阻止另一端的血液流光。而小腿以下大約含有一公升的血液，會從截肢傷口流滿整個手術檯，讓一切都染血。

腿部切開的部位必須是健康的，並且比砲彈造成的傷處高上許多，不過骨頭截斷的位置必須更高，才能用肌肉和皮膚將末端好好包覆。下一步則是將骨頭上的肌肉刮除，寬度要超過一個手掌；外科醫生用來執行這項步驟的工具是刮骨刀，前四、五下先刮去骨膜，就像刨光木頭一樣，過程會使患者發出四、五聲可怕的慘叫（假如他的嗓子尚未啞掉的話）。接著用到的是鋸子，要是夠堅固銳利，就可以在十下之內鋸穿大腿骨。患者會椎心「刺骨」的感受到鋸子的鋸齒，而骨頭的粉塵、鮮血、嘔吐物、尿液和汗水會混在一起，搞得一切骯髒混亂。待斷腿落下之際，墜地的重擊聲響隨之傳來，由此可見腿部其實很重，遠比我們想像的還要重——或是由截肢患者的角度來看，剩下的部分出乎意料的輕。

斷肢處的傷口會保持開放，接著用繃帶仔細包紮，最後才移除止血帶。倘若傷口持續出血，外科醫生總是會使用烙印的熱鐵來封口；不過患者不會有什麼感覺，因為他們早已陷入昏死狀態。開放的傷口將二級癒合。

戰爭史上，大概有上萬條腿是這麼截肢的。紀錄保持人是法國軍醫多明尼克・尚・拉瑞

（Dominique Jean Larrey），據說他在一七九四年對上西班牙的黑山戰役[62]中，四天之內就進行了七百次截肢手術。假如他期間內整天都在鋸骨頭，計算起來等於每四分鐘就要截斷一條腿，而能如此有效率的原因，都要歸功於他本人發明的拉瑞牽開器。牽開器可以在骨頭周圍打開，只要用力一拉便能將肌肉和皮膚刮乾淨，讓鋸子順利切下，如此一來，就無須再使用刮骨器。不幸的患者們或許被排成一排，固定上止血帶，拉瑞醫生則拿著刀具和牽開器，後面跟了兩個助手，分別拿著鋸子和繃帶。

如今，我們之所以不再需要經歷這樣的手術過程，其實是多虧了一項駭人聽聞的實驗，受試者為十一歲孤兒詹姆斯．格林里斯（James Greenlees），對實驗一無所知。他在蘇格蘭的格拉斯哥（Glasgow，蘇格蘭最大城市）意外被馬車壓傷，脛骨碎裂後刺穿皮膚，且傷口滿是街道上的泥土；假如沒有截肢，傷口一定會出現溼性壞疽，而他必死無疑。然而，約瑟夫．李斯特讓他倖免於截肢之苦。一八六五年八月十二日，**李斯特醫生沒有截斷男孩的腿，而是用具有腐蝕性的石炭酸液噴灑在傷處**。這項實驗性的療法大獲成功，讓詹姆斯的生命和腿皆得以保全下來。李斯特因此受封為勛爵，使用消毒劑來治療傷口的方式也於焉誕生。沒有任何人質疑這項發現是否有道德上的瑕疵，顯然當時用孩童來做實驗屬於常態。

彼得．史蒂文森的慘敗多半讓西班牙人笑破肚皮，但荷蘭人拒絕放棄，並且在往後幾天內又從海上和陸上發動了一系列無效的進攻。當中派出的其中一艘戰艦就是藍色公雞號，而截肢後的史蒂文森還在船上休養，之後戰艦不幸被三枚砲彈擊中。四月十七日，距離他們抵達剛好四個星期時，荷蘭人夾著尾巴撤退了，西班牙人對聖馬丁島的控制又延續了四年。

彼得．史蒂文森回到祖國。只剩一隻腳的他不再適合擔任海上商人，於是公司分派給他坐辦公桌的職位。他成了公司在新尼德蘭（New Netherland，一六一四年至一六七四年荷蘭在北美洲東部設立的殖民地）的總司長，而後更成為曼哈頓島上新阿姆斯特丹殖民地的首任市長。很顯然的，截肢並不一定等於職涯的結束；不過，普通的水手在失去手腳後，未必能有這麼理想的轉職——他們通常會被迫退役，淪為街上的乞丐，或是回到海上成為海盜。

一六六四年，新阿姆斯特丹被英國占領，並且改名為紐約。史蒂文森先是回到荷蘭，後來又以平民的身分到紐約生活。他在一六七二年於紐約過世，享年六十一歲，下葬於包厘街（Bowery）的聖馬克教堂。

一六四八年，荷蘭人透過《明斯特和約》（*Vrede van Münster*）[63]收復聖馬丁島，或者該說是收復這座島嶼的南半邊；至於北半邊，仍由法國統治。雖然兩邊殖民地經歷了將近四個世紀的和平，島嶼上的人現在卻都說著英文。而雄偉海灣後的壯觀鹽田，如今成了國營的垃圾掩埋場。

---

62 一七九三年，法國國王路易十六被送上斷頭臺，之後西班牙因為畏懼革命力量會席捲而來，便參與了反法同盟戰爭，黑山戰役即後續戰役之一。

63 簽訂於一六四八年，和約中西班牙國王腓力四世（Felipe IV，之後他也面臨了葡萄牙獨立的開始）正式承認荷蘭為主權國家。

第 12 章

內科總用「可能」二字，激怒外科的診斷

內科醫生會仔細檢視每種可能，直到將大部分的選項排除，只留下最有可能的那個。
對外科醫生來說，內科醫生有時和這個世界的邏輯相距甚遠。

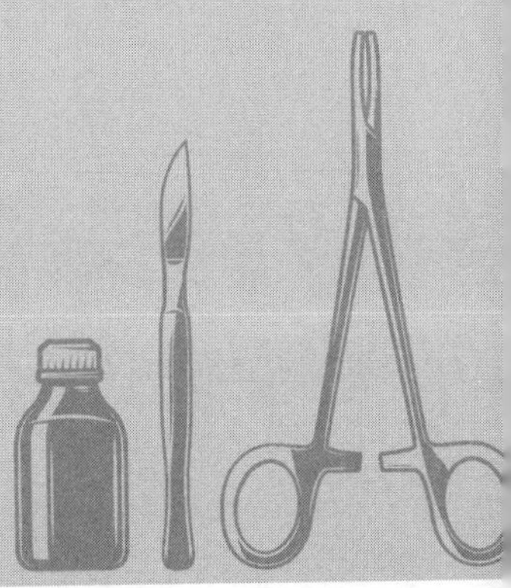

曾經有段時期，非外科醫生在看病時，不會太積極的替病人檢查。或許他們覺得自己太偉大，不需要如此紆尊降貴，又或者他們害怕受到疾病感染。亞洲和阿拉伯半島的病人會利用木頭或象牙做的人偶，指出覺得疼痛的部位，至於醫生聽不聽病患的主訴（即病人描述自身症狀），那又是另一個問題了。但通常來說，即使聽了也沒什麼用，因為醫生們也沒什麼有效的療法。他們開出的處方都大同小異：從肛門灌腸、從口中催吐，或是某種包治百病的萬用靈丹妙藥。這和事必躬親的外科醫生簡直是天壤之別。**外科醫生的治療方式分得很仔細**，畢竟外科手術可沒有萬用療法，不同病症的手術也無法通用。

幸好，醫學如今已經歷過許多改變，非外科的治療也相當精確而有價值。然而，這類醫生和外科醫生在疾病處置方面，仍有很大的差別。我們會預期非外科醫生做出正確的診斷（判斷出病患的問題），而大部分的疾病都已經有最佳療法了，因此會有標準的藥物使用法則，醫生只需要等待患者的自我療癒能力發揮即可。假如診斷正確，患者卻沒能撐過去，那麼醫生也沒有挽回的方法。

外科醫生就不一樣了。手術的成功不只需要正確的診斷、標準的步驟和患者的自癒能力，也需要外科醫生親自參與，假如診斷正確但患者死亡，有可能是外科醫生犯了錯。這意味著和其他科的醫生不同，**外科醫生必須親自涉入患者的疾病**，無論結局是好是壞，外科醫生都有一部分的責任。

外科醫生之所以會用不同於其他科別的方式為患者診斷，是因為外科醫生都很清楚，患者的復原全仰賴他們的醫術，他們得在動手之前，百分之百確定患者的問題。而這樣的力求確診對其他科醫生來說，並沒有這麼急迫，他們從一開始就可以保持一定程度的疏離。

要如何確定病患的問題，也就是做出正確的診斷？在醫學史上，醫生們不斷嘗試回答這個問題。從一開始，他們就面對著病患的恐懼。每個覺得自己大限將至的人，都希望從醫生身上得知死亡會如何降臨……還有希望嗎？還剩多少時間？會很痛苦嗎？若想切合實際的回答這些問題，就得釐清患者的病情。和一般人相比，醫生更能找到答案，因為他們看過許多疾病和症狀；一旦弄清楚病因，他們就能做出預測——這兩個步驟稱為診斷（diagnosis）和預後（prognosis），此二字都來自希臘文「*gnosis*」，意思是「知識」。診斷的希臘字首是「*dia*」（透過），意指「看透」；預後的字首則是「*pro*」（在……之前），因此意味著預測或預言。

起初，即使不知道究竟是什麼問題，但**只要能正確描述病況，就足以稱為診斷**。光是這麼做是不需要用到雙手的。假如在某些部位看到一些痘子，無論問題是什麼，可能都不會太嚴重；但假如患者從頭到腳都流膿而且散發惡臭，情況就不太妙了。上述這兩個例子裡，醫生都可能開一些家庭療法，即使成效不彰，也不至於造成什麼傷害。

許多個世紀以來，人們對於診斷背後的病因都欠缺實際了解，於是創造出相當玄幻的學說來解釋，認為人體一共有四種體液：血液、黏液、黃膽汁和黑膽汁。然而，如果外科醫生相信疾病乃是源自體液失衡，恐怕不會有好結果，因為唯一補充或減少體液的方法就是放血，其真實效果令人存疑。不過放血是非外科醫生的典型療法之一。

下一步，人們不只發現問題、決定疾病的名稱，更要找到疾病的根源；對外科醫生而言，用刀子切除病根是比較理想的。**如果想了解預後，就得先做出診斷，唯有知道病因才能找到療法。**舉例來說，腸阻塞代表腸道因為食物或糞便而發生阻塞；在不夠理解病因的時代，診斷為腸阻塞者對預後的判斷總是令人絕望，就連醫生也束手無策，只能看著患者開始嘔吐，並因無法排氣或排泄，腹部逐漸膨脹且嚴重抽搐——假如症狀沒有消退，患者必死無疑。然而，假如想要做些什麼，就不只需要確診是腸阻塞，更要了解阻塞的原因。腸道可能會因為腫瘤或發炎而阻塞，但也可能是卡到雞骨頭，如此診斷雖然相同，治療方法卻各異。因此，在詢問病人出了什麼問題時，又涵蓋幾個面向：病人的症狀是什麼？症狀的原因為何？為何會導致疾病？

正因為現代的診斷比過去複雜許多，尋找解答的挑戰性也越來越高，所以需要相當專業高深的技術。外科和其他專科的醫生尋找病因的過程，好似偵探辦案一樣。非外科的醫生尋找病因，正如同偵探搜索犯人：判斷疾病的成因就像尋找犯罪動機，而預判疾病的發展過程，像是追蹤犯人的線索，並釐清他如何使用殺人的凶器。真正的偵探會有自己的辦案風格，醫生在解謎時也會有不同的習慣和方式。

阿嘉莎・克莉絲蒂（Agatha Christie）無疑是最出色的偵探小說家，而她筆下最頂尖的偵探是赫丘勒・白羅（Hercule Poirot）。白羅口才很好，聰明而充滿魅力，總是能破解迎面而來的各種謎題。然而，克莉絲蒂也或多或少將他塑造成一位「反英雄」——他雖然彬彬有禮，卻又虛榮自負；雖然冷靜客觀，卻又傲慢憂鬱；雖然追根究柢，卻只願意插手自己感興趣的案子；雖然說法文，卻是比利時人。這位令人尊敬、八字鬍保養良好的中年偵探儘管有些乖僻，卻又機智而條理分明，時常會恰好出現在謀殺案發生的地點附近，讓凶手嘆息扼腕。

在白羅的系列故事裡，情節總是遵循固定的公式：白羅會身處於相對封閉的環境（例如偏僻遙遠的宅第、積雪荒原上的東方特快車，或是尼羅河上的渡輪），周圍則有設定明確的角色。也就是說，謀殺案發生時，凶手只可能是團體中的一分子。隨著調查進展，我們會發現白羅所知道的要比他透露的還多。在最後的章節，他會將所有人集合到客廳或會客室中，準備揭露凶手的身分，而他的方法是先解釋每個人都有可能犯下罪行、都確實有犯案動機，並缺乏可靠的不在場證明……管家持有鑰匙可以取得刀子；男爵夫人債務纏身，很需要繼承一筆財富；廚房的女僕心懷嫉妒——任誰是凶手都不會太意外。

然而，在討論了每個角色的動機後，白羅又會提出反證，說明此人並沒有犯案，一直到剩下最後一個人，也就是真正的凶手。整個過程必須逐一過濾，才能看清楚真相。如此一來，緊繃的情緒會節節升高，直到白羅面對最後剩下來的角色，一舉揭穿駭人謀殺案的真相。他對於每個角色的動機和參與都有鉅細靡遺的描述，讓我們深深著迷，幾乎忘了這些蒐集來的資訊大都和案件本身無關。畢竟，只有殺手本人的故事才和謎底有關。

這正是內科運作的方式。內科醫生和外科醫生不同，醫學專業領域是一般內科，關注疾病本身，並且使用藥物治療。舉例來說，肺臟科醫生（專精於肺部的疾病）屬於內科，而腸胃科醫生、心臟科醫生、腎臟科醫生和腫瘤科醫生也都屬於內科。內科醫生會治療糖尿病、心血管疾病、血液疾病、發炎性的疾病等等；事實上，只要不需要手術的疾病都屬於內科的範疇。就像赫丘勒．白羅一樣，內科醫生喜歡列出清單來解決問題。白羅在分析犯罪時會用一個問題開始：「發生了什麼事？」而內科醫生在面對患者的主訴時也會問：「問題出在哪？」他們都會**將問題獨立出來，並且針對可能的元凶清楚查證**。白羅會問自己，眼前哪個人有犯案的可能，至於內科醫生，同樣會思索造成病情的原因。在醫學裡，這樣的過程稱為「鑑別診斷」（differential diagnosis）。阿嘉莎．克莉絲蒂在寫作時通常會限制在場人數，讓白羅的調查相對容易，而內科醫生的鑑別診斷也不像過去那麼艱難。近五十年來，醫學進步神速，大部分的主訴和疾病都能輕易在手冊、摘要文獻、醫學期刊論文或是網路上查到，內科醫生也因此很快就能列出鑑別診斷的清單。

接著是**分析證據和線索**。白羅會對當事人展開訊問和調查，如有必要的話，也會尋求其他人的協助。內科醫生同樣會詢問病人，且內容不僅包含當前的主訴，也包含對方整體的健康狀況、個人和家庭的病史，然後是檢查病人，進行血液或 X 光檢查等，必要時也會諮詢其他專科醫生的意見。本質上來說，白羅和內科醫生關注的是所有潛在凶手，而不只是最有可能的。

最後，他們必須**排除不可能的選項**。他們會仔細檢視每個嫌疑犯的犯罪可能，直到將大部分的選項排除，只留下最有可能的那個。對偵探來說，這就是主要嫌疑犯；對內科醫生而言，則稱為「臨床工作診斷」（working diagnosis）。在白羅的故事裡，排除的過程可能會帶來出人意表的結論。舉例來說，《東方快車謀殺案》（*Murder on the Orient Express*）裡，在場的所有人都被證實有罪，而在《尼羅河謀殺案》（*Death on the Nile*）裡，受害者本身才是凶手！

診斷

醫生們在檢視患者情況時，主要關注的元素有三項。首先，醫生會詢問患者的病史、目前症狀和用藥情形，這稱為「病歷」（anamnesis，即病人自述的病史），為希臘文「來自記憶」之意。醫生也會詢問患者的家庭病史，或詢問其他人觀察到的狀況，至於詢問對象可能是病童的父母，也可能是交通意外的目擊者。

取得病歷後，醫生會從觸覺、嗅覺、視覺、聽覺、測量等方面，替患者進行身體檢查。觸覺的檢查稱為觸診，輕敲患部是叩診，聽診的部分則有聽診器輔助。醫生會用食指為肛門觸診，用燈光測試患者的瞳孔反射，用槌子測試肌腱的反射；或是用耳鏡檢查耳朵，用眼底鏡檢查視網膜，用尖銳的針或音叉來測試不同形式的知覺。鼻子也是醫生診斷的重要工具，有時甚至用聞的就能準確判斷膿、傷口感染或體液的類型和成分。

最後，醫生可以進行輔助性的檢查，例如血液檢查、顯微鏡檢查和醫學造影。造影的類型包含X光、對比造影、電腦斷層、核磁共振成像和杜卜勒超音波。醫生有時也可以透過放射性同位素掃描來進行診斷，稱為閃爍檢查（scintigraphy）。

外科醫生並不理解這種工作方式，他們的思考邏輯通常比較務實和線性。有些人會說女性和男性來自不同的星球，而對外科醫生來說，內科醫生有時似乎處在完全不同的宇宙中，和這個世界的邏輯相距甚遠。外科醫生有時會因此非常火大，舉例來說，當他們認為患者不再出現任何症狀、應該出院時，內科醫生卻請他們「排除腸阻塞」，只因為放射科醫生剛好在患者腹部的電腦斷層中，發現「可能是阻塞」的部分。對內科醫生來說，這樣的檢查結果會影響他的診斷，因此必須請外科醫生加以排除；不過外科醫生卻覺得相當荒謬，因為他們當下的判斷是，不應該基於懷疑，就在沒有任何症狀的情況下為患者動手術。

相反的，內科醫生也有被外科激怒的時候，例如病患因為疑似急性闌尾炎動手術，卻發現發炎的是小腸而非闌尾——小腸的發炎不需要動手術，僅靠藥物治療即可。然而，外科醫生會堅持自己動手術的決定是對的，因為他注意到患者非常虛弱，懷疑對方正面對腹膜炎的致命威脅。內科醫生可能會提出其他論點來反駁闌尾炎的推測，比方說，患者在出現發炎前已經連續腹瀉一週，所以闌尾炎的可能性並不高。

之所以會有這樣的認知差距，其實反映了哲學上歸納法和演繹法的不同。歸納法和演繹法都能幫助我們透過邏輯發掘真相。歷史上來看，歸納法出現的時間較早，但兩者都在一九三四年，被卡爾．波普爾（Karl Popper, 1902-1994）[64]所開創的科學哲學取代。

中世紀時，人們幾乎都認為人類的知識已經在古典時期達到頂峰。因此，內外科醫生都不加批判的遵循亞里斯多德（Aristotle，希臘哲學家）和蓋倫（Galen，羅馬角鬥士醫生）的理論。

經由後見之明可知，這兩個人其實未曾針對自己的論點提出任何事實根據。文藝復興時代，科學家終於再次得到批判性思考的勇氣，從全面的觀察中歸納出自己的結論——這就是歸納法。綜觀之下，外科醫生了解到腹膜炎可能會致命，動手術移除闌尾的風險相對較小。透過歸納，在患者疑似闌尾炎的情況下進行切除手術，是合理的做法。

一個世紀後的啟蒙運動時期，實驗成了科學領域的嚴謹基礎。人們會從特定的發現中推導出結論，這稱為演繹法：**假如某個現象的徵兆出現得越多，就越可能是答案**，反之亦然。如果電腦斷層顯示出許多腸阻塞的徵兆，患者就很可能罹患此疾病；但假如患者沒有出現任何相關症狀，外科醫生又覺得沒有手術的理由，那麼罹病的機率就很低。

接著，卡爾．波普爾帶來了可否證性（falsifiability，認為一切從經驗得來的假說、命題和理論，必須邏輯上容許反例的存在，這才是科學的）原則和科學方法。他宣稱真相無法被發現，我們只能發展出關於真相的理論，而且**必須符合一項關鍵條件：此一理論可以被推翻**。這成了現代醫學科學的基礎。在一般的診療過程中，科學方法的應用如下：醫生盡快根據臨床工作診斷，為患者訂定清楚明確的治療計畫，臨床工作診斷則以可否證性原理為依據。假如治療的效果不如預期，就必須重新檢討臨床工作診斷。然而，為了做出臨床工作診斷，我們還是會使用到演繹法

64 出生於奧地利，猶太人，獲譽為二十世紀最偉大的哲學家之一，在社會學亦有建樹。

和歸納法。

假如赫丘勒．白羅是演繹法大師，那麼另一位文學中的名偵探夏洛克．福爾摩斯（Sherlock Holmes），就是歸納法的高手。福爾摩斯的辦案方式與白羅截然不同，正如內科和外科的診斷方式那樣迥異。福爾摩斯又高又瘦，外表看起來很嚴肅凜然；儘管吃得很少卻大量抽菸，在濃霧瀰漫的倫敦，像鬼魅般隱密的解決案件。其辦案能力源自頭腦中龐大而廣博的資料庫——他曾經研究過水手刺青的意涵，還熟知英國每一區土壤的顏色和成分，甚至知道每一份報紙所使用的字體。他的歸納過程正是以這些知識為基礎，觀察力亦是他的強項之一。他曾說過：「世界充滿顯而易見的事物，卻沒有人觀察到。」這句話或許也反映了他的創造者——亞瑟．柯南．道爾（Arthur Conan Doyle）的想法，而道爾本人也是個醫生。

福爾摩斯會用歸納法來比較他所觀察到的事物和他既有的知識，再從一項觀察跳到另一項，總是不斷向前推進。正因為他的判斷相當出色，他幾乎不需要檢視其他的可能性，也不需要改變方針。因此，他的方法比白羅更直接、更有效率，但也較為脆弱，畢竟成功與否完全取決於他的觀察力和相關知識，而這也是他獨自辦案的原因。雖然他的確有醫生約翰．華生（John Watson）這個同伴，但他對待華生的方式比較像是師徒，並不期望對方提供太多幫助。柯南．道爾之所以創造出華生這個角色，似乎單純是為了讓偵探孤獨內心的想法得以轉換為對話，使讀者也能從中受益。

顯而易見的是，**歸納法必須完全仰賴偵探或外科醫生的知識和想法**；相對之下，**演繹法雖然**

更為複雜，卻比較透明客觀。福爾摩斯或許不需要在歸納的過程中提出許多細節，只要在結尾時解釋整件事就好，因為他的冒險幾乎總是成功；然而，包含外科醫生在內的醫藥專業人士，並沒有這樣的餘裕。偉大又難以捉摸的福爾摩斯每每能在倫敦的迷霧中智取犯人，但他的時代已然過去，現代的外科醫生不再能獨斷獨行，只想憑藉一己之力主掌患者的診斷。如此這般，困難的抉擇通常都必須透過跨專業的討論來進行，不同類科的專家會針對個別病患的情況進行討論，以追求最合理的治療方式，並清楚的記錄下來。因此，歸納法的時代已經來日無多，或許不久後的某一天，內外科的醫生們也能開始互相理解。

然而，有一件事永遠不會改變——一旦外科醫生站上手術檯，準備好手術刀具，他就是孤獨的。從那一刻起，他所做的一切和病患發生的所有情況，仍屬其個人責任。由此可見，外科醫生必須很清楚自己在做什麼，畢竟如果只因為可能性就採取行動，在良心上是過不去的。

第 13 章

世界第一名醫也可能犯錯，切除脾臟卻誤傷胰臟

沙王的脾臟腫脹太多，使得脾臟切除手術困難重重。
執刀醫生努爾問另一位醫生狄貝基：「胰臟的尾部是不是被鉗子夾到了？」
但狄貝基只是揮了揮手，並不認同。

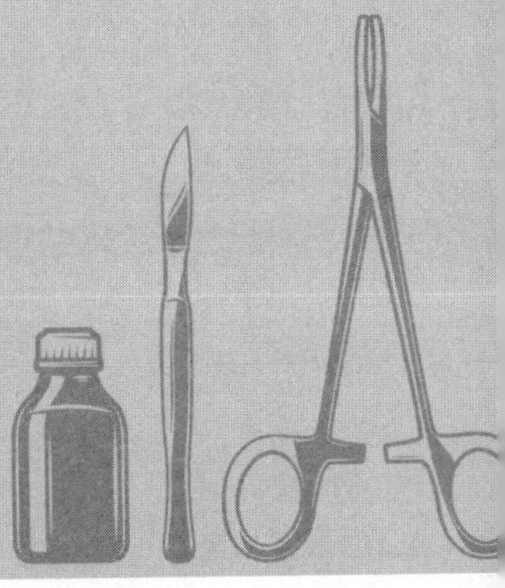

第二次世界大戰期間，德國的女演員兼歌手瑪琳・黛德麗（Marlene Dietrich）溫暖了許多前線士兵的內心。她的著名歌曲〈我從頭到腳都準備好去愛〉（*Ich bin von Kopf bis Fuß auf Liebe eingestellt*，英文歌名則是〈再次墜入愛河而無法自拔〉〔*Falling in Love Again (Can't Help It)*〕）撩動人心，特別是因為她有一雙性感的長腿，許多人甚至認為她的腿是全世界最美麗的。照片中的她通常都拿著香菸，臉上是挑逗撩人的表情；而這些香菸最終使得美腿的動脈阻塞，必須由血管外科醫生動手術治療。在她眼裡，全世界**只有一位男士有資格為她舉世聞名的美腿動手術：麥克・狄貝基**（Michael DeBakey, 1908-2008）[65]。

顧名思義，血管外科醫生的專業在血管的手術，特別是動脈。動脈和靜脈的血管接合技術在二十世紀初期，僅由一位醫生研發並精進——他是法國外科醫生亞歷克西・卡雷爾（Alexis Carrel），由於其貢獻對於手術的進步功不可沒，於是他成了一九一二年的諾貝爾醫學獎得主。血管手術的過程令人嘆為觀止，因為血管相對較小，使用的針和線也會比其他手術的更小。而且只要一切開血管，就會湧出鮮血，所以得暫時用鉗子止血。然而，鉗子止血的時間不能太久，因為四肢無法承受長時間的缺血。更甚者，一旦血液停止流動，就會開始凝結，即使縫合後再度流動，也可能在縫合處形成血塊阻塞。正因為健康的血管對於器官和其他身體部位的存活至關緊要，血管手術總是充滿急迫感，而成功的手術感覺就像和死神拔河一樣。這也難怪在二十世紀，許多知名人士都認為血管外科醫生是國際性的英雄人物。

血管手術這門新興類科令人振奮，也開啟了通向心臟的終極道路。心臟手術的發展，讓外科手術世界瀰漫著一股無所不能的氣氛，且發展在一九六七年來到最高峰，由克里斯蒂安・巴納德（Christiaan Barnard）醫生在南非開普敦施行了首次成功的心臟移植手術。這次手術替人們帶來的興奮程度，簡直和兩年之後的登月行動不分軒輊。休士頓衛理公會醫院（Houston Methodist Hospital）的心血管外科醫生麥克・狄貝基，正是這些發展的中心人物，他有許多突破性的成就，並且參與了第一顆人工心臟的開發。而他其實也是另一項較罕見疾病治療的先驅——主動脈剝離（aortic dissection）。主動脈剝離對血管外科來說是相當棘手的問題，發生於連接心臟的主動脈內壁出現撕裂時；血液會受到強烈的壓力並由裂縫滲出，進入主動脈內壁和外層中的空間，進而使血管層剝離。這個過程不只極度痛苦，也會危及腦部、手臂和身體其他部位的供氧量。而狄貝基研發出的手術方式，使我們能治癒這戲劇化的情況。

狄貝基又被稱為「大師」，這個外號和他傳遍全球的名聲，都源自於他**最有名的病患，也就是大英帝國的國王愛德華八世**（Edward VIII，於一九三六年退位）。已退位的愛德華八世在一九六四年私下來到美國，接受狄貝基的手術。愛德華和歌手黛德麗一樣都是老菸槍，事實上，大部分血管外科的患者都是。當時他已經七十歲了，要進行的是那時候足以危及性命的血管手

65 黎巴嫩裔美國心臟外科醫生和血管外科醫生，後來在休斯頓衛理公會醫院擔任高級主治醫師，職業生涯長達七十五年。其外科手術創新包括冠狀動脈搭橋手術、頸動脈內膜切除術、人工心臟和心室輔助設備。狄貝基一生獲獎無數，包括總統自由勳章、美國國家科學獎章和國會金質獎章。此外，許多機構都以他的名字命名。

術；但他沒有對媒體透露任何細節，只說了：「我來這裡找大師求診。」當俄羅斯總統鮑利斯・葉爾欽（Boris Yeltsin，任期為一九九一～一九九九年）在一九九六年需要進行心臟冠狀動脈多重繞道手術時，他顯然不太信賴本國的心臟外科醫生，特別請當時已經八十七歲的大師，從美國飛來協助。葉爾欽稱狄貝基為「魔法師」，而狄貝基其他的名人患者肯定會認同這個看法，包含：比利時的利奧波德三世（Leopold III）、約旦國王胡笙（Hussein）、好萊塢明星丹尼・凱（Danny Kaye）和傑利・路易斯（Jerry Lewis）、百萬富翁亞里士多德・歐納西斯（Aristotle Onassis）、美國總統甘迺迪、詹森和尼克森（Nixon），以及南斯拉夫的獨裁者狄托（Tito）。雖然狄貝基本人也挺享受自己的名氣，但倒也無損於其聲望。

當伊朗被罷黜的沙王穆罕默德・李查・巴勒維（Mohammed Reza Pahlavi，也是伊朗最後一位沙王）[66]在一九八〇年必須進行脾臟切除手術時，他更是認為狄貝基是全世界唯一夠資格的人選。而狄貝基和他尊貴的患者一樣，似乎都不在乎他是心血管外科醫生，和脾臟沒有任何關係。

沙王在一九七九年一月十六日逃離伊朗的革命，跳上德黑蘭的飛機，再也沒有見過自己的國家。威脅著他的除了何梅尼（Ayatollah Khomeini）和伊斯蘭叛軍之外，還有癌症。他的流亡不只是在各個國家間輾轉遷徙，無論到哪裡都不受歡迎，更要不斷對抗他腹部的惡性非霍奇金氏淋巴瘤（Non-Hodgkin lymphoma，簡稱ＮＨＬ）[67]。

治療沙王的是法國腫瘤科醫生喬治斯・弗蘭德（Georges Flandrin），跟隨著他在不同的國家間流浪；腫瘤科屬於一般內科而非外科，專業在於癌症的治療。隨著沙王不斷出現貧血和疼痛，膽囊甚至也受到感染，於是他在紐約接受化療和膽囊切除，美國的醫生也證實他的肝臟和脾臟都因為癌症而腫大（脾臟尤其嚴重），這在醫學上稱為肝脾腫大（hepatosplenomegaly）。腫大的脾臟意味著他的血球細胞會持續崩解，同時也是痛楚的來源。沙王在膽囊切除手術後算是恢復良好，不過他入住醫院時引來許多抗議示威的人潮，這讓他和家人感覺美國不再安全。儘管膽結石問題解決了，卻無助於他的病情……隨著痛苦和疲憊增加，是時候切除巨大的脾臟了。

不久後，德黑蘭的美國大使館發生挾持人質的戲劇化事件，而美國總統吉米．卡特（Jimmy Carter）多半想要盡快擺脫巴勒維這個燙手山芋。沙王和妻子法拉赫．帝巴（Farah Diba）接連搬到墨西哥、巴哈馬和巴拿馬，所到之處卻都面臨引渡的威脅。在如此惡劣的情況下，根本不可能動手術。所幸埃及總統沙達特（Sadat）願意提供他的老朋友庇護和醫療，**沙王遂在一九八〇年三月來到開羅的瑪迪軍醫院**（Maadi Military Hospital），狄貝基與他的麻醉師和病理學家助手也在五天後趕到。三月二十八日，脾臟切除手術由狄貝基和埃及的福阿德．努爾（Fouad

66 雖然巴勒維在一九六三年發起改革運動白色革命，為伊朗經濟與技術上的發展做出貢獻，但一些土地改革計畫的失敗、民主改革的缺失，以及來自地主及教會的劇烈反對，最終導致了一九七九年迫使國王下臺的伊朗革命，隨後伊朗皇室被正式廢除，巴勒維也逃往他國。

67 症狀包括淋巴結腫大、發燒、盜汗、體重降輕、容易疲倦，其他症狀包括骨頭疼痛、胸痛或是癢。有些非霍奇金氏淋巴瘤發展得很慢，有些卻很快。

Nour）這兩位外科醫生執行。患者的妻子和長子透過連接手術室的閉路電視，即時觀看手術的過程。根據狄貝基的說法，手術進行得很順利，而沙王的脾臟差不多和美式足球一樣大。

脾臟在人體的功能相對不多，假如有必要，就算移除了身體也還能承受。脾臟在維持血液品質的過程扮演部分角色，負責過濾老舊的血球，且特別在年輕時，為免疫系統的一部分。我們跑步或咯咯笑時，偶爾在脾臟附近會有奇怪的感覺，因此羅馬學者老普林尼（Pliny the Elder）認為脾臟的功能和跑步或笑有關。關於十六世紀的脾臟切除術，一共有兩筆史料提到：根據紀錄，亞德里諾．札卡雷利（Adriano Zacarelli）在一五四九年於那不勒斯（Naples，位於義大利）切除一位年輕女性的脾臟；法蘭西柯斯．羅瑟帝（Franciscus Rosetti）據說在一五九〇年移除了一半的脾臟，地點同樣是義大利。然而，**這些手術不太可能真的移除脾臟**，因為要到一八〇九年，才終於有第一起病患順利存活的腹部手術。比較可能的解釋是，兩個案例其實都只是大塊血栓引發皮下的深度挫傷；這類血栓在外觀上可能與脾臟相似，顏色和堅固的質地也是，才會使兩位義大利醫生認為自己移除的是脾臟。第一次真正成功的脾臟手術出現在一八七六年的巴黎，由尤勒斯－艾彌爾．佩昂（Jules-Émile Péan）動刀，患者是二十歲女性，脾臟本身重量超過一公斤。

只要遵循一些守則，脾臟切除術並不會太困難，可以在外科訓練的第三或第四年中學習。雖然的確有些事要注意，但脾臟本身相對簡單易懂。一般來說，脾臟的大小和半個酪梨差不多，外觀有點像菌蕈，一側有血管將血液輸入和輸出，類似菌蕈的蕈柄。可要接近脾臟並不容易，因為脾臟位在腹腔左上部的深處，得將雙手伸入腹腔直至手腕才能碰觸到。而且脾臟很脆弱，若太用力推擠或拉扯，就可能大量失血造成危險；脾臟破裂的失血會使我們無法在鮮血中看清楚脾臟本身，故要竭力避免。而外科醫生在教授這項手術時，還有一個最終提醒：小心胰臟的尾端！

胰臟是尾部拉長的器官，其德文意思是「腹部的唾腺」。然而，胰臟所分泌的消化液遠比唾液更具侵略性，消化的內容包含我們食物中的肉類。胰臟的尾端和脾臟的血管相鄰，甚至可能延伸到脾臟的柄部。假如固定在脾臟血管的鉗子太偏右，切除的可能就不只是脾臟，還包含一部分的胰臟。這種情況非常危險，因為胰液可能會滲漏到腹腔中，將身體的組織消化掉並產生膿液。幸運的是，在脾臟正常的情況下，並不難將鉗子正確固定，所以傷到胰臟的機率也不高；然而，**沙王的脾臟腫脹太多，使得脾臟切除手術困難重重**。

努爾曾問過狄貝基：「胰臟的尾部是不是被鉗子夾到了？」但狄貝基對埃及醫生的觀察只是揮了揮手，並不認同，便繼續將鉗子下的組織結紮起來。努爾謹慎的建議至少留下一條引流管，如果發生意外就能讓多餘的液體排出腹部。只是狄貝基認為沒那個必要，逕自將腹腔縫合，隨後在眾人的歡呼掌聲中脫下手套。脾臟重達一千九百公克，而醫生們在脾臟和切除化驗的部分肝臟上，都發現了癌細胞。不幸的是，**顯微鏡檢查下也發現胰臟組織……**。

手術後第三天，病患左肩後面開始疼痛，還伴隨著發燒。不過手術的傷口恢復迅速，當狄貝基啟程回休士頓，沙王已經能在醫院的花園中散步。狄貝基在休士頓以英雄之姿受訪，反觀他遠方的病患，病情卻慢慢惡化著……沙王的體溫遲遲無法下降，使他感到虛弱疲憊；雖然疼痛不算嚴重，但是他整天都躺在床上。

發燒

人類、所有哺乳類動物及鳥類都是溫血（恆溫）動物。我們的身體持續燃燒能量，讓體溫保持在攝氏三十七度左右。我們的**恆溫計深藏在大腦的下視丘中**，當身體出現發炎反應，會釋放出稱為介白素－6（Interleukin-6，簡稱 IL-6）的蛋白質，對下視丘造成干擾，進而使恆溫計的定溫提高，導致發燒。接著，「身體感到寒冷，必須更努力保暖」——下視丘將這項錯誤訊息傳給大腦，如此一來，即使周遭環境溫度正常，我們也會覺得冷。隨著恆溫計調高體溫，我們會開始冷顫發抖。一段時間後，等到介白素－6的影響減退，情況則會反轉：體溫降低，使我們覺得太熱而開始流汗。

我們目前**尚不清楚發燒是否有特定功能**，那麼究竟該讓整個過程順其自然，還是要加以對抗，試圖幫助患者降溫？發燒總是有原因，不同類型的發炎造成的體溫起伏模式也不同，如病毒感染的發燒通常會超過三十九度，細菌感染則在三十八到三十九度間。若細菌受到壓力，造成帶有膿液的膿瘍，便會導致短暫高燒，通常在夜晚發生。至於膿液造成的發燒，唯有在手術切除病灶後才會消失。此外，結核病不太會造成發燒，但患者易在夜間大量出汗；傷寒帶來的發燒為斷續高峰模式，可譬喻作「雷龍燒」（溫度起伏大，在圖表中的樣子就像長脖子的雷龍）；膀胱感染則不會造成發燒。

由於高燒連日不退，持續了好幾個月，沙王於是接受了輸血和抗生素治療，也陸續有許多美國醫生前來看診；狄貝基本人則是留在休士頓，檢查他們帶回來的 X 光片。他推測沙王的肺部左下側出現肺炎，隨即要求支氣管鏡檢查（一種相當不舒服的呼吸道檢查），卻沒有發現問題。參與其中的專家們當局者迷，反而看不清最大的問題，這讓在巴黎持續追蹤整件事的弗朗德蘭（Flandrin）教授感到相當驚訝：「難道沒有人看出來，**患者只不過是在橫膈膜下出現膿瘍？**」

這很明顯是手術錯誤所造成：一般的腹腔感染會引起發燒和腹膜發炎，但感染位置如果在橫膈膜下方就不會如此，唯一的症狀只有發燒。在醫學上，位於橫膈膜下方稱為「膈下」（subphrenic），橫膈膜下的膿液則稱為膈下膿瘍。假如患者的腹腔遭受感染，腹膜出現發炎，便會經歷劇烈的痛楚，而且只要稍微一動就會更加惡化，對醫生來說是相當清楚的判斷標準。但要是僅有橫膈膜發炎，就不會有明顯的徵兆，只會出現發燒（有時再加上打嗝或肩膀疼痛）。弗朗德蘭看出了這一點，而他甚至不是外科醫生。

眼看連肺部的 X 光都符合這個診斷，弗朗德蘭於是決定做點什麼——他飛到埃及，和每個醫生爭論不休；他還讓外科醫生皮埃爾–路易．法尼茲（Pierre-Louis Fagniez）從法國飛來。七月二日時，法尼茲在沙王左上腹部做了小型切口，再從腹腔引流出一公升半的膿液——這代表整整三個月的時間，沙王的橫膈膜下方都有巨大的膿瘍，卻沒有任何處置。手術後沙王的情況立刻好轉，能夠四處走動，並且恢復食慾，終於能開始關注國家的情勢。然而，三個半星期後，沙王突然倒下了；只見他血壓降低，整個人變得毫無血色，甚至失去意識。醫生替他輸血，但沒有進行手術。一九八〇年七月二十七日，沙王無預警的死於內出血，享年六十歲。

沙王的病名是華氏巨球蛋白血症（Waldenström's macroglobulinaemia，簡稱WM），是一種罕見但侵略性不強的非霍奇金氏癌症（淋巴癌），好發於肝臟和脾臟。然而，他的死因並非癌症，而是狄貝基的脾臟切除手術對胰臟造成的傷害——這是醫源性（由醫生所造成）的併發症。**外科醫生在胰臟尾端造成損害**，使胰液滲出，造成脾臟切除後膈下空洞的腹腔受到感染、充滿膿液。侵蝕性強的胰液會腐蝕脾動脈的血管壁，可能造成上腹部突發性的動脈出血。

沙王的例子告訴我們，手術後的併發症可能危及性命，但未必致命。只要及時發現並正確處理，大部分併發症都能成功治癒；唯有拖延太久或引發其他併發症，才可能導致死亡。以沙王來說，兩種情況都發生了——胰臟受損進而引發膿瘍，延誤治療則造成出血，讓病患不幸身亡。

麥克·狄貝基活到很大一把年紀。當他在二〇〇六年十二月三十一日感到胸口疼痛，九十七歲的他幾乎可以坦然接受自己將死於心臟病。但他注意到痛苦持續下去，自己卻還活著時，這位主動脈剝離手術之父這才意識到，**自己也罹患了主動脈剝離**。於是，他接受了自己研發出的複雜重大手術，而且是患者之中最老的，並撐過考驗；兩年之後，將近百歲的他平靜的與世長辭。

狄貝基確實是偉大的外科醫生，也是各地同僚的典範，他所設計的狄貝基鑷，如今世界各地的外科醫生仍每天使用。不過即使是偉大的外科醫生也會有犯錯的時候，畢竟併發症也是手術的一部分，無論技術再怎麼出眾，也難以完全避免。至於瑪琳·黛德麗，則在一九九二年以九十歲高齡於巴黎過世，且拜狄貝基所賜，她到死時仍擁有兩條健康的腿。

第 14 章 兩位音樂家和他們發黑的大腳趾

雷鬼樂鼻祖巴布·馬利一開始得到的醫生建議，是「僅僅」切除腳趾，
這代表當時癌症應該還只是局部性。
然而，他拒絕放棄他的腳趾，因此沒能長命百歲，不過他仍成就了傳奇。

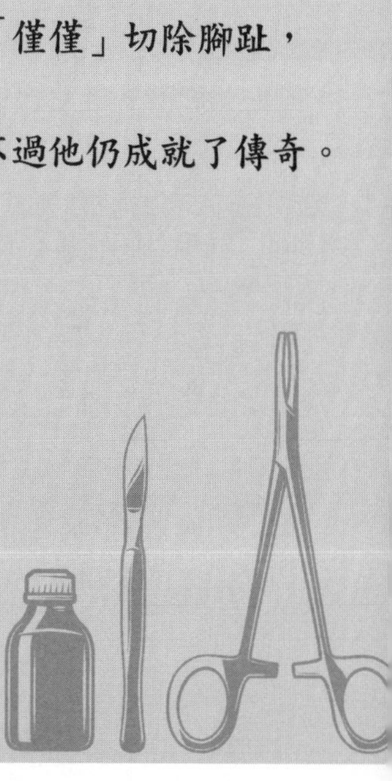

樂團的指揮一直到十九世紀時，才開始使用我們現今熟悉的小型指揮棒。在那之前，他們會站在交響樂團正前方，用一根末端裝飾了滑稽圓球的長杖來打節拍。現代行進樂隊的隊長在前方揮舞儀仗，正是承襲了這項傳統。

法王路易十四的宮廷作曲家尚－巴蒂斯特．盧利（Jean-Baptiste Lully）也使用長杖指揮樂隊。一六八七年一月四日星期六，當他配合著節拍用長杖敲擊地面，卻發生了可怕的意外，並在七十七天後不幸殞命。

當時是巴洛克時期的顛峰，凡爾賽宮是世界的中心，而盧利更是巴洛克音樂和法國歌劇的大師。他的頂頭上司是太陽王路易十四，兩個月前才剛撐過一次肛門手術。盧利準備在一年之初表演他的作品〈感恩贊〉（*Te Deum*），以慶祝國王的康復；他為了這個殊勝的場合，重新編寫了這部一六七七年的樂曲，成就了不朽的曠世傑作。演出預定在一月八日星期三，地點是巴黎的一座教堂，除了法王之外也會有大批觀禮群眾。

一月四日星期六是最後的預演，小號和鈸的樂音在空蕩蕩的教堂中迴盪。現場一共聚集了五十位音樂家、一個合唱團，以及超過一百位全國最棒的歌手。盧利站在他們前方，手上的長杖比他還要高。

巴洛克音樂其中一項典型特色就是持續的低音，為整首樂曲提供了基調。樂手有一定程度的自由能即興發揮，但盧利會盡可能的插手干預自己作品的演出，特別是在排練中。不難想像他站在那裡，充滿熱情的用長杖指揮著持續的低音，並不時敲打地板提醒樂手們集中精神。

某一次敲擊時，他打中了自己的腳趾頭。我們不知道他是否咬緊牙關繼續，或是痛苦的大叫，也不知道樂手和合唱團員在緊湊的樂曲中是否注意到這個插曲，甚至爆出笑聲。或許〈感恩贊〉的最終排演因此中斷，人們趕忙將痛苦叫喊的盧利抬下舞臺。無論如何，一月八號的演出都正常進行，盧利仍然擔綱指揮，也獲得了很大的成功。在那之後，有人看見他一跛一跛的走向馬車，而接連的幾天裡，他的大拇趾受到感染。見他開始發燒，他的妻子於是向艾略特（Monsieur Alliot）醫生求助，對方建議**將腳趾截肢，以避免膿瘍。盧利拒絕了**。

隨後，感染漸漸從腳趾擴散到腳部，接著又向上到腿部。至此，截肢仍有機會救他一命，盧利大概也很清楚這件事，他卻忽視了艾略特醫生的明智建議，反而以七萬法郎的高價尋求江湖郎中的治療。起初他是恢復了，但很快又再次發燒，而郎中早已捲款逃逸。

為什麼盧利要拒絕能救他一命的截肢手術？他自負到少了一條腿就沒辦法活下去嗎？盧利不只會寫作歌劇和芭蕾，本身也是樂師、演員、舞者和編舞家；他是頂尖的藝人，而且出色的領域不僅限於舞臺上。盧利來自義大利，出身卑微，但他在法國努力從小小的吉他手向上爬，直到躍身名流。他是廣受敬重的作曲家，也是好丈夫、好父親，更是太陽王的私交好友。然而，他同時也是巴黎同志圈炙手可熱的紅人，不只用藝術作品點亮十七世紀的巴黎，也傳出了大小醜聞，點綴人們的生活。如果只剩一條腿，他的職業生涯、娛樂享受和社會地位，都將一去不復返。

又或許，盧利只是一時大意，輕忽了情況的嚴重性？七十七天可是很長的一段時間，能讓小感染慢慢演變到足以致命的程度。由此可知，應該不會是氣性壞疽（至少一開始不是），因為氣性壞疽的感染範圍擴散之快，宛如野火一般，如果三天內不進行截肢，就能置人於死地。綜上所述，我們可以推知**一開始的感染**肯定比較單純，是**源於侵略性較低的細菌，不僅擴散緩慢且症狀並不嚴重**。或許正因為如此，反倒使盧利沒有察覺到事態的危險性。

根據記載來判斷，最初的情況是伴隨淋巴管炎和毒血症的膿瘍，或是越來越嚴重的感染——一開始是局部（腳趾），而後是區域性（腿部），最後是系統性（整個身體）。擴散的過程稱為「散播」。膿瘍的本質就是積蓄膿液的封閉性感染，而膿液的成因已經在前面的章節解釋過了。膿液是充滿壞死組織、白血球和細菌的汁液，質地黏稠而呈現米白色，從受感染的開放式傷口汩汩流出，散發臭味；膿液也可能出現在皮膚下方更深處，因找不到出口而產生壓力，進一步形成膿瘍。大多數情況下，開放式傷口或封閉型膿瘍中的細菌，都是鏈球菌和葡萄球菌，這兩者在一般人的皮膚上就找得到；然而，在膿瘍的情況下，細菌竟能進入皮膚下方的組織，代表一定有傷口——這個傷口稱為「進入點」，可能是你踩到釘子或被狗咬傷的傷口、發炎的皮脂腺或汗腺、向內生長的毛髮、抓癢造成的皮肉傷，或是皮膚的撕裂傷等。如果是手指或腳趾，只要表皮受傷就可能形成進入點，而盧利的腳趾八成就是這種情況。

更甚者，盧利的襪子大概布滿了鏈球菌與葡萄球菌。十七世紀時，人們還不會每天洗衣或換衣服，這就是為什麼假髮、香水和花露水這麼受歡迎，會被拿來掩飾沒有洗的頭髮，以及身體和衣服上的臭氣。**一直到一百年後的拿破崙時代，人們才發展出衛生概念**，下水道和提供人們清洗身體衣物的設施也於焉出現（這些設施曾隨著羅馬人從歐洲消失）。很難想像太陽王宮殿中外表光鮮亮麗的人們，實際上是多麼骯髒惡臭；至於盧利汗臭的襪子，無疑提供了細菌最理想的繁殖溫床。

膿瘍出現時，皮膚下方的細菌最初只會造成局部發炎，使皮膚腫脹，變得溫熱、緊繃、泛紅且疼痛。自此，感染漸趨成熟。逐漸增多的膿液會推擠周圍的組織，身體則試圖透過形成結締組織或疤痕組織，來阻止這個過程。膿液會暫時受到膿瘍壁阻擋，感染也會隨之短暫中止發展。然而，**由於血液無法再流至化膿處，使得免疫系統無法加以對抗**，就連抗生素也不起效果。此時患者會發起高燒，累積的膿液則像一顆硬球。如果你將兩隻手指放在腫塊上，一隻向下壓時，另一隻反被往外推，就可以很清楚感受到內部充滿液體。此一現象稱為「波動」（fluctuation）；假如腫塊出現波動，代表感染已發展成熟，可以切開了。

如果將膿瘍壁切開，讓膿液流出，膿瘍壁將有機會像一般開放性傷口一樣二級癒合，這稱為切開引流。假如未能及時將膿瘍引流，細菌最終會衝破膿瘍壁，擴散到周圍的組織，並造成皮下脂肪組織感染，也就是蜂窩性組織炎。

皮下組織交錯分布著許多微小的管路，其中輸送的不是血液而是淋巴液，因此稱為淋巴管，而最小型的淋巴管稱為微淋巴管。淋巴管若發炎，會沿著管線擴散，從皮膚表面來看，就像由膿瘍往外分散的紅色線條，線條每天都會變得更長。

淋巴管會在淋巴結處匯聚，此類小型腺體的直徑不到半公分，在淋巴管的網絡中扮演樞紐；**距離腳趾最近的淋巴結在膝蓋窩，下一處在鼠蹊部**。感染會導致淋巴結腫大，形成從體外就可以摸到的皮膚下小硬塊，第一天出現在膝蓋後側，第二天來到鼠蹊部。淋巴結從鼠蹊部繼續向上，進入腹部後側，最終會在胸部加入血液循環。

如果沒有抗生素，淋巴管感染的淋巴管炎將無可避免的惡化成血液中毒，使大量細菌進入血液中。這些細菌將可能感染其他器官，並形成膿瘍，其中包含大腦、肝臟或腎上腺。整個過程將在新的膿瘍中再次重演，而患者能否存活，主要取決於他整體的健康狀況；健康的人會擁有健康的免疫系統，所以能撐比較久——由此可見盧利一定非常健康，才能撐到七十七天。

盧利的腳最終發青又發黑，他只能先找來代書擬訂遺囑，再找來神父傾聽他的懺悔。在臨終的病榻上，這位十個孩子的父親（同時也與許多男子關係混亂）寫下了一篇樂曲，標題是〈死亡的時刻到了，罪人，死亡的時刻到了〉（*Il faut mourir, pécheur, il faut mourir*）。一六八七年三月二十二日，盧利與世長辭。

屏障

任何生物要存活的充要條件之一，就是能在自身和環境之間形成屏障。這需要能量，**以動物來說，就需要不間斷的氧氣供給**。單細胞生物唯有在細胞膜沒有損壞的情況下才能存活，而像人類這樣的多細胞生物，也有許多屏障保護我們不受外在世界的傷害，例如外表的皮膚、體內的黏膜，以及其間的免疫系統。唯有在失去細胞機能的癌細胞打破這些屏障時，癌症才會發展。

體內屏障的其中一個例子是胰臟，雖然胰液可以消化肉類，但多虧屏障的效果，才不會把胰臟本身消化掉。胃的黏膜層——胃黏膜會分泌鹽酸，本身卻能抵抗強酸。

當活的病原體打破屏障，就會發生疾病感染，**肇因可能是皮膚或黏膜上開放性的傷口，或是血液供給不足**；後者會使體內組織出現缺氧，無法再生成足以維持屏障的能量。物理性的傷害和缺氧，是導致屏障損害的兩種主要途徑，若能充分了解，就能解決現代手術所面對的挑戰：該如何在手術中，有效修復手術刀對屏障造成的傷害。這代表手術傷口周邊區域的組織必須得到足夠的血液供給，而在傷口縫合以前，不能接觸到任何病原體。

三個世紀之後，又有一位偉大的音樂家死於腳趾的疾病，而他的作品甚至比盧利更有影響力——其全部作品雖然僅有幾個小時，卻開創了全新的音樂類型。他和盧利一樣，在面對死亡的威脅時，拒絕為了救命而將腳趾截肢；不過他的原因不是自尊或自大，而是因為所信仰的宗教並不允許。他也像盧利一樣求助於江湖郎中，最終仍於事無補。

一切都從他腳趾的疼痛開始，但他並不記得自己是在哪裡碰傷的。一開始，他還能靠抽大麻來減緩疼痛；一陣子以後，他認為腳趾是在玩美式足球時受傷的，但疼痛沒有絲毫消退。醫生診斷他的**腳指甲下有一處小型腫瘤**，於是動了個小手術將之切除，並在顯微鏡下檢查，結果發現腫瘤是惡性的黑色素瘤，這是一種侵略性強的皮膚癌，好發於皮膚的黑色素細胞。醫生建議他將腳趾切除，但他拒絕了，認為或許可以憑藉禁食、抽菸和使用藥草膏來打敗惡疾。整整兩年期間，他持續忽視疾病的嚴重性，不顧病徵已經開始出現在身體其他部位。隨著腳趾的癌症擴散到全身，症狀嚴重惡化，他不得不正視自己即將死亡的事實，更用一首美麗的組曲，傳達了對命運的接受——〈救贖之歌〉（*Redemption Song*）。

在人生的最後八個月裡，巴布．馬利（Bob Marley，牙買加唱作歌手、雷鬼樂鼻祖）都待在德國某位江湖郎中的診所。他相信對方能使用一種特別的飲食療法和「全面」注射，治癒散布到肺部和腦部的癌細胞。大限將至之時，他希望回到家鄉迎接死亡，可惜健康狀況卻在離開德國的飛機上更加惡化。抵達佛羅里達後，他因為過於虛弱，沒辦法再轉機飛往牙買加。一九八一年五月十一日，他在邁阿密的醫院中死去，享年三十六歲，距離癌症確診過了三年。禁止他用截肢褻瀆自己身體的信仰是拉斯塔法里教（Rastafarianism）[68]，該教派最重要的主張，就是要避免一切與死亡相關的事物，例如不去承認致命的疾病。

當身體受到癌症侵略，癌細胞擴散的方式和感染身體的細菌相同。在盧利和巴布．馬利這兩個例子裡，局部性攻擊漸漸擴大為區域性，最終影響遍及全身。擴散作用的機制也是相同道理，在癌症的例子中，這個過程稱為「轉移」。**癌症有三種惡性特徵：**

一、癌細胞會脫離原本的位置，進而脫離身體的控制機制，並且能影響其他的健康細胞，這稱為「侵入」，而我們會藉由癌細胞侵入的程度來判斷癌症的分期。
二、癌細胞的生命週期不受身體控制機制的影響，任何條件下都能穩定不斷的繁衍增生。
三、癌細胞會失去原本細胞的特質，隨著特質越無法辨識，侵略性和造成的傷害就越嚴重。

雖然癌細胞在體內擴散的方式和細菌感染相同，不過速度慢上許多，所以盧利撐了七十七天，馬利則活了三年。兩種疾病都從局部開始，病原成功滲透身體的屏障。細菌必須伺機而動，等待皮膚或黏膜出現損傷；相對的，癌細胞會主動衝破完好無損的屏障。在感染和癌症的狀況下，身體皆受到攻擊，細菌和癌細胞都會迅速繁殖，並主動對身體組織造成傷害，引發身體的反應。免疫系統會試著壓制攻擊，血球細胞、抗體和巨噬細胞（負責清除受損組織的細胞）則會對抗細菌和癌細胞。在這個階段，攻擊還是局部性的，並不會超過最初感染或腫瘤的範圍，因此可以**透過手術完全或部分切除病灶來阻止侵入**。如果是帶有壞死組織的感染傷口，可以進行清創手

68 亦稱拉斯塔法里運動（Rastafari movement），是一九三〇年代起，自牙買加興起的一個黑人基督宗教運動與社會運動。這項運動沒有中心領袖，教徒對教義解讀非常多元。另外，信徒將其修行稱為生命力修行，旨在將上帝賦予的生命力保存並傳遞到所有人、乃至所有生命體中，並強調天然的生活方式，諸如只攝取純天然食品、自然蓄髮等。雷鬼樂深受拉斯塔法里運動影響，隨著雷鬼音樂風靡全球，拉斯塔法里運動也廣泛傳播。

術；至於膿瘍，可以切開引流，而腫瘤亦能進行腫瘤切除術。

腫瘤細胞和細菌一樣，能夠透過淋巴管擴散至淋巴結。在罕見的皮膚癌案例中，癌細胞通過淋巴管的擴散過程肉眼可見，跟淋巴管炎可以看見皮膚下的紅色線條一樣。發揮一點想像力的話，看起來就像一隻螃蟹：腫瘤本身是螃蟹的身體，淋巴管擴散的部分則像蟹腳——這就是為什麼癌症的英文是「cancer」，源自於拉丁文的「螃蟹」一詞。然而，大多數情況的癌症擴散，都無法以肉眼觀察。

通過淋巴管擴散的癌細胞會被淋巴結（職責就像濾網一樣）困住，進而在淋巴結處成長為腫瘤。至此，癌細胞的侵略已不再是局部性，而是區域性，腫大的淋巴結可以透過觸摸察覺；和盧利的例子一樣，巴布・馬利一開始會在膝蓋窩發現，接著是鼠蹊部。此時，把原始腫瘤全部切除已經無效了，必須採取區域切除，意味著將腫瘤和受影響的淋巴結一起切除，在外科手術中稱為「根治性切除」（radical excision）；英文「radical」來自拉丁文「*radix*」（根部），意思是「從根本」移除某物。由於無法事先得知淋巴結中是否已有腫瘤細胞，所以最妥善的做法，就是全部移除，也就是說，癌症的手術切除必須全面（不留下腫瘤本體的任何部分）且根除（不留下和腫瘤相關的淋巴結）。抗生素幾乎都能將感染由區域性降至局部性，而對於某些種類的癌症，化學療法（化療）和放射線治療也能達到相同效果。

一旦侵入者進入循環系統，就能夠擴散到其他器官，這稱為「遠端轉移」。在此一階段，疾病通常已無法靠手術治療，唯有抗生素（治療感染）和化療（治療癌症）能夠發揮效果。

癌症的分期是根據局部、區域和系統性，並參照**腫瘤、淋巴結及轉移分期系統**（TNM）。T代表腫瘤（tumour），T1是腫瘤最早的階段，並在T2持續成長，T3代表腫瘤向器官的屏障外成長，T4則代表腫瘤已經突破相鄰器官的屏障。在多數的案例中，手術完全切除是可能的。外科醫生必須留一段安全距離，將腫瘤周邊幾公分的組織一併切除，這是因為腫瘤細胞的侵略在微觀上會比宏觀來得更嚴重；這裡的微觀與宏觀是相對概念，宏觀指肉眼可見，若小到肉眼看不見即微觀。

N代表淋巴結（node），N0是淋巴結尚未受到腫瘤細胞影響，N1是腫瘤細胞已經擴散至最接近的淋巴結（到此階段時，根治性切除仍能夠澈底治癒疾病），N2通常意味著淋巴結的感染已無法透過手術移除。

M代表轉移（metastasis），M0是尚未出現遠端轉移，M1則是遠端器官已經受到影響。在某些M1的案例中，例如肝臟、肺或大腦部分受到影響，仍然可以透過手術治療。

腫瘤、淋巴結及轉移分期系統不只**幫助醫生判斷預後（患者還能活多久），同時也決定治療的方式**。癌症的治療可以有許多種目的，積極治療（curative treatment）[69]目標在於幫助患者，澈底且永久的擺脫癌症，但是仍須考慮其伴隨的嚴重副作用和傷害，而且這種治療通常只在早期

69　病患所罹患的疾病仍有痊癒機會，故以治癒疾病為目的而採取的治療策略。

可行。舒緩治療（palliative treatment）[70]的目標是透過控制病情發展或體內腫瘤細胞的數量，來延長患者的生命；在這種狀況下，需要針對益處（亦即生命會多幾年）和治療帶來的損害權衡輕重。最終階段的治療則是臨終照護（end-of-life care），目標是讓患者的生命終點越舒適越好，不再用盡全力對抗疾病。

巴布．馬利一開始得到的醫生建議，是「僅僅」切除腳趾，這代表當時癌症應該還只是局部性。因為小型腫瘤位在指甲下方，一定很快就帶給他疼痛感，也解釋了為什麼他能在最早期就發現疾病。在此階段（T1 N0 M0）如果手術治療惡性黑色素瘤，患者五年內的存活率高達九成。只可惜巴布．馬利拒絕放棄他的腳趾，因此沒能長命百歲。不過他仍成就了傳奇。

70 專注在降低症狀所帶來的痛苦程度，又稱臨終關懷、安寧緩和醫療、善終服務、安寧療護、姑息療法，通常是針對癌症末期患者使用的治療方法。

第 15 章
腹部手術，切腫瘤或是除脂肪

根據《塔木德》記載，患者是極度肥胖的猶太教拉比：
「他們給了他睡著的藥劑，再將他移到一間大理石室，把他的肚子扯開，並取出一桶又一桶的脂肪……。」

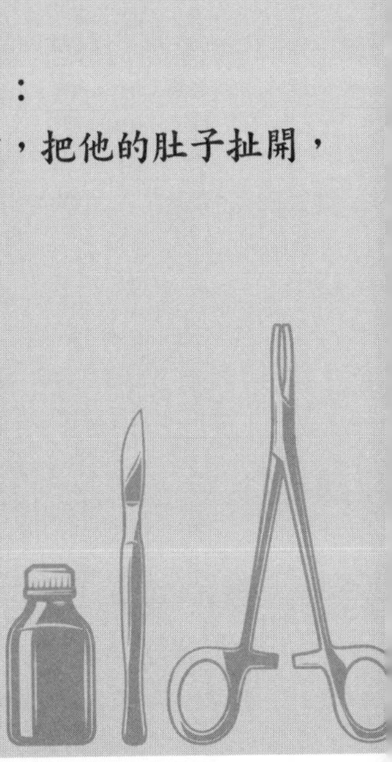

在各種生活方式中，西方的生活方式特別容易造成肥胖。肥胖是許多現代疾病的根源，如同傳染病那樣傳遍世界各地。**肥胖和第二型糖尿病、心血管疾病和癌症都強烈相關**，因此西方的生活方式，正是醫療照護成本節節高升的重要驅力。而這種生活方式源自羅馬時代，當時肥胖也是日益嚴重的問題，特別是年輕人（現代亦然）。有件事或許很值得一提——漢堡這種食物是羅馬人發明的。

在西元一世紀初，羅馬匯集了帝國各地運送來的奢侈品，至少對於買得起的人來說是如此。於富有市民而言，生活最墮落的部分，莫過於他們的飲食習慣——在羅馬的宴會上，時常可以看見拿著羽毛和水桶的奴隸，他們會刺激斜靠在桌上的賓客的喉嚨深處，引發嘔吐反應，為下一道美食清出胃部空間。當時有許多離奇的菜餚，包含烤長頸鹿脖子、塞了餡料的象鼻、烘烤的豬子宮、海豚肉丸、新鮮鹿腦和孔雀舌頭派等。

年輕的盧修斯．阿帕羅尼魯思．凱席納斯（Lucius Apronius Caesianus）大概品嘗過上述所有佳餚，故嚴重肥胖。他的父親老阿帕羅尼魯思（Lucius Apronius）是個強悍老練的蠻族殺手，一點也不介意對表現懦弱的同袍大開殺戒（十個人裡頭就有一個為他所殺）。許多年前由凱撒大帝打下的羅馬帝國疆界必須被守護，畢竟北方的叛亂者日以繼夜的伺機而動——北方日耳曼尼亞（Germania）的日子和城市裡的生活形成強烈對比，是由建造碉堡、攻城掠地和防守城池所組成；他們的飲食也簡單而單薄，都是鄰近區域狩獵採集的野味，如橡實、野兔、野豬……。因為在北方的功績，老阿帕羅尼魯思在西元一五年得到羅馬帝國最高等的賞賜：凱旋的遊行。他的生涯就此飛黃騰達，當了幾個月的執政官後又成為非洲的總督，他用來殺死蠻族的長矛則被獻祭給諸神。他認為，他肥胖的兒子非常需要改變生活方式，最好像他一樣成為士兵。

只有間接的證據顯示父子之間發生了衝突。偉大的羅馬博物學者老普林尼在他的曠世巨作《博物誌》（*Naturalis Historia*，西元七八年出版）中，提及盧修斯所經歷的手術。在第十一卷第八十五章關於脂肪組織的部分，他寫道：「根據紀錄，執政官盧修斯．阿帕羅尼魯思的兒子透過手術移除了許多脂肪，**讓身體減掉難以想像的重量**。」老普林尼之所以提到這場手術，是為了佐證他對於脂肪組織「沒有感覺」也不含血管的說法。他同時也提到，肥胖的動物（顯然人類並不例外）沒辦法活得長久。

顯然這樣的手術在羅馬帝國不只一件，因為在遙遠的猶地亞（Judea）[71]地區，也有紀錄顯示一位羅馬帝國的地方官員，在老普林尼描述後的一百年左右，進行了相同的手術。根據《塔木德》（*Talmud*，猶太教的宗教文獻，記錄了猶太教的律法、條例和傳統）記載，患者是極度肥胖的猶太教拉比（Rabbi）[72]以利亞薩．本．西蒙（Eleazar ben Simeon）：「他們給了他睡著的藥劑，

71　古代以色列地（相當於今日的巴勒斯坦）的南部山區地帶，從聖經記載、羅馬帝國時期、直至現今的通稱。

72　是猶太人的特別階層，主要為有學問的學者，既是老師，也是智者的象徵。猶太人的拉比社會功能廣泛，尤其在宗教擔當重要角色，為許多猶太教儀式主持（但他們多有日常正職）。因此，拉比的社會地位十分受到尊崇，連君王也經常邀請拉比進宮教導。

再將他移到一間大理石室，把他的肚子扯開，並取出一桶又一桶的脂肪……。」這場手術的原因並非美觀考量，反倒相當務實，一如《塔木德》寫道：「以利亞薩的肚子尺寸縮小後，他的判斷就不會再受到腸胃感覺的影響，能夠更理智一點。」脂肪據說也妨礙他在房事上的行動自由。

這些手術應該不是真正的開腹術，因為**開腹術必須切穿腹腔壁，進入腹腔之中**。幾個世紀以前，古希臘醫生希波克拉底才寫到切開腹部必定致命，而羅馬人也很清楚這一點。在西元前四十六年，羅馬元老院議員卡多（Cato）為了確保自己必死無疑，甚至選擇切開腹部自殺。他之所以這麼做，是因為在漫長的衝突後，凱撒將他圍困在非洲，他遂決定自我了結。人們在其臥房發現一息尚存的他，於是找醫生來縫合他的傷口。這大概不是他願意的，因為他趁著半夜把縫線都挑斷，隔天凌晨便與世長辭；彼時，距離開腹術的第一個成功案例還有一千八百年。

第一場開腹術

你或許會很意外，但**首次成功的開腹術，出現在麻醉發明的數十年前，當時人們也還沒有無菌的概念**。伊夫萊姆・麥克道爾（Ephraim McDowell）在美國某處鄉間擔任外科醫生。一八〇九年聖誕節當天，他在位於肯塔基州丹維爾城（Danville）的自家客廳裡進行開腹術，從四十四歲婦女珍・陶德・克勞芙特（Jane Todd Crawford）的左側卵巢，切除了一顆巨大的腫瘤。克勞芙特女士不斷吟詠著聖經詩篇讓自己冷靜下來，手術共持續了半個小時，她術後恢復的狀況也很好。而後，她健康的活了很久，以七十八歲高齡過世。手術當時，麥克道爾一切開腹部，患者的腸子便撒到桌面上，但他仍設法保持冷靜。他的紀錄提到，他在手術期間沒辦法把腸子推回去，待巨大的腫瘤移除之後，顯然就又有空間了。

如今，開腹術是所有腹腔器官手術的標準流程。腹腔切開的方法有很多種：沿著中心線垂直切開、平行切開、斜對角切開、彎形切開，還有人字形切開、麥氏切開（McBurney's incision）、柯赫爾氏切開（Kocher's incision）、普芬尼斯切開（Pfannenstiel incision，又稱比基尼切開或皮膚以橫切開）和巴特耳氏切開（Battle's incision）。開腹術可以用於治療腹部感染、腸胃穿孔、腫瘤切除或腸阻塞（消化排泄道受到阻塞）。然而，這項手術逐漸被腹部的微創手術——腹腔鏡所取代。

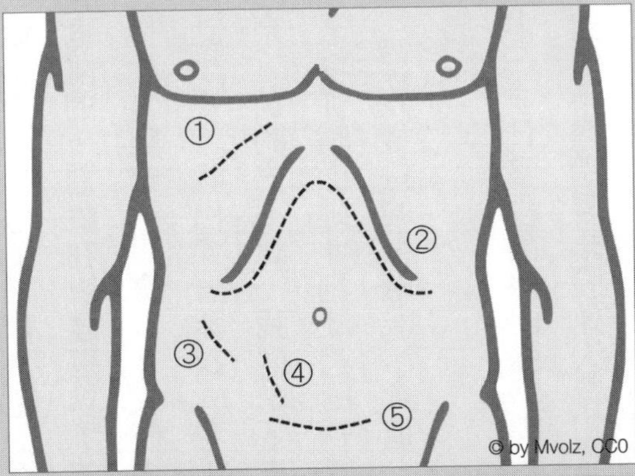

▲①：柯赫爾氏切開；②：人字形切開；③：麥氏切開；④：巴特耳氏切開；⑤：普芬尼斯切開（圖片來源：維基百科）。

當然，在戰爭時期的外科醫生時常要面對開腸破肚、臟器外露的傷者，但這些不幸之人存活的機率太低，所以任何有職業道德的醫生，都不會考慮在承平時期，對病患造成相似的傷口。那麼，開腹術到底是哪個部分這麼危險，讓外科醫生長久以來視為禁忌？事實上完全沒有。切開再縫合腹部，和治療其他任何傷口沒什麼不同。**真正複雜危險的，潛藏在腹腔壁以下的腹腔中**。

童話傳說故事讓我們知道，以前人們對於腹部內的想像相當粗略。事實上，我們不可能走進鯨魚的肚子裡，待上幾天再離開；也不可能輕易從野狼的肚子裡，救出穿著睡衣的老奶奶、戴紅帽的小女孩，或是六隻小羊，然後在裡面塞滿石頭後縫起來。別的先不說，**我們吃下去的東西根本不會進入腹腔，而是會待在腸道中**。消化道基本上就是一條從嘴巴延伸到肛門的長管子，不同部分有著不同的功能、構造和名稱，但仍屬於同一條管道。口腔後接的是咽喉、食道、胃、十二指腸、小腸、大腸，大腸結合了盲腸和闌尾，最後則是直腸。

消化道總長大約九公尺，從胃部到肛門都堆疊在腹腔中，並且整段都經由腸繫膜和腹腔的後側相連。因此，胃部和腸道在腹腔中並非完全不受固定，血管會透過腸繫膜進入胃和腸道。腹腔中還有其他四個器官：肝臟、膽囊、脾臟和網膜（一大片脂肪組織）；在女性身上還會有子宮和兩個卵巢，全部就這樣。在腸道和器官之間有少量液體，但沒有任何空氣。自然的狀況下，腹腔和身體的氣孔並沒有任何連結，這也正是為什麼**腹腔內沒有細菌存在**。

因為腹腔幾乎完全被內臟和小腸填滿，所以大腸緊貼著腹腔壁。醫生**在切開腹腔壁時必須非常小心，以免誤傷大腸。但這很難做到**，其中的理由包含：因為腹部的肌肉總是保持緊繃，所以腹部內的壓力很高。腹部肌肉分為四個部分：個別垂直分布的左／右腹直肌（我們會把左側和右側的腹直肌合在一起稱為「腹肌」）、呈現斜對角的內外腹斜肌，以及平行分布的腹橫肌。如果我們想要站直、坐正或彎腰，就需要用到這四種肌肉。然而，腹部肌肉在腹腔壁被切開時也會緊繃，這是對疼痛的反射反應，再加上病人驚慌的掙扎所致。腹腔壁會因此緊緊壓迫腸道，使得手術刀很難避開。壓力同時會在腹腔壁開口後，使腸道向外溢出，在醫生還來不及反應之前，就散落到腹部之外的手術檯上。當然，這讓情況變得很棘手，因為相當難以恢復，我們幾乎不可能把腸子塞回清醒的病患腹部，更別說好好把傷口縫合了。

在西元前三世紀，埃及托勒密王國亞歷山卓（Ptolemaic Alexandria）[73]的兩位醫生——埃拉西斯特拉圖斯（Erasistratus）和希羅菲盧斯（Herophilus）——得到允許，能在被判死刑的犯人身上進行實驗，研究人體腹部的構造。活人腹內的壓力一定很高，但兩位醫生並不需要把開口再縫起來，由此可見，這些受害者所經歷的一定相當駭人，但和完全不人道的折磨至死相比，或許還是好一點。他們會注意到，腹膜疼痛緊隨著刀子劃開身體的痛苦而來；腹膜是腹腔的內層，延展包覆住腸道和腹部的器官（其英文「peritoneum」即指「延展包圍」），並且含有神經纖維，

73 托勒密王國是亞歷山大大帝逝世之後，統治埃及和周圍地區的一個希臘化王國。亞歷山卓是托勒密王國的首都，也是當時希臘化世界的重要文明中心以及貿易樞紐。

只要碰觸到就會引起嚴重噁心和嘔吐。如果你的病患不斷痛苦尖叫，每次伸手進腹部的開口就開始嘔吐，那該如何有效率的動手術？更甚者，假如你在開腹時傷到腸道，其內容物和所有細菌都會噴灑到腹腔中，使患者在幾天之內死於腹膜炎。因此，你需要一個冷靜的病患，最好什麼都感覺不到、不會腹肌緊繃用力，也不會嘔吐，還需要一個衛生良好、不會傷到腸道的外科醫生。

《塔木德》的故事中，猶太教拉比以利亞薩動手術的特別大理石室，或許代表手術所需的最基本衛生環境。然而，衛生條件卻絕對不可能達到腹部手術需要的程度。手術前給予拉比的安眠藥物也反映了麻醉的概念，但絕對不足以讓他充分放鬆腹部的肌肉，並使腹膜麻痺。阿帕羅尼魯思和以利亞薩都不可能動過真正的腹部手術，因為根據記載，兩人手術後都存活了好幾年。

在腹部肥胖的案例中，過多的脂肪不一定都堆積在腹腔中，也可能累積於皮膚下，也就是皮膚和腹部肌肉中間。假如這兩個人的手術不是從腹腔內移除脂肪，那麼移除的應該就是腹部周圍的脂肪。換句話說，這是腹腔壁之外的手術，而不是腹腔手術。以醫學的術語來說，這樣的手術稱為**腹部整型術**（abdominoplasty），來自腹部（abdomen）和希臘文「-*lastos*」，意指「模製的」或「成型的」；通俗的說法是「腹部拉皮」（tummy tuck）。

然而，即便只是這樣的手術，在當時也有很高的風險。我們現在知道，假如移除了肥胖病患的皮膚和皮下脂肪組織，傷口出狀況的機率很高；因此腹腔壁的修復手術，只會在已經大量減重的患者身上進行。這麼看來，老普林尼使用小阿帕羅尼魯思的例子來說明脂肪的特色，其實雖不中亦不遠矣。雖然皮下的脂肪組織確實有血管，數量卻不多，這意味著**皮下的脂肪層越厚，傷口**

受到感染或無法順利痊癒的機率就越高。

在羅馬時期，傷口感染仍是足以致命的併發症。我們從其他記載中得知，小阿帕羅尼魯思在術後過上健康漫長的一生，足見手術顯然順利進行，沒有嚴重的併發症。或許他在動手術之前先稍微減重了，而老普林尼提到讓身體減去「難以想像的重量」，指的不單純是他的肥胖，也包含他減重後留下的一層層多餘皮膚。另一方面，我們知道拉比以利亞薩在生前最後幾年，經歷了可怕的痛苦，這會是手術併發症所導致的嗎？

如今，**想要動腹部整型術的患者通常得遵守一百公斤的上限**。美國巴爾的摩市（Baltimore）的婦產科醫生霍華德．凱利（Howard Kelly）[74]在一八九九年記錄下第一場現代的腹部整型術。到了一九六〇年代，巴西整型醫生伊沃．皮坦吉（Ivo Pitanguy，他最出名的手術對象是美國演員伊莉莎白．泰勒〔Elizabeth Taylor〕）開發出美容性腹部整型術，這套流程成了各式腹腔壁修正手術的基礎。一九八二年，法國外科醫生伊夫–熱拉爾．伊洛茲（Yves-Gerard Illouz）推出了新的技術，使用鈍口套管和強力抽吸機來移除皮下脂肪。這個方法稱為抽脂術，只需要在皮膚上開一個小口，並前後用力拉動鈍口套管，再將脂肪組織打碎後抽走就好。在這一方面，老普林尼

74 美國馬里蘭州巴爾的摩市約翰．霍普金斯醫院（The Johns Hopkins Hospital）的「四大創院教授」之一，而他最被推崇的，是確立了婦產科學的專科地位。

也幾乎說對了——脂肪組織雖然不是完全沒有「知覺」，但其中的神經纖維相當稀少，因此抽脂術只需要局部麻醉。

如今，若想要移除多餘的皮膚，你可以有無數種選擇，其中的顛峰是「輪廓手術」（contour operation），能進行三百六十度的全方位修復。患者會先背朝下躺著，在腹部的皮膚進行手術，然後在全身麻醉的情況下翻過身，用「新」的腹部向下，讓外科醫生修整他的背。

這一章的兩位主角後來的人生如何呢？盧修斯．阿帕羅尼魯思的確成了士兵，在非洲和父親並肩作戰；遠離了腐敗的城市之後，他顯然能輕鬆維持健康的新生活型態。他同時也在西元前三十九年升到最高位階，成為執政官，輔佐羅馬帝國第三任皇帝卡利古拉（Caligula）。差不多兩千年以後，使他受苦的西方式生活型態重新浮現——在千禧年一開始，全世界**每八名成年人中，就有一人有肥胖問題**，而其中只有五％的人願意大幅改變生活型態，並且成功維持下去。

老普林尼死於西元前七十九年的維蘇埃火山爆發，火山的岩漿淹蓋了整個龐貝城。他在頭上綁了軟墊，想抵擋從天而降的浮石，可惜沒有任何效果，最後在濃煙之中嗆死。巧合的是，老普林尼本身也過重——至少記錄其死亡之人、也就是他的外甥小普林尼，是這麼說的。

在這一章裡，我們假定老普林尼筆下動手術的，是執政官老阿帕羅尼魯思的兒子。然而，因為父子兩人名字相同，而且在老普林尼寫作之前都曾擔任過執政官，因此，動手術的也可能是小阿帕羅尼魯思不知名的兒子。若是如此，故事自然沒有那麼精彩。

第 16 章
愛因斯坦用糖果紙對抗動脈瘤，多活了七年

外科醫生尼森用賽璐玢（玻璃紙）把動脈瘤包裹住。
他的構想是，賽璐玢對身體來說是異物，卻完全可以溶解，
因此能刺激結締組織的反應，促成疤痕組織產生。

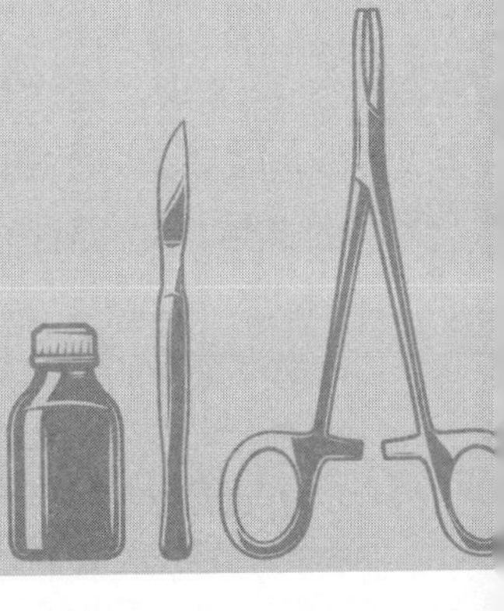

現代手術不是絕對的、而是計算機率和可能性的科學。舉例來說，膽囊發炎很可能會伴隨發燒，但發燒的人膽囊發炎的可能性就低了。畢竟，發燒一般來說比膽囊發炎常見多了。要是除了發燒，還出現另一種膽囊發炎的典型症狀，那麼可能性就會提高；如果還有第三種典型症狀，當然會讓診斷更肯定。**三種症狀的組合又稱為「三要素」**，舉例來說，膽囊發炎（膽囊炎）的三要素是發燒、上腹部向後側擴散的疼痛，以及牟菲氏徵象（Murphy's sign，深呼吸時會使右上腹的壓痛加重）。三要素要夠「特異」，換句話說，假如三項特徵都出現，代表確診的可能性很高，患者確實罹患此疾病。然而，這種判斷方式並不「靈敏」，意思是就算三要素不完全，疾病還是可能發生。

輔助性的檢驗（例如血液檢驗、X光或超音波）都有各自的靈敏度和特異度，因此在分析結果時都要列入考量。即便是動手術的決定（手術指徵）亦與之相關，且僅以可能性作為基礎。醫生必須在手術的成功率和什麼也不做的風險間相互權衡，而機率與風險的表達術語可能是「三十天存活率」（患者在手術後第一個月內死亡的機率）、「發病率」（手術出現副作用或併發症的可能性）、「復發率」（疾病復發的可能性），或「五年內存活率」（患者在五年後依然活著的可能性）。

如今，許多檢測、疾病和手術的相關機率與風險，都已經為我們所知。**根據這些機率而決定的手術，稱為循證手術**，實務上，這代表手術相關的決定都必須**以醫學研究的數據為基準**。這些文獻可以在網路上找到，例如網站「www.pubmed.gov」，只要輸入正確的關鍵字，就能找到所有醫學期刊中對於特定醫療問題的文獻紀錄。因此，現代手術的重點不再非黑即白，而是可能性和成功率的高低。

當然，凡事都有例外。有些患者的診斷令人驚訝，有些則出乎意料的存活下來，在在證明了不可能之事的確會發生，也驗證了外科手術的相對性（不存在「絕對」）——相對論之父阿爾伯特·愛因斯坦正是這樣的病患。**其主動脈罹患了危及性命的疾病，出現的症狀卻比較像膽囊炎，**對抗疾病的時間也遠遠超乎人們預期。

主動脈是人體中最大的血管，沿著胸腔垂直向下延伸，通過腹腔的部分（腹部主動脈），直徑通常可達兩公分。如果主動脈壁的堅硬度受損，其中血流所造成的壓力就會使其像氣球一樣緩慢膨脹；不像其他心血管疾病，這樣的狀況不一定會有明顯成因。此種動脈膨脹稱為動脈瘤，位在腹部主動脈便稱為腹主動脈瘤（abdominal aortic aneurysm，簡稱AAA）。因為主動脈瘤並不會使血流受到限制，所以通常不會出現任何症狀；然而，腹主動脈瘤最終一定會破裂，因此一旦膨脹到一定程度，就需要治療。相較之下，當腹主動脈瘤轉為急性，就會出現症狀——動脈的突然緊繃、動脈壁出現的小撕裂，以及隨之而來的出血，會造成腹部或背部劇烈疼痛——假如沒有緊急治療，就可能在幾小時或幾天內完全破裂。愛因斯坦罹患主動脈瘤，也有出現症狀，但不只是幾天而已……他的症狀持續了許多年。

一九〇五年發表相對論時，愛因斯坦才二十六歲，這項發表震撼了全世界，而「$E=mc^2$」也成為史上最有名的公式（質能轉換公式）。然而，到了一九三三年，法西斯主義和公開的反猶太主義在歐洲延燒，國家社會主義德國工人黨（納粹）也在同一年掌握大權。身為猶太人的愛因斯坦離開德國，接受了紐澤西的普林斯頓高等研究院所提出的誘人邀請，前往美國。同年，柏林的外科醫生魯道夫·尼森（Rudolf Nissen）逃離德國，前往伊斯坦堡。

尼森或許名氣不如愛因斯坦，不過在外科界，他卻因為尼氏腹腔鏡胃底折疊術（Nissen fundoplication）而聞名後世。這項精細優雅的手術用於治療胃食道逆流；所謂胃食道逆流，是胃部的內容物向上湧入食道，造成不舒服的症狀，例如火燒心或打嗝。然而，尼森留下更深遠的影響是在一般外科——一九三七年，他完成了史上第一次成功的全肺切除術，並研發出冷凍切片術（在手術中迅速進行顯微分析的技術），也是第一個施行全食道切除的外科醫生。第二次世界大戰爆發之際，他也移民到美國，但他的醫師資格並不符合美國標準，必須先擔任外科助理一段時期，直到一九四七年他才在曼哈頓單獨開業。不久之後，他接受紐約布魯克林猶太醫院（Brooklyn Jewish Hospital）和瑪摩利醫院（Maimonides Hospital）的外科主任醫生之職，並留下好名聲。

一九四八年時，尼森遇到了最有名的患者。

阿爾伯特·愛因斯坦當時已經六十九歲了，抽菸抽了一輩子、沒有運動的習慣，近年又因為不良飲食習慣而增加了一些體重，卻從沒出過什麼健康問題。愛因斯坦之所以向尼森諮詢，是因為他一年中右上腹總會疼痛幾次，且會持續幾天，幾乎都伴隨嘔吐。這些症狀很符合膽結石（易促成膽囊炎）——膽結石的三要素是：右上腹部疼痛、噁心或嘔吐，以及躁動不安。但愛因斯坦解釋，這次他還在普林斯頓家中的浴室昏倒了，這並不是典型的膽結石該出現的症狀。X光片顯示膽囊中沒有結石的跡象，但尼森在身體檢查中發現他**腹部中心有一處脈動的團塊**；他很擔心這是腹主動脈瘤，而愛因斯坦在浴室中突如其來的痛楚和昏迷，可能是急性腹主動脈瘤的症狀。若是如此，患者假如不接受手術，隨時有可能猝死。

時至今日，這樣的手術有標準流程，且結果通常都很好，風險也在可接受範圍內，特別是在相對年輕的患者身上（愛因斯坦病發時僅六十九歲）。不過，手術的成功有兩項先決條件，都是一九四八年無法達到的。

首先，手術前必須先進行X光檢查，判斷動脈瘤的大小（直徑）、範圍（長度）和位置（與腎臟動脈的相對位置）。憑著現代的科技，只需要用電腦斷層掃描，搭配顯影劑和超音波掃描就能做到，但這些技術在一九四八年都還沒問世，因此尼森得一邊動手術一邊規畫下一步；其次，他能為患者做的治療其實不多。第一次成功的腹主動脈瘤修復手術要到一九五一年才在巴黎完成，在該場手術中，外科醫生查爾斯．杜伯斯特（Charles Dubost）使用了過世者所捐贈的部分主動脈。在一九四八年，外科醫生面對急性動脈瘤破裂，只能結紮主動脈來拯救患者的性命；然而，如果將流向腿部的血流截斷，腿部就會壞死，而在主動脈上也是同樣的道理。對愛因斯坦來說，實在難以想像這種駭人的併發症，畢竟他覺得自己沒有立即的生命危險。

當尼森為愛因斯坦動腹部手術時，他發現膽囊非常健康，沒有結石，不過**腹主動脈瘤的大小已經和葡萄柚差不多大**。在尚未接觸主動脈瘤之前，尼森嘗試了一種實驗性的治療：他**用賽璐玢**

（cellophane，即用來包裝糖果、麵包和雪茄的玻璃紙，原料為合成材料）**把動脈瘤包裹住**。他的構想是，賽璐玢對身體來說是異物，卻完全可以溶解，因此能刺激結締組織的反應，促成疤痕組織產生，加強受損的動脈壁，或許甚至能讓動脈瘤無可避免的破裂再延後一些。

賽璐玢是一九〇〇年發明的透明纖維聚合物，用途很廣泛，人們也在許多實驗中，探索其在手術中應用的可能性。雖然尼森的方法已經使用了一段時間，但長期的成效仍不明確。如果要把這種原本包在三明治上的材料，包到史上最偉大科學家的動脈瘤上，還真的需要一些勇氣。在愛因斯坦手術後幾年，賽璐玢的使用完全被人工血管手術所取代，主動脈被切除的部分則會以塑膠管代替。

如今，許多血管外科醫生聽到手術中使用賽璐玢，都會放聲大笑。然而，**愛因斯坦帶著腫得像葡萄柚、包得很妥善的動脈瘤，又繼續活了七年**。從我們對腹主動脈瘤的認識來看，這真的是個小小的奇蹟。

奈森用葡萄柚來估算愛因斯坦的腹主動脈瘤，並非隨機的選擇。**醫生們常會用水果來形容腫瘤或動脈瘤**等「占位性病變」（space-occupying lesion），其中最常使用的是**柳丁、橘子和葡萄柚**，對應的分別約直徑五、七．五、十公分。尼森選擇葡萄柚是出於謹慎，因為動脈瘤越大，患者的情況就越悲觀。葡萄柚的平均直徑是十公分，而動脈瘤大小超過七公分卻未經治療的患者，剩餘壽命的中位數是九個月，代表一半的患者會在那之前死亡。每一年，大於八公分的動脈瘤有超過三成的機率會破裂。而愛因斯坦的腹主動脈瘤約十公分，代表他很可能在一、兩年內死去，活過七年的機率不到一成。

儘管病況嚴重，愛因斯坦卻很快就從手術中恢復，且三星期後便出院。手術後四年，他甚至受邀擔任以色列總統之職（不過他拒絕了）。在人生最後的七年，自提出相對論以來並沒有更多重大科學突破的愛因斯坦，一直任職於普林斯頓高等研究院。雖然他試圖釐清重力法則和量子力學的關係，但拉普拉斯定律（Laplace's law，在持續受壓的情況下，動脈瘤外壁的張力會和直徑成正比）沒有放過他的動脈瘤——動脈瘤越大，同樣的壓力就會對外壁造成更大的張力；因此，動脈瘤通常不只會變大，成長速度也會漸增，導致外壁變得越來越薄，破裂的風險亦隨之升高。

一九五五年四月，愛因斯坦再次腹痛（他已經七十六歲了），這次還伴隨了發燒及嘔吐。雖然種種跡象又一次指向膽囊炎（三項要素都達到），但醫生們自然的推測是急性腹主動脈瘤。到一九五五年，用人工血管治療動脈瘤的技術已經誕生，由於紐約的血管外科醫生法蘭克．格倫（Frank Glenn）有相關經驗，於是前去和愛因斯坦討論手術。當他到愛因斯坦家中拜訪並提出建議，反倒被愛因斯坦拒絕了：「人工延續生命是索然無味的。我已經完成了我該做的，如今是時候離開了；我要優雅的離開。」

後來愛因斯坦住進普林斯頓醫院，並接受嗎啡注射，兩天之後，即四月十七日晚上，他就過世了。其動脈瘤破裂所呈現的特別臨床症狀，竟符合膽囊炎的三要素，為了紀念此事，遂命名為**「愛因斯坦徵象」**（Einstein sign）。

縫線和打結

無論是用一隻手指、兩隻手或是持針器，外科醫生都能快速俐落的將縫線打結。外科醫生有專門的打結方式，是平結的變化版：一開始的線會繞兩圈，而不是一圈；接著把線拉緊，讓繩結變平。繞兩圈能防止繩結在打最後單結的時候鬆脫，且拉緊的過程中，兩條線會擠在一起，讓結變得更緊，所有的扭轉處都能防止繩結滑脫。

然而，外科手術中最常使用的是一種簡單的擠塞結（jamming knot）。這種結不需要拉緊，而是在同一條線上接連打數個結，因此整個結仍能滑動，並且能逐一調整每個結的鬆緊；最後一個結則會朝反方向拉緊，將整個結「鎖死」。

最簡單的縫針方式只打一圈：將針和線從外向內穿，另一側則由內向外拉，最後再打結完成。如果想將兩側的皮膚完整密合，外科醫生會使用「多納提縫合法」（Donati stitch）：在縫完一針後先不把線拉緊，而是將針線從兩側向外推一毫米後再穿過皮膚一次，並打結完成。

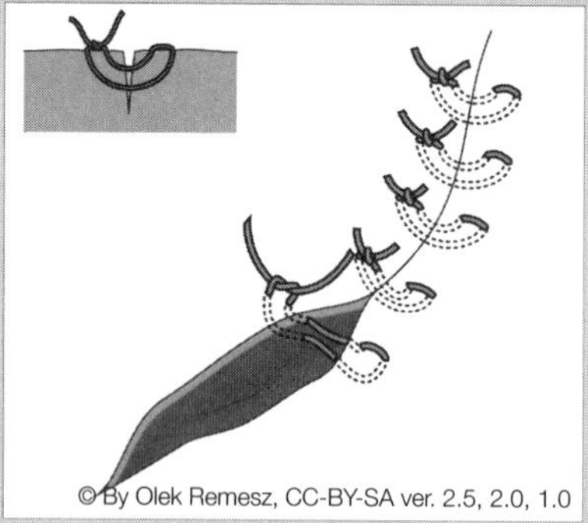

▲ 多納提縫合法（圖片來源：維基百科）。

那麼，尼森使用賽璐玢的手術技巧到底有沒有成效呢？或許沒有，愛因斯坦只是特別幸運而已。在他過世隔天，病理學家托馬斯・哈維（Thomas Harvey）[75]進行了屍體解剖，觀察到受抽菸影響的肺部、動脈硬化、擴大的肝臟和破裂的腹主動脈瘤，而腹腔中至少有兩公升的血液。愛因斯坦的膽囊很正常，但大腦重量只有一千兩百三十公克，比起一般男性成人少了兩百公克[76]。

75 在驗屍過程中，他未經愛因斯坦的家人允許，私自取下愛因斯坦的大腦保存，希望未來神經科學研究能夠發現愛因斯坦那麼聰明的原因。

76 雖然重量不比一般男性，但愛因斯坦的大腦皺褶很多，而且幾乎都聚集在頭頂的頂葉部位，比起其他用來比對的八十五顆大腦標本多出一五％。科學家認為，也許這就是愛因斯坦能以不同角度看待時間及空間的原因，他們還發現，愛因斯坦左右腦的神經連結非常發達。

第17章
內視鏡，醫生能更清楚看見你的「內在」

器材製造者萊特研發出最終極的內視鏡：胃鏡，
並和助手建造了一段管子，末端裝有水冷燈。
由於患者必須完全吞下管子，因此史上第一位接受胃鏡手術的，
是一位馬戲團的吞劍表演者。

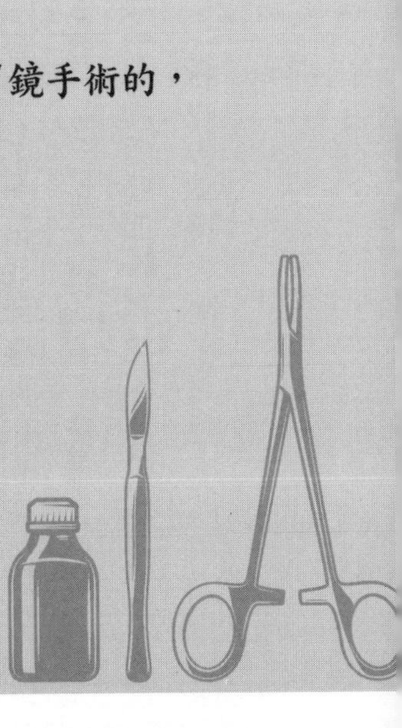

一八〇六年十二月九日，在約瑟芬南（Josephinum，維也納的醫學院）的某次科學研討會之後，七位紳士退到後方的小房間。在那裡，助手們已經將一名年輕女性的遺體放置好，而教授們要用這具遺體來試驗菲利浦·波茲尼（Philipp Bozzini，德國法蘭克福的醫生）研發的新器材。

該器材由蠟燭、窺鏡（用來檢查身體腔孔的醫療器材）和接目鏡（顯微鏡或望遠鏡上眼睛看出的部分）所組成，波茲尼稱之為「光傳導器」。這項發明雖然相當出色，但每位醫生都知道窺鏡的設計有瑕疵。理想上來說，窺鏡、光源和眼睛必須連成一線，才能避免陰影；實際上蠟燭卻會對醫生造成妨礙，或是醫生的頭會擋住光源，而且蠟燭會讓器材過熱。但是當院長、副院長、四位地位崇高的教授，以及主任醫師使用波茲尼的器材來檢視遺體的陰道和肛門時，他們十分驚喜：「我們檢查了波茲尼醫生從法蘭克福送來的光傳導器，決定用特別準備的女性屍體來直接試驗，結果出乎意料的充滿希望。」

雖然希波克拉底和古代的外科醫生早就會使用窺鏡來檢查人體的腔孔，但這場「法蘭克福光傳導器」的實驗，如今被視為內視鏡檢法的誕生，這項技術**讓醫生能有足夠的光線檢查人體內部**。在接下來幾年，許多國家的醫生和器材製造者，都參與了光傳導器的改善。一八五五年，法國外科醫生安多寧·尚·德索爾默（Antonin Jean Desormeaux）將自己改良的版本稱為內視鏡（endoscope），而內視鏡檢法這學門就是得名於此，其英文「endoscopy」即「向內看」之意。

將近一百九十年後，一九九六年二月九日，在比利時布魯日市郊的聖路加醫院（Sint-Lucas Hospital），外科醫生路克·范·德海登（Luc Van der Heijden）身在腹腔鏡手術研討會。此刻的他帶點忐忑的坐在講臺上的小桌前；為了這個場合，他換下手術衣，穿上一套俐落的西裝。電視臺的攝影機都聚焦在他身上，而技術人員正努力和一百五十公里外、位於尼沃海恩（Nieuwegein，荷蘭中部的市鎮）的聖安東尼奧醫院（Sint-Antonius Hospital）連線。之所以能連線，都要多虧了新興技術——整合服務數位網路（ISDN）。

荷蘭外科醫生彼得．格爾（Peter Go）出現在螢幕上，在略微搖晃的畫面和微弱的聲音中，說明他的患者已經接受麻醉，並在手術檯上做好準備。患者罹患的是鼠蹊部疝氣，即將透過腹腔鏡手術（微創手術）進行修復。然而，患者腹部的攝影機將不會由人類來控制，而是由機器人，范．德海登會在比利時進行操作。在荷蘭，格爾的團隊成員雙手抱胸的站著，當比利時的按鍵一按下，攝影機就會在患者的腹部中上下左右的移動。

雖然疝氣修復手術最終是由荷蘭的格爾醫生完成，但這項遠端遙控攝影的手術，是史上第一場實驗性的遙控手術。在二十年後的今天，利用內視鏡執行直腸、腎上腺、部分大腸切除手術，或是胃繞道術等複雜的手術，已經成了標準流程。這意味著和傳統的開放性手術相比，進行的速度更快（通常只需要一、兩個小時）、更安全，也更容易。我們是如何發展到這個程度的？

如果還需要點蠟燭，那這樣的儀器不可能有太多發展性。一八七九年，威尼斯的器材製造者約瑟夫．萊特（Josef Leiter）和泌尿科醫生瑪西米利安．尼采（Maximilian Nitze）藉著將光源由體外移至體內，澈底解決這個問題。他們兩人開發了膀胱鏡，能**通過尿道藉由發光的電線看到膀胱內部**（這可比湯瑪斯．愛迪生〔Thomas Alva Edison〕發明電燈還早了將近六個月），而電線會以清水降溫。

膀胱鏡讓萊特名聞遐邇，他說服了偉大外科醫生——也就是維也納的西奧多．比爾羅特——的助手，幫助他研發出最終極的內視鏡：胃鏡。萊特和助手尤翰．逢．米庫萊茲（Johan von Mikulicz）建造了一段管子，末端裝有水冷燈。由於患者必須完全吞下管子，逢．米庫萊茲遂在一八八〇年，**為一位馬戲團的吞劍表演者進行史上第一場胃鏡手術**。往後，逢．米庫萊茲陸續檢查了數百位病患的胃部，有時會由學徒格奧爾格．凱林（Georg Kelling）從旁協助。

對於患者來說，接受逢．米庫萊茲的堅硬管子檢查，肯定是很恐怖的經驗。患者得躺在手術檯上，頭部沿邊緣懸空，接著長達六十公分的金屬管子，會被推進他張開的嘴裡，穿過食道進入胃；在胃部注入氣體並打開燈後，就能看見其中的景象。假如患者靜靜躺著，沒有驚慌或噎到，醫生就有足夠時間檢查部分的胃。雖然能看得不多，卻已經遠遠超過當時任何人的想像。

台車與套管針

腹腔鏡手術必須完全依賴科技，主要的四項器材大部分交互堆疊在行動式的推車上，稱為「腹腔鏡台車」。台車頂端有個螢幕，在拍攝機器下方的則是連接手持數位相機頭的腹腔鏡充氣機（insufflator，在腹腔灌入二氧化碳，提供穩定壓力）和光源。

台車與手術之間共有三條管線：攝影機的電線、光源的光纖纜線，以及輸送二氧化碳氣體的管線。攝影機和光源線都和內視鏡相連；內視鏡是直徑大約十毫米、長約三十到四十公分的管狀器材，裝設鏡片系統來提供光線和影像。

為了進入充氣後的腹腔，會從腹腔壁中插入稱為「套管針」（trocar）的器材。這是直徑約五到十二公分的管子，有氣密式的瓣膜，內視鏡、鉗子和其他器材都能從中進入腹部。在腹部內，會使用電力來切割並燒灼，這就是為什麼腹部內的氣體不能包含任何氧氣，而包含套管針在內的器材都必須是絕緣體。套管針和腹腔鏡的器具都是複雜的微型器械，**很容易受損卻又很難清理，因此大部分都是拋棄式**，每次手術過後就會丟棄。這使得腹腔鏡手術價格不菲，但考慮到患者在醫院的時間能縮短，所以仍是利大於弊。

下一個里程碑其實算是不同點子的副產品。許多年來，人們不斷實驗在腹腔中灌注空氣，這個過程稱為注氣法（insufflation）。在那個只能用實驗性療法對抗消耗性疾病的時代，注氣法被當成結核病的療法，據說甚至有一些成功的案例。總而言之，人們發現在腹部注入空氣並不會造成什麼傷害。逢・米庫萊茲也實驗過注氣法，並且在胃鏡中使用了相同的空氣幫浦。他的助手格奧爾格・凱林提出一個點子，想透過提升腹腔壓力來阻止腹內出血，遂在狗身上進行實驗。

首先，凱林在實驗動物的肝臟製造裂口，接著往腹部注入空氣並等待，沒想到實驗犬卻不斷死亡。他不明白為什麼自己的點子會失敗，腹腔中究竟發生了什麼事？為了親眼觀察，於是他從充氣腹腔的腹腔壁中插入尼采-萊特型膀胱鏡，接著發現空氣壓力完全沒有使肝臟上的裂口收合。當他看著實驗犬失血而亡，他領悟到自己有了全新的發明。

一九〇一年九月二十三日，凱林在德國漢堡第七十三屆自然科學醫學研討會的與會者面前，重複了這項實驗，但省去破壞肝臟的部分——他在健康犬隻的腹部注入空氣，並將膀胱鏡從腹腔壁插入腹腔，微創手術於焉誕生。

如今，內視鏡已經是現代外科手術不可或缺的部分，很難想像它曾經屬於完全不同的領域，是內科的專業。凱林在一九〇一年進行第一次腹腔鏡實驗時，並沒有太多輔助性的檢測能幫助診斷——血液檢測還在萌芽階段，X光在腹部不太有價值，顯微鏡檢查更只能在病患死後進行。因此，內視鏡雖然被視為帶來醫學進步的嶄新技術，可惜和外科的關聯性還不大，主要用來近距離檢查肝臟及其他器官，判定疾病擴散的程度。然而，這項手術也有棘手的問題：一九二三年，某位患者充滿氧氣的腹部短暫起火燃燒，所幸沒有造成嚴重的傷害。從那之後，醫生們就**改為使用不會爆炸的二氧化碳**。

從診斷用腹腔鏡（檢查腹腔內部）到治療用腹腔鏡（在腹部內進行治療）的下一步，並不是外科醫生踏出的，而是婦產科醫生——因為能透過肚臍以腹腔鏡檢查的器官，肝臟並非唯一，就連子宮和卵巢也能看得很清楚：只要將手術檯依患者頭部的方向往下傾斜，腸子就會由下腹部移到上腹部。婦產科醫生和內科醫生不同，很習慣進行手術，因此不出多久，就開始在內視鏡的輔助下進行比較小型的手術。一開始是內視鏡結紮手術，將兩邊的輸卵管打結，接著更進一步切除卵巢囊腫和終止異位妊娠。

隨著內視鏡技術日益進步，進行的手術也日益複雜。德國婦產科醫生柯特．薩姆（Kurt Semm，微創手術的先驅，亦被稱為現代腹腔鏡手術之父）不但切除了子宮肌瘤，最終甚至能利用內視鏡移除整個子宮。一九六六年，他推出了第一組自動的腹腔鏡充氣機——二氧化碳氣體自動機，可以在腹部注入二氧化碳，並且維持穩定安全的壓力。薩姆同時也研發了第一臺內視鏡訓練機，婦產科醫生可以利用這個模型練習內視鏡手術。

一九七五年十二月二日，外科醫生漢克．德．寇克（Henk de Kok）在荷蘭霍林赫姆鎮（Gorinchem）的醫院，進行了**史上第一場內視鏡輔助的闌尾切除手術**。漢克的內視鏡技術來自他的哥哥——婦產科醫生傑夫（Jef）；只見他一手拿著內視鏡，確認闌尾的位置，另一手則在腹部上確認位置，希望能在切口最小的情況下取出闌尾，過程中都透過內視鏡監看。他的外科醫生同僚都認為整個過程令人反感。

內視鏡當時在外科界並不受歡迎，因為你隨時得用一隻手握住內視鏡，只能空出一隻手來進行手術；唯有在嶄新科技的發展下，內視鏡才得以應用於外科手術中。一九六九年，喬治．史密斯（George Smith）和威拉德．博拉爾（Willard Boyle）共同發明了電荷耦合元件（又稱為CCD），能將影像數位化並進行處理。第一臺電荷耦合相機在一九八二年進入市場，不到幾年的時間，新的機型就已經縮小到能讓外科助手拿在手中，外科醫生可以站在一旁看著螢幕。然而，仍有許多外科醫生抱持懷疑的態度。第一場影像輔助的內視鏡膽囊切除術，由菲利浦．莫瑞特（Phillipe Mouret）醫生在里昂進行，當時是一九八七年。莫瑞特實際上是婦產科醫生，但手術的成功讓許多外科醫生都感到心癢；在幾年之間，內視鏡手術就像野火那樣傳開了。

膽囊切除術成了全世界最普遍的內視鏡手術，只需要三到四個極小的切口，總長加起來不到四公分，反觀傳統的膽囊手術，傷口會超過十五公分。社會大眾立刻注意到其間的差異，而這項創新成了媒體的大新聞。另外，患者經歷的痛苦輕微許多，也不再需要待在醫院一個星期，手術隔天就能返家——這是一場革新的開始，微創手術（用最少的手術技術進行最大限度的手術）成了二十一世紀外科的新潮流。微創的理念聽起來很符合邏輯，卻需要最精密的高科技發展才可能成真。

如今，腹部中任何器官，都能透過內視鏡手術來治療。二〇〇一年，法國教授雅各．馬雷斯科（Jacques Marescaux）向范．德海登和格爾的手術致敬，進行了一場橫跨大西洋的手術，稱為「林白手術」（Operation Lindbergh）[77]，成功吸引世界的目光。他從紐約控制法國聖特拉斯堡（Strasbourg）的機器人，如此隔著四千英里的距離，為一名女病患施行內視鏡膽囊切除手術。又過了一段時間後，馬雷斯科透過陰道開口，在沒有製造額外切口的情況下，以內視鏡成功切除膽囊。

雖然外科醫師努力展現手術的創新技術，但近年來，**放射科醫師和心臟科醫師才是在微創領**

域中進步幅度最大的。他們可以透過腹股溝的穿刺置換心臟瓣膜，還能替出血的脾臟止血、通過肝臟移除膽管的結石，甚至治療破裂的主動脈瘤，彷彿這些都是世界上最簡單的事，根本不需要動手術。

至於非外科的醫生，則在影像內視鏡手術出現後，就不再使用內視鏡做診斷，但理由並不是外科醫生取代了他們，而是因為其他科技的發展，包含超音波掃描、電腦斷層掃描（得到的肝臟影像比內視鏡清楚許多）。

最後，發現了內視鏡手術方式的格奧爾格．凱林，在一九四五年的德勒斯登轟炸[78]期間死於自家中。沒人找得到他的遺體。

---

77 名稱來自查爾斯．奧古斯都．林白（Charles Augustus Lindbergh），他是一位著名美國飛行員、作家、發明家、探險家與社會活動家，且成為歷史上首位成功完成單人不著陸飛行橫跨大西洋的人，並因此獲贈榮譽勳章。

78 是二戰期間的一場大規模空襲行動，由英國皇家空軍和美國陸軍航空軍聯合發動，空襲德國東部城市德勒斯登（Dresden）。

第 18 章

閹割——
感染致死或身價翻漲

在北非，奴隸主會自行替奴隸閹割，準備賣到鄂圖曼帝國。
假如傷口無法順利止血，感染很可能危及該奴隸的生命；
然而，只要能撐過苦難，身價就會立刻翻漲。

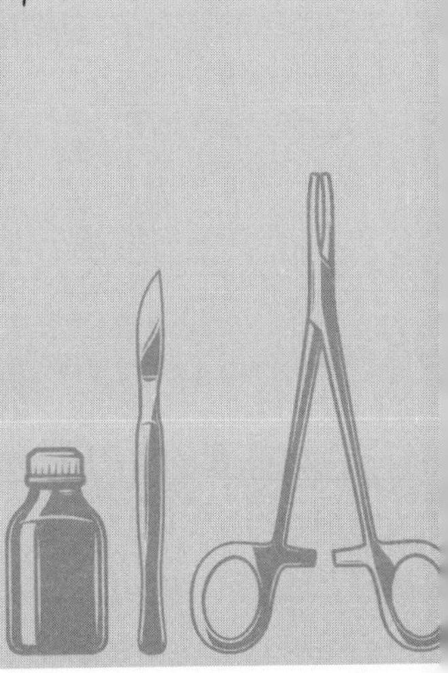

古代希臘人所創造出的起源傳奇中，包含了人類歷史最常進行的手術。遠古的夫妻烏拉諾斯（Uranus）與蓋亞（Gaia）分別代表天空和大地，生下來的孩子都是巨人。烏拉諾斯害怕自己總有一天會被其中一個孩子超越，因此將他們都驅逐到地下世界。然而，烏拉諾斯的恐懼成真了，其中一個兒子克洛諾斯（Kronos）在母親的協助下逃脫，並將父親閹割，奪取了權力。烏拉諾斯的生殖器官花了十天落到地上，最後墜入海中，使女神阿芙蘿黛蒂（Aphrodite）誕生。後來，克洛諾斯和父親一樣害怕失去權力，因此把自己的孩子都吃下肚，唯一的例外是宙斯（Zeus），而幸運逃走的宙斯後來又回來手刃父親。太陽系前三大的行星便是以這三位偉大的神祇命名：天王星（英文是烏拉諾斯 Uranus）、土星（英文是 Saturn，是克洛諾斯在羅馬神話中的稱呼）和木星（英文是 Jupiter，是宙斯在羅馬神話的稱呼）。

閹割的概念在其他文化的起源傳說中也有出現，只是形式不同。埃及神歐西里斯（Osiris）被他憤怒的兄弟賽特（Seth）切成十四塊，撒遍全世界。歐西里斯的妻子伊西斯（Isis）到處尋找碎片，後來將找回的十三塊用手術拼接起來，並成為埃及外科醫生的守護神，而歐西里斯也重拾足夠的神力，和伊西斯一起生下兒子荷魯斯（Horus）——這可是相當了不起的成就，畢竟歐西里斯沒能找回來的那一部分，正是他的生殖器官。荷魯斯最終成了天空之神，並將賽特殺死。

和希臘烏拉諾斯與克洛諾斯的神話相似的，不只有埃及的起源神話，《舊約聖經》中的創世故事，也有許多相似之處。和希臘神話一樣，《聖經》的故事從男性和女性的創造開始：亞當（Adam）和一位女性由地球的塵土創造而出，該女性在某些翻譯中名為莉莉斯（Lilith）[79]。在兩個傳說中，男性都經歷了一場手術：亞當被麻醉後，上帝取出他的肋骨；烏拉諾斯則受到閹割。兩個被取出來的部分，各自創造出一位女性：前者是阿芙蘿黛蒂，後者是夏娃（Eve）。從外科的角度來看，《聖經》的故事特別有意思，因為亞當被取走的身體部位不同於希臘和埃及，是相對不容易割下的器官——切除肋骨對當時的外科技術來說太過複雜，事實上，幾乎可以說是無法想像。更甚者，《聖經》告訴我們，手術在亞當的身上留下了疤痕，但實際上男性的胸膛並沒有疤痕，而且男性的肋骨數目和女性相當，都是二十四根。

然而，**男性在出生時的確有傷疤，更精確來說還有兩道**。生物學家史考特．吉爾伯特（Scott Gilbert）和聖經學者錫安尼．澤維特（Ziony Zevit）在二〇〇一年一篇有意思的文章中，提出了這項發現——肚臍是臍帶切除後留下來的疤痕，第二道疤痕則是會陰縫（perineal raphe），為一條垂直的縫，位在陰莖基部的陰囊正中央，是男性的尿道在胚胎時期發展的殘跡。幾乎所有的哺乳類動物在這條縫下方都會有骨頭，稱為「陰莖骨」（baculum），人類男性是少數沒有的。這很有意思，因為《聖經》裡的希伯來文「tzela」意思確實是肋骨，但也有支持、支撐的意思；不需要太多想像力，就能聯想到另一種堅硬的長骨骼，比方說陰莖骨。**這個男性所沒有的陰莖骨，**

79 最早出現於蘇美爾神話，亦同時記載於猶太教的拉比文學。在這些文學中，她被指為亞當的第一個妻子，因不願雌伏在亞當身下而離開伊甸園。她也被記載為撒但的情人、夜之魔女，更是法力高強的女巫。

有可能會是亞當被移除的「肋骨」嗎？這說到底或許也是一種閹割，割除了亞當的「支撐」。

很明顯的，閹割對古老神話的作者來說，並不是太不尋常的事，代表該種手術的起源肯定很早。這是相當有可能的，畢竟閹割並不是很複雜的手術：你可以輕鬆切除或斬斷某人的生殖器官，而且用最簡單的工具就能辦到，例如兩塊石頭。克洛諾斯的閹割由西元前八世紀的海希奧德（Hesiod）[80]所記載，但這個故事早已出現在更遠古的神話傳奇中。《舊約聖經》裡也有關於閹割的隱射，提到男性一旦睪丸受到毀損或切斷，就無法進入天堂。

最初，閹割是相當危險的手術，目的在於懲罰或征服敵人，甚至在中國和部分遠東地區，閹割被當成斬首囚犯的替代方案。閹割的技術很殘酷，在某些案例中，生殖器會被抹上糞便，讓惡犬一口咬下；即使是比較衛生的方式，例如單純切斷或砍掉雙腳間垂著的所有器官，失血而死或罹患氣性壞疽的機率也非常高，實際的死亡率或許和一般死刑沒什麼差別。

然而，至少到了兩千五百年前，一定有一些風險較低的閹割方式出現，因為有些受閹割的人並非遭到刑罰，這使得成功率更顯重要。波斯國王所收受的年度「稅金」的形式之一，就是國內重大氏族必須進貢一定數目的年輕閹割男子。在希臘的希俄斯島（Chios，希臘第五大島嶼，位於愛琴海東部），有個名叫潘尼昂紐斯（Panionios）的男子靠著閹割手術致富，這以希臘人的價值標準來看當屬惡名昭彰。這位自封的外科醫生會從當地市場購買長相最誘人的奴隸，接著將他們閹割，再以高價在小亞細亞本土販賣。我們不知道他如何動這種手術，但顯然非常成功，才能靠著這個事業賺進大筆財富。他的其中一位受害人成了波斯宮廷的閹人，一路奮發向上，最後成了薛西斯國王的密友，終於有機會向奪走他男子氣概的外科醫生復仇——他回到希俄斯島，逼迫潘尼昂紐斯閹割自己的四個兒子，接著逼迫兒子們親手為父親去勢。

閹人在亞洲、阿拉伯、拜占庭、東羅馬帝國等地帝王、蘇丹（sultan，某些伊斯蘭教國家統治者的稱號）、國王的皇宮和后宮中，都享有權勢和特權。他們時常是富有影響力的人，社會地位也很高，擔任外交使節、管理國家財務、擔任公僕或將軍等職位。很顯然，受到閹割的人會得到一些正面的評價，例如忠誠、值得信任、教養良好、精明幹練、身段柔軟，還有很強的組織能力。根據傳統，穆罕默德（Mohammed，伊斯蘭教創始人）的墳墓只能由閹人來看守；中國的政治大權甚至有二十三個朝代是掌握在宦官手中，而到了明朝，整個帝國竟被十萬名太監支配；至於中國紫禁城中最後一位太監孫耀庭，已於一九九六年過世。

在比較極端的閹割方式中，陰莖和陰囊會被乾淨俐落的一刀斬下，接著會在新切開的尿道中塞入物體（例如鵝毛，或是錫製的塞子），避免尿道閉合。而且手術不是由外科醫生進行……在北非，奴隸主會在貿易站自行替來自蘇丹的奴隸閹割，準備賣到鄂圖曼帝國。由於鮮血會從陰莖的勃起組織、動脈和睪丸湧出，他們便利用灼熱的沙漠沙，替開放的傷口止血。假如傷口在一天

80 古希臘詩人，被稱為「希臘教訓詩之父」。從前五世紀開始，文學史家就開始爭論他和詩人荷馬（Homer）誰先誰後，今天大多數史學家認為荷馬生於海希奧德之前。

內無法順利止血，傷口就無法正常復原，該奴隸很可能在接下來數週，出現危及生命的感染。這是很可怕的淘汰過程，**受害者能依靠的**不是自己的力量或求生意志，反而**是命運和刀具與繃帶的乾淨程度**。然而，奴隸只要能撐過苦難試煉，身價就會立刻翻漲無數倍。

在皇城北京，這項手術是由專職的去勢者來執行。他們會用左手握住受害者的生殖器官，右手則握住一柄彎刀，然後詢問受害人（如果對方未成年，就問他的父親）是否真的要動手，待聽到肯定的答覆，就將彎刀向前拉，一舉割掉陰莖和陰囊。他們接著會用油紙照護傷口，讓受害者在房中行走幾個小時；接下來的三天，受害者不准喝水，以免他們有排尿需求。去勢者會將生殖器官保存在貼有標籤的醋罐中，作為帝國宦官一輩子效忠的象徵。

在西元七世紀，拜占庭外科醫生——埃伊納島的保羅（Paul of Aegina，埃伊納島為一希臘島嶼）描述了兩種傷害最小的閹割方式。然而，他同時承認這些方式和手術的基本原則完全背道而馳，不但沒有試圖回復患者的自然狀態，反而造成了無法回復的扭曲。更甚者，閹割在國家和教會的規定中都是明文禁止的，任何觸犯者都會受到嚴刑峻罰，要麼自己也接受閹割手術，要麼被野生動物生吞活剝。保羅也提到，許多有權勢的人常會逼外科醫生進行違背意願的閹割手術；而他之所以把這項對醫生、病患來說都很危險的手術，寫進其教科書中，大概是因為有太多閹割手術沒有正確進行，招致悲慘的後果。

根據保羅的說法，第一種閹割男孩的方式，就是讓他們泡到溫水中，再慢慢捏揉其睪丸，直到再也感受不到睪丸為止。這種方法有一定程度的風險，因為施術者無法確定受害者在進入青春期之後，是否會展現性慾。第二種方法是讓患者站在檯子上，雙腳打開，施術者在其兩邊的陰囊上各劃出一道切口，一直延伸到睪丸。接著，施術者會用力將陰囊向下拉扯，直到睪丸掉出來，再將睪丸外圈的鞘膜剝除，移除睪丸，最後將輸精管綁起。

保羅認為這兩種方式較有選擇性，能讓陰莖保留下來，是外科醫生真正該選擇的方式。而考古學家也曾在泰晤士河的河床上，發現一把閹割手術專用的鉗子，可以追溯到羅馬時代位於倫敦的古城倫蒂尼恩（Londinium）。鉗子的外觀很像加長版的胡桃鉗，有著華麗的雕飾，兩面則都呈現鋸齒狀，會在鉗子合起來時密合，只不過上半部有道缺口——這把鉗子或許在羅馬的閹割手術時，會放在陰囊上，卻不會傷害到陰莖，讓施術者能輕鬆用刀子切除陰囊，而鉗子會在血管上加壓來止血。

在羅馬帝國君王的歷史中，閹割相當常見。西元九世紀，拜占庭皇帝米海爾二世（Michael II）不只推翻了前朝的李歐五世（Leo V），甚至為了終結對方的王朝，遂將李歐的四個兒子都閹割；其中一個兒子失血過多而死，另一個據說被嚇成了傻子。曾經有兩位羅馬皇帝——尼祿（Nero，羅馬帝國第五任皇帝）、埃拉伽巴路斯（Heliogabalus，羅馬帝國第二十五任皇帝）——都與男性墜入愛河，兩人的伴侶分別是斯波拉斯（Sporus）和戰車夫赫羅克拉斯（Hierocles）；為了能順利成婚，皇帝於是請外科醫生將愛人閹割。

上面提到的三種不同手術方式，會產生三種不同的閹人。拜占庭羅馬人分別稱為「castrati」（**沒有陰莖或陰囊**）、「spadones」（**沒有睪丸但有陰莖**）和「thlibiae」（**睪丸被碾碎者**）。中國和拜占庭都有大規模的閹割手術，也因此形成了閹人專屬的社會階級。閹人階級的目的，理論上是在男性統治者和其他國內野心勃勃的男性，以及統治者和其後宮之間，充當安全且有效的緩衝。然而，重點不只是政治或保護權勢和血脈而已——國君身邊如果環繞著大量閹人，也能維持皇室的神祕感。

在基督信仰下的拜占庭，閹人象徵聖經起源故事（亞當和夏娃）的延伸。聖經已經描述了亞當移除肋骨來創造女性的手術，但拜占庭人又更進一步的透過另一種手術，從亞當身上創造出新的性別：在男性和女性間的無性別。這些人就像天使，擁有許多明顯的男性特徵，卻永遠不會長鬍鬚。若從這個角度來看，君王這樣的做法是符合宗教的：不只是基督教的君王讓自身四周皆圍繞著無性別的生命，他們的神也是如此（上帝實際上沒有性別）。

鰓

當胎兒在子宮中發育，會再度經歷由單細胞演化為人類的相同階段。在懷孕最初幾週，**我們曾短暫擁有如魚類一般的鰓**，在頭部兩側各有五片；接著，鰓會密合生長，最後形成臉部和脖子。如果胚胎的這個發展階段出了問題，孩子誕生時就會有缺陷，可能是嘴脣或顎部帶有疤痕或裂縫。這種天生的缺陷只能靠手術來修復，而顎部的裂痕醫學上稱為顎裂，脣部的稱為脣裂，若顎部、脣部都裂開，甚至延伸到眼窩和眼皮，就稱為脣顎裂。其他部位也可能出現類似的問題，例如脊柱裂（spina bifida，胎兒的神經管路沒有完全閉合）或尿道下裂（hypospadias，尿道發展不完全）。

我們的五道鰓會發展成不同的結構，很難再和魚或鰓聯想在一起。第一道會變成中耳（中耳三塊聽小骨的其中兩塊〔鎚骨、砧骨〕和耳咽管），第二道會形成最後一塊聽小骨（鐙骨）、舌骨和咽扁桃腺。第三道與第四道發展成副甲狀腺和胸腺，第四道和第五道則會再發展為甲狀腺與喉嚨（及聲帶）。因此，如果有人還認為我們是從別的東西創造出來的，那就錯了——我們都是從魚開始的。

閹割是很原始的手術，簡單、危險、後果嚴重，而且每個人都能動手——父親可以閹割孩子；勝利者閹割落敗的對手；男性甚至可以閹割自己……畢竟閹割說到底，不過是把多出來的部分切掉而已，就像亞伯拉罕把自己的包皮割掉一樣，某種方面來說，閹割和行刑者砍斷受刑者的手、耳、鼻或舌一樣簡單。這類手術需要三個動作：**定位（決定移除的位置和範圍）**、**切開（實際動刀）和止血**。相較之下，即便是現代手術中最簡單的，例如移除小小的脂肪瘤，都需要六個動作：定位、切開、分割（區分、搜尋、分離）、切除（移除或抽取）、止血和縫合。越複雜的手術，例如肋骨移除，就需要越多步驟；而複雜度最高的手術，例如移除食道、直腸或胰臟，可能需要上百道手續，才能順利成功。然而，現代和古老手術（例如閹割）決定性的不同，並不在於需要步驟的多寡，而是「解剖」這個部分。

解剖（dissection）在拉丁文的意思是「彼此切割分開」，過程中需要使用所有的外科手術技巧來搜尋正確的手術平面——手術的重點就是平面。我們的身體是由許多解剖學上的層次所構成，這些層次從胚胎一直到成年幾乎都不曾改變，卻可以透過解剖來加以分隔。關鍵在於分辨不同的層次，並且找到正確的平面，同時也要很清楚重要的結構分別分布在哪個層次。因此，分割的重點就是分開不同的層次和結構，加以區分和切開，卻不傷害到其他部分。

對於只需要下刀一次的手術來說，分割並非必要的。不過埃伊納島的保羅醫生所提到的第二種方法，也就是剝開睪丸的外部並移除，就需要某種程度的解剖，因為睪丸外至少有四個層次，而這個過程需要有經驗和技巧的外科醫生才能辦到。然而，人類歷史上的閹割手術難以計數，而且大多數都不是由專業外科動手，這意味著還是會有一大群外科醫生施行閹割手術——他們的手上一定都沾滿了無辜年輕男子的鮮血，字面上和隱喻的意思都是。

閹割手術所產生的嚴重後果，會根據手術方式和睪固酮（男性荷爾蒙）被中斷的年齡而有所不同，一般來說從青春期開始，睪丸就會分泌睪固酮。首先，**切除陰莖可能會在尿道（或尿道的殘骸）造成兩種相反的後果：**疤痕可能會使尿道閉合，使排尿越來越困難；手術也可能影響到括約肌，讓患者再也無法憋尿。失禁和尿道狹窄的情況加在一起，意味著閹人可能整天都會點點滴滴的漏尿。在中國和鄂圖曼帝國，閹人會將尾端綁上線或旋鈕的金屬棒，插進尿道來阻止漏尿，同時避免尿道口繼續縮小。荷爾蒙的變化促使閹人的骨骼生長加速，讓他們年紀輕輕就罹患骨質疏鬆，脊椎也受到壓迫；除此之外，他們會失去毛髮、乳房組織增生，聲音也變得細柔。總結來說，**尿液的酸味、壯碩的體型（通常會駝背）、光滑的臉部和唱歌般的嗓音**，是閹人最明顯的特色。不過閹割這項詭異的手術也有其優點：閹人通常活得比平均壽命更久，雖然這也很有可能歸因於他們在社會中受到的保護和特權，使他們的生活水準比同時期的人還來得好。

閹割可以防止男孩的歌聲在青春期後變聲，這造就了外科手術去勢的歷史上，相當迷人的一個篇章——十八世紀時，閹伶（閹割後的男高音）在歐洲造成轟動。他們是義大利歌劇的巨星，高亢清澈的聲音讓許多女性心跳加速。其中最受擁戴的，是年輕時以「il ragazzo」（年輕男孩）聞名的卡洛爾．布羅斯基（Carlo Broschi），其後來的藝名為法里內利（Farinelli）[81]。他年幼時就因為擁有美麗的嗓音而被閹割，曾經在羅馬、維也納、倫敦、巴黎和馬德里表演，在生涯顛峰時音域可以跨越三個八度。在西班牙，他的聲音為憂鬱愁苦的國王帶來極大的安撫，使國王願意授予他大臣的官位。他就像安徒生童話裡的中國夜鶯，人生中許多個夜晚都在為國王唱歌，最後於一七八二年在義大利過世，享年七十八歲。

81 他的生平被作為藍本，翻拍成電影《絕代艷姬》（*Farinelli: Il castrato*），於一九九四年上映，並於隔年榮獲金球獎最佳外語片。

當然，法里內利的成功並非完全來自閹割，而是他天生就擁有的美麗嗓音。光是想到在那個時代，有成千上百名男孩的父母，只出於個人野心就將他們的孩子閹割，幻想達到類似的成就，就令人毛骨悚然。畢竟，成功需要的還是天分。

閹伶在巴洛克時期炙手可熱，但早在更久以前，就是歌劇和宗教音樂常見的特色，這項傳統往後也維持了很長一段時間。許多個世紀以來，女性都不被允許在公開場合表演，所以就由閹伶扮演歌劇中女性的角色。另外，女性也無法在教堂中唱歌，閹伶自然成了羅馬西斯汀禮拜堂（Cappella Sistina）的唱詩班成員。正是因為如此，為了保護聲音而進行的閹割手術，一直到一八七〇年才被義大利禁止，而在梵蒂岡仍持續了三十年，一直到二十世紀初都還有閹伶在唱詩班中歌唱；其中一位是亞歷山德羅．莫雷斯基（Alessandro Moreschi），他是第一位也是最後一位用留聲機保留下歌聲的閹伶，於一九二二年死亡。

閹割手術過後，性慾也會下降——這當然是常見的目的——因此直到不久前，閹割都還被用來「治療」反常性傾向。其中著名的受害者，包含在二戰期間破解德軍密碼系統並發明電腦的艾倫．圖靈（Alan Turing），他在一九五二年因為同性戀傾向，被法官宣判必須化學去勢。

如今，**閹割手術依然存在**。每一年，全世界都有數萬名男人為了治療前列腺（攝護腺）癌而切除睪丸。男性荷爾蒙睪固酮會刺激前列腺癌細胞增生，透過閹割停止荷爾蒙分泌，將能減緩癌細胞擴散。不像歷史上其他閹割男性的理由，**治療癌症**絕對是進行這項重大手術的正當原因；還有，前列腺癌（以及閹割的治療方式）通常都發生在人生後半期，患者已過了繁衍後代的階段。

第 19 章
抽菸會致癌？快抽根菸壓壓驚！

發表於 1950 年的研究顯示，癌症與抽菸間有確鑿的關聯性，
也首次指出抽菸會致癌。然而在接下來數年間，香菸的銷售竟持續成長。

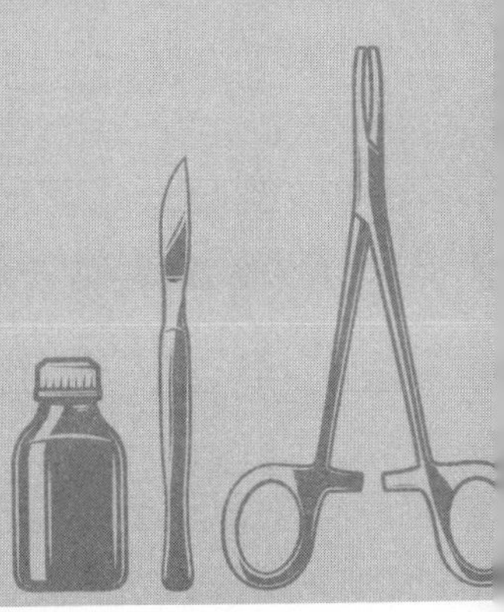

一九五一年九月二十三日，經過連日的準備，英國外科醫生克萊門特．普萊斯－湯瑪斯（Clement Price-Thomas）放棄他悠哉的星期日早上，準備動一場不同以往的手術。不只因為這是一場肺部切除手術，也不只因為患者是英國國王喬治六世（George VI），亦即現任女王伊莉莎白二世（Elizabeth II）的父親，更特別的是，手術地點在患者家裡：他們將白金漢宮的一間房間改裝成手術室，就像外科醫生熟悉的西敏寺醫院（Westminster Hospital）手術室。

喬治六世罹患肺癌。就在當年六月，他不再出席公眾活動，對外宣稱原因和流感有關；然而，皇室並沒有給出真正的診斷，新聞稿只提到國王的肺部出現「結構性的改變」。二〇一〇年的電影《王者之聲：宣戰時刻》（*The King's Speech*，本片講述喬治六世國王治療口吃的故事）演到，喬治六世的醫生建議他燒一些菸草來吸，或許能緩解他的口吃問題。吸菸算是一種治口吃的偏方，大約出現在二十世紀初，並且**有很長一段時間**（一九五一年也涵蓋其中），**人們並不認為會危害健康**。國王和他的外科醫生都是老菸槍，他們甚至很可能在手術前快速抽了一根菸。

菸草在十六世紀首次進入歐洲，人們會咀嚼、嗅聞或將菸草放進菸管中吸食。菸草這種產品大為成功，很快就成了日常生活的一部分，甚至滲透到外科的專業術語中——當你將手張大，手背上靠近拇指的根部會出現一處凹洞，就稱為「解剖鼻菸壺」（anatomical snuffbox）[82]，在創傷學中非常重要，因為該處的壓痛可能代表下方的舟狀骨骨折。荷蘭外科醫生或許特別偏愛菸草，縫線沿著身體組織或傷處外圍收緊的連續縫合方式，在世界其他地方都稱為「荷包縫合」，在荷蘭卻稱為「菸草袋縫合」。腿部下方有條小型的動脈會因為糖尿病而鈣化硬化，荷蘭將之恰如其分的稱為「菸管硬化」，名稱來自用白色黏土製成的細長菸管。

雪茄在十九世紀漸漸受歡迎，至於香菸廣泛流行，要到二十世紀。在那之前，嗅聞、咀嚼、抽菸管或雪茄所消耗的菸草，影響範圍都不會超過嘴巴、鼻子或喉嚨。四個世紀以來，這已經造成許多類型的癌症，但範圍僅限於呼吸系統的上半部；舉例來說，咀嚼菸草會導致嘴脣或舌頭的癌症，抽雪茄則會造成喉嚨的癌症。在十七世紀，有許多書籍都出現關於嘴部腫瘤的案例紀錄，例如在阿姆斯特丹外科醫生賈伯・馮・米凱蘭（Job van Meekren）和尼可拉・杜普（Nicolaes Tulp）的著作中；而費德里克・盧許（Frederik Ruysch）也記錄了一個特殊案例：「出現異樣的皮肉（癌症）與顎部的腐壞，巧合之下用刀子和燒紅的熱鐵移除了。」

精神分析家西格蒙德・佛洛伊德（Sigmund Freud）最著名的形象，就是嘴裡叼著一根雪茄，而他在一九三九年死於口腔癌；受到愛戴的德意志皇帝腓特烈三世（Friedrich III）也愛抽雪茄，他則在一八八八年悲慘的死於咽喉癌。但肺癌在當時仍屬罕見，幾乎不存在，即使身體其他部分的癌症有時候會擴散到肺，原發性的肺癌卻極少發生。一九一二年，一篇論文整理了截至當時世界上所有肺癌紀錄，總數竟不到四百筆！然後毫無預警的，**一九二〇年到一九六〇年間，肺癌的數據出現爆炸性的成長**，自此成為「正常」的疾病。最終，肺癌成了最常見的癌症死因，每年在

82 以前的人會把磨碎的菸草（即snuff）放在此處吸食，故得此名。

全世界奪去超過一百萬條人命。但回到最初，沒人知道這些惡性的肺部腫瘤到底來自何方。

一直到近代，癌症都還是很少見；這或許是因為癌症好發於生命晚期，人們往往在那之前就因為其他原因死去。隨著基因技術發展，我們已掌握部分癌症的成因，了解為何原本正常運作的細胞，會突然出現惡性變化，可惜只有少數癌症能找到明確的外在成因。一七六一年，約翰·希爾（John Hill）首先發現長期吸鼻菸和鼻腔癌間的關聯；一七七五年，波西弗·帕特（Percival Pott）發現陰囊癌在英國的掃煙囪工人身上特別常見，該病或許和煤煙有關。而後，人們也發現膀胱癌和長期接觸油漆中使用的溶劑有關，但肺癌爆發性成長的原因仍是個謎。早在一九三〇年代，就有人懷疑肺癌和吸菸有關，但直到一九五〇年代進行大規模的患者調查，才證實了這樣的關聯。即便如此，這個訊息還得花上很長一段時間，才終於為醫生和外科醫生所接受。

抽菸

抽菸可說是最不健康的習慣了，抽菸者卻很難接受這一點。醫生們最常聽到的藉口大概是：「過馬路也可能會被撞死啊。」或許如此，但歐洲二〇一五年在路上被撞死的人數是兩萬八千人，和因為吸菸而死的七十萬人比起來，根本九牛一毛。**大約有一半的抽菸者會因為吸菸習慣而死**，而其中的五成死亡時，可能根本不到退休年齡。

醫生們第二常聽到的藉口是：「我的祖父一輩子抽菸，他可沒得肺癌。」這可能也是真的，但抽菸帶來的問題絕不只有肺癌。祖父抽了一輩子的菸後，可能會死於中風、心臟病、肺氣腫、胰臟癌、主動脈瘤或腿部的壞疽，這些都是抽菸會造成的疾病。另外，陽痿、臉部的皺紋、牙齦感染或胃潰瘍或許不致死，卻也和吸菸有關。孩童如果罹患慢性中耳炎，通常都是因為雙親吸菸。至於懷孕期間如果吸菸，可能會使小孩發展遲緩。而最嚴重的，莫過於吸菸是任何手術後併發症最大的風險因子！

回顧一下就會發現，圖表清楚顯示了**肺癌增加的趨勢和香菸消耗量完全相符**，只是這個結論遲來了約莫二十年。一直到香菸成了現代文化和大眾生活的一部分，我們才真正看見吸菸造成的全部傷害。而抽菸的不只是電影明星和音樂家而已，一直到一九七〇年代，無論是醫生在診間抽菸，或是孩子們在生日時請同學抽香菸糖、請老師抽真正的菸等，全都很正常。

抽菸可能引發身體其他部分的癌症，例如乳癌、胰臟癌或皮膚癌，也可能造成肺氣腫[83]和

83　一種肺部病理狀態，指終末細支氣管遠端的肺組織因殘氣量增多造成持久性擴張，導致肺部纖維組織彈性減弱，肺泡間隔破壞、容積增大，以致影響正常呼吸。

慢性支氣管炎，更是心血管疾病的主要成因。除了香菸製造商，沒有任何產業從抽菸這個壞習慣中，得到比外科醫生還高的利益。血管外科醫生的患者大都是吸菸者（抽菸會使動脈硬化，造成周邊動脈阻塞、中風和陽痿），心臟科醫生（抽菸引起的動脈硬化會造成心臟病）和腫瘤科醫生（抽菸會造成各種類型的癌症）也是。肺專科的醫生能成為大宗，就更要特別感謝香菸了。

肺部的外科手術相當具有挑戰性，因為肺是很特別的器官。兩邊的肺彼此分開，同在密閉式的胸腔之中，若要接觸肺部，必須在兩根肋骨間的位置切開胸腔。這種手術稱為胸廓切開術（thoracotomy），而肺部的手術通常也稱為胸腔手術（thoracic surgery）。

由於兩根肋骨的間距小於兩公分，若要在胸腔中的肺部進行手術，就必須將這道小縫撐開，空間得足夠雙手進出。這就是為什麼在施行胸廓切開術時，患者必須側臥，而手術檯的兩端都向下傾斜，讓患者肩膀和骨盆都低於肋骨。接著，醫生會沿著肋骨切開皮膚，並且移動或放鬆部分背部、胸部和肩帶（脊椎動物前肢與軀幹相連的骨骼）的肌肉，讓肋骨露出來——通常會在第四和第五根肋骨之間插入特製的肋骨擴張器，緩慢的將肋骨間的縫隙擴張到二十公分左右，藉此打開胸腔。在胸腔中會看到肺臟，左側則是包覆著心臟的心包[84]。

呼吸使我們的肺臟長期接觸到外在世界，因此，肺部包含了大量的外界物質和病原，外觀也會因而改變，例如年輕的肺呈現粉紅色，質地柔軟；老菸槍的肺則是黑色的，質地堅硬而粗糙。這也代表肺部手術會提高感染的機率。肺部是人體中獨特的器官，擁有獨立的循環系統。不同於身體其他部位，供給肺部的血液來自右心室而非左心室，且肺部動脈的血壓比身體其他部分都還要低五倍，不過低血壓有其必要，因為肺部纖細的肺泡無法承受較高的血壓。有鑑於此，**肺部的動脈壁較其他部位薄上許多，也較為脆弱**，更可能在手術中破裂。

氣管也很棘手——由於氣管壁較為堅硬，可以承受持續吸氣吐氣造成的振動，並且有一圈軟骨確保氣管開放，因此，要將支氣管縫合格外困難。為了確保縫線處夠緊密，過去會將縫線浸泡在石蠟中，如今則改為使用縫合器。即便如此，患者在手術後如果咳嗽，都可能對縫合處造成相當大的壓力。肺部就像充滿空氣的海綿，雖然無法自行保持開放，卻會因為胸腔中的負壓而被打開，因此手術過後，必須在肋骨間插入胸管以回復負壓的狀態。然而，若是全肺切除術（切除某一側的肺，只留下一個），就會在不該呈現負壓的部分留下一個空洞，空了的胸腔將逐漸填滿體液和疤痕組織；與此同時，感染或空氣滲入都可能造成嚴重的併發症。

全肺移除的第二個問題，是整個循環系統在一瞬間必須全部通過僅剩的一個肺，而不是兩個，這會使血流的阻力倍增，瞬間提高心臟的負擔。第一場成功的全肺移除手術一直到一九三一年才出現——魯道夫·尼森醫生（也就是後來替愛因斯坦動手術的醫生）替一位十一歲的女孩動

84 又名心膜，是一個圓錐形雙層纖維漿膜囊，包裹心臟和出入心臟大血管根部。心包的兩層分別為內層的漿膜心包，以及外層的纖維心包。

這項手術。第一次嘗試時，女孩心臟驟停，而在第二次嘗試，她的心臟顯然承受了循環的驟變。在這項壯舉之前，肺部的切除都僅限局部（例如處理肺結核），由於保留了足夠填滿胸腔的肺部組織，所以危險性較低。

一九三三年，在尼森的手術兩年後，**美國聖路易斯出現了第一次醫治肺癌的肺部切除術**。動刀的外科醫生艾瓦特斯・格雷厄姆（Evarts Graham）往後會在香菸的故事中扮演不同角色。格雷厄姆抽菸，其四十八歲的患者詹姆斯・吉爾摩（James Gilmore，一名婦產科醫生）也會。經過支氣管鏡檢查——當時的支氣管鏡是將一根堅硬的管子，從患者口中向下推進氣管——吉爾摩被診斷出左肺羅癌，他評估了自己的選擇與後果，似乎都不太樂觀。一直到那時，格雷厄姆的全肺切除術都只在動物身上實驗而已……這項手術固然危險，但罹患肺癌而死又更痛苦！在手術前，吉爾摩先去了一趟牙醫診所，把補牙的黃金拿出來，並用換來的錢買了一塊墓地。

手術前的晚上，一位住院醫生來到吉爾摩的病床邊，力勸他離開醫院，不過手術還是開始了——胸廓切開術進行得意外順利，可以很清楚的看見腫瘤。格雷厄姆用鉗子夾住將血液輸往肺部的動脈九十秒，想看看心臟是否能承受增加的壓力；一見沒有出現太大問題，他便將動脈結紮，接著結紮靜脈和主要的支氣管。肺臟是順利移除了沒錯，但將肺臟這個大型器官從胸腔中取出時，格雷厄姆卻對留下的空洞感到不安。於是，**他多花了一個小時移除幾根肋骨，希望稍微讓胸腔塌陷一些**。這使胸腔的形狀扭曲變形，卻成功減少了胸腔的大小。吉爾摩在醫院待了七十五天，而且因為感染又進行了兩次手術，但他終究痊癒了，並重新回到婦產科的崗位上，雖只剩下一邊的肺，所幸沒有什麼問題——吉爾摩可謂幸運至極。肺癌是很致命的疾病，在診斷時通常都已擴散，即使還能治療，但幾年內的復發率相當高。在吉爾摩醫生的案例中，顯然肺癌發現時只是早期，因為手術後便不再復發。之後他又活了四十年，而且到死前都還保持著抽菸的習慣。

喬治六世在白金漢宮的手術同樣進行順利，可惜關於他對手術的反應或術後恢復的狀況，我們皆所知不多。他那年在廣播中的聖誕訊息，明顯反映出身體的虛弱，而且包含許多預錄片段。肺部手術後，喬治六世只多活了四個月，就在睡夢中心跳停止，享年五十六歲（一九五二年二月六日）。他的繼承人是女兒伊莉莎白，當時正在出訪肯亞，回到英國後就成了英格蘭的女王。

右肺的切除手術，並非喬治六世人生中唯一一場手術。一九一七年，他曾經因為胃潰瘍而動手術，一九四九年則是因為腿部的動脈硬化——動脈硬化、胃潰瘍和肺癌這三種疾病，都和抽菸有關。當然，喬治六世最後的死因——心臟停止也是。

事實上，抽菸相關的疾病在皇室間不算罕見。喬治六世的父親喬治五世和祖父愛德華七世都是老菸槍，最後皆死於肺氣腫。他們都曾經在皇宮中動過手術：愛德華在加冕典禮當天進行了闌尾切除手術，喬治則是為了治療肺部旁的膿瘍。喬治六世的二女兒瑪格麗特公主從青少年時期就開始抽菸，在一九八五年罹患肺癌，並順利接受手術；此後她雖然戒菸數年，仍在二〇〇二年中風而死。喬治六世的母親瑪麗王后（Mary of Teck）在一九五三年同樣死於肺癌，只比兒子晚了一年。喬治的兄弟愛德華八世也會吸菸，如第13章所述，他在一九六四年於休士頓接受了狄貝基的動脈瘤手術，後來又被診斷出咽喉癌——不消說，這兩種疾病都和抽菸有關。

皇室的外科醫生克萊門特．普萊斯－湯瑪斯被他的患者封為騎士。他仍保持著抽菸的習慣，而後也罹患肺癌。他接受了查爾斯．德魯（Charles Drew）和彼得．瓊斯（Peter Jones）兩位醫生的手術，兩人都曾經在白金漢宮擔任他的助手，如今成了能獨當一面的外科醫生。他們成功施行肺葉切除術，讓這位皇室外科醫生又健康的活了許多年。

聖路易斯的艾瓦特斯．格雷厄姆醫生認為，若說肺癌和抽菸有關真是太荒謬了。為了證明自己是對的，他研究了手上六百八十四個肺癌病例，卻發現自己大錯特錯——這項石破天驚的研究發表於一九五〇年，顯示癌症與抽菸間有確鑿的關聯性，也**首次指出抽菸會致癌。然而在接下來數年間，香菸的銷售竟持續成長**。對一輩子都抽菸的格雷厄姆來說，意識到自己對身體造成的傷害已經太遲，最後他也罹患了肺癌，並在一九五七年過世。在其臨終之際，他的病患詹姆斯．吉爾摩來探望過。只見吉爾摩雖然少了一邊的肺，胸腔也變形了，但身體狀況良好，充滿活力。順帶一提，當年菸草大廠菲利普莫里斯公司（Philip Morris）[85]的年度營業額，高達兩百億元。

85 如今名為菲利普莫里斯國際公司（Philip Morris International Inc.，簡稱ＰＭＩ），是世界上最大的菸草公司，臺灣也有其分公司，而知名的萬寶路香菸就是由該公司生產。

第20章
安慰劑，相信者得永生

放血被當成了萬用藥，然而這一定是安慰劑效應。
如果太空人艾倫·雪帕德和他的醫生都相信放血，
或許他就用不著動這麼複雜的內耳手術，照樣能在放血之後飛向月球。

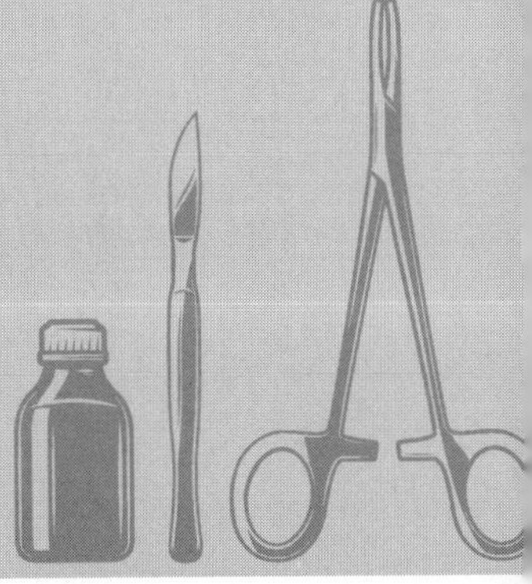

在中世紀，如果任何人想讓自己的喪禮氣派一些，就可以僱用一團僧侶來唱《聖經．詩篇》（*Psalm*）第一百一十四篇。詩篇的最後一句能為這場最後的道別，再增添一點戲劇性：「我將在活人之地取悅耶和華。」請僧侶團固然不便宜，卻可以確保你的道別在人們心中留下長久深刻的印象。當然，歌唱者本身和死者之間沒有任何關係，他們的哀悼都是假裝的，本質上只是假的哀悼者，是商業化的僧侶，人們總是用詩歌裡最戲劇化的那個詞稱呼他們：「placebo」，拉丁文的意思是「我將取悅」（中文譯為「安慰劑」）。

安慰劑指的是本身對醫學病症並沒有積極的療效，但使用得宜卻能帶來良好影響的事物。其中一個有名的例子是「順勢療法」（homeopathy）[86]，會將許多沒有積極療效的原料混合在一起，作為特定疾病的藥方。而且安慰劑不一定要是藥水或藥丸，如立意良善的針灸或整骨「治療」，即使沒有實際療效，也可能屬於安慰劑的一種。總之，安慰劑本身或許沒有任何益處，但如果相信其療效，就可能有正面的影響。造成這樣影響的機制單純關乎心理層面，包含的要素有期待、認同、注意和暗示。曾經有一段時間，人們相信安慰劑在醫學治療上能扮演重要角色，但如今已證實，安慰劑能帶來的影響相當有限；也就是說，安慰劑療法或許常帶來益處，但大都沒有實際用途。舉例來說，採用順勢療法的醫生和患者通常會保持長期關係，因為順勢療法不會以痊癒告終，但反覆的無用治療會讓症狀和醫病關係不斷持續。這種療法最大的缺點是，患者時常會認為自己久病纏身，因而越來越難回到正常健康的生活。

安慰劑不是近代才有的概念。在荷蘭斯海爾托亨博斯（'s-Hertogenbosch，位於荷蘭南部的一個城市）聖約翰修道院聖母堂的牆上，就裝飾著數個世紀以來的供奉品，通常是痊癒了的病人所奉獻的銀或蠟製小手或腳。在露德（Lourdes，位處法國西南部，是全法國最大的天主教朝聖地）的一處山洞中，據說聖母瑪利亞曾在此顯現於一位年輕的牧羊女面前，而許多曾經不良於行的人將拐杖奉獻於此，感恩他們能再次行走。

安慰劑效應必須符合一些規則：首先，**患者得相信安慰劑是有效的**，所以患者不能知道（也不能試圖知道）治療不是真的。假如給予安慰劑的人也相信其療效，效果自然更好，而且施行時如果能伴隨著某種儀式或情境，就能使效果更上一層樓。因此，外科手術可能成為相當強效的安慰劑；畢竟若對結果沒有把握，外科醫生和患者都不可能冒著併發症的風險動手術，遑論手術比起藥丸或藥水來得更戲劇化。

如果患者因為健康不良而感到滿足（有些人很享受疾病帶來的同情和關心），安慰劑的效果就會削弱；相反的，如果患者將因為治療成功而大大受益，安慰劑的效果會因此加成。說起來，艾倫．雪帕德（Alan B. Shepard）在一九六九年同意接受手術時，他從痊癒中所獲得的，恐怕無人能及。畢竟他染上疾病的時候，他也在一場終極冒險的排隊名單上，而疾病可能使他錯失一生

86 為一種替代療法，是一七九六年由德國醫生山姆．赫尼曼（Samuel Hahnemann）按其「以同治同」理論所創。此理論認為，如果某個物質能在健康的人身上引起病人患某病時的病症，則此物質稀釋震盪處理後就能治療該病症。例如洋蔥會引起打噴嚏，那麼多次稀釋震盪後的極微小洋蔥，就能治療打噴嚏症狀為主的鼻炎。

僅有一次的機會。

當雪帕德成為第一位進入太空的美國人時（一九六一年五月五日），他年僅三十七歲。雖然航程只有十五分鐘，其太空船水星號也僅循著次軌道飛行，但雪帕德還是短暫的成了美國的英雄。無奈這項太空任務其實太遲了，因為在二十三天之前（一九六一年四月十二日），俄國人尤里．加加林（Yuri Gagarin）已經成為第一個進入太空的人類，並繞行地球超過一小時。然而，**雪帕德的飛行開創了一段更偉大的冒險：人類登月之旅**。

水星計畫之後，緊接著是雙子星計畫和阿波羅計畫。在水星計畫的七名太空人中，有六名投入了登月之旅的一系列任務：約翰．葛倫（John Glenn）是第一位繞行地球的美國人，史考特．卡本特（Scott Carpenter）是第二人，高登．庫珀（Gordon Cooper）是第一個在太空過夜的人，古斯．葛利森（Gus Grissom）是月球太空計畫中首位喪命者，華爾特．舒拉（Walter Schirra）和狄克．史萊頓（Deke Slayton）分別是第一個和最後一個駕駛阿波羅號的。

全員中只有艾倫．雪帕德沒有更進一步。他因為罹患了某種形式的梅尼爾氏症（Ménière's disease）[87]——精確來說，是某種自發性的前庭失能——而不適合再執行任務；「自發性」代表這種疾病找不出明確的原因，而「前庭」指的是內耳管理平衡感的系統。這種疾病會同時造成眩暈和耳鳴，雪帕德可能會突然聽到左耳的嗡鳴聲，並感覺周圍的一切都在旋轉；在這之後是暈眩噁心，就像暈船一樣，有時甚至嚴重到令他嘔吐。一般認為，這種疾病是由於內耳的前庭系統在半規管中累積過多內淋巴液而帶來壓力，因此他服用了稱為丹木斯（Diamox）的藥物。丹木斯是一種利尿劑，會促進身體排除水分，可以降低內耳多餘的液體；但不幸的是，它在雪帕德的案例中並沒有發揮功用。對於在噴射機或太空梭上數百個小時的測試駕駛來說，要面對突如其來的暈眩、嘔吐或失去平衡，簡直是慘劇。

雪帕德就此被美國航空暨太空總署（NASA）禁足，得到一份坐辦公桌的工作，且很快便贏得了太空總署內脾氣最差職員的名號。當他的同僚一個個飛上太空時，雪帕德聽說有一項實驗性的治療或許能幫助他，而負責的外科醫生對於治療成效深信不疑。

在尼爾．阿姆斯壯（Neil Armstrong）飛向月球的幾個月前，雪帕德在洛杉磯接受了耳鼻喉專科醫生威廉．豪斯（William House）的手術。豪斯醫生從顳骨岩部[88]穿入微型矽管，引流出內耳中過多的內淋巴液；這樣的過程稱為**內淋巴引流術**，**理論上能降低前庭系統的壓力**。不過手術的細節並非重點，重要的是——手術後，雪帕德的症狀再也沒有發作過。

太空總署的醫生為他檢查後，同意他能繼續執行飛行任務。一九六九年五月，四十五歲的雪帕德重新成為太空人，開始接受阿波羅十三號任務的訓練；無奈因為年紀較長，他需要更多時間

87 內耳疾病，症狀是會突然眩暈、耳鳴、聽力減損，而且耳朵有腫脹感。症狀會持續二十分鐘到幾個小時，兩次症狀之間的間隔時間不一定，最後可能發展成永久性聽覺障礙。目前尚不清楚該症的成因，也沒有治癒辦法。

88 顳音同聶，顳骨是構成顱骨的骨頭之一，形狀扁平，位於顱骨兩側；顳骨岩部為顳骨的一部分，位於顱底，內藏聽覺器官和平衡器官。

才能調整好登月的狀態，於是只能向後延一個任務，即阿波羅十四號任務。事後證實，他的運氣很好，因為阿波羅十三號在飛行中出了問題，代替他出任務的太空人更說出不朽的名言：「休士頓，我們有麻煩了。」然而，一九七一年一月三十一日，艾倫．雪帕德終於得到了登月的機會。身為阿波羅十四號的指揮官，他得負責整個任務最困難的部分：在一九七一年二月五號，將登月艙「心大星」號（Antares，又譯心宿二）降落在月球的弗拉．毛羅環形山（Fra Mauro）。而這次降落，是所有阿波羅計畫中最精準的月球降落。

人體的位置和方位

醫生間如果想要有效溝通，那麼針對人體內的位置和方位，就得有精確的解剖學術語。為此，他們引用了大量拉丁文和希臘文詞彙，對於一般人來說幾乎無法理解。前側（anterior）和腹側（ventral，朝腹部）都指前方，而後側（posterior）和背側（dorsal，朝背部）都指後方。另外，頭側（cranial，朝頭部）意指向上，尾側（caudal，朝尾部）則是向下，還有外側（lateral）和內側（medial）。想要描述眼睛的位置，我們可以說：眼睛在鼻子的外側，在耳朵的內側，在嘴巴的頭側／上方。術語也可以合併使用，例如前內側（anteromedial）或後下側（posterocaudal）。

近端（proximal）和遠端（distal）代表距離身體核心的近或遠，因此手肘在肩膀的遠端，相對的在手腕的近端。還有上（superior 或 supra-）、下（inferior、sub- 或 infra-）、內（intra-）、之間（inter-）、相鄰（para-）、接近（juxta-）、之中（endo-）、之外（exo-）、後（retro-）、通過（per- 和 trans-）和周圍（peri-）。至於中心（central）和外圍（peripheral），就如同字面上的意思，在中心線上則是「median」。形容手掌側有兩個字：「volar」、「palmar」，如果拇指指向側邊，這就代表前側。腳底稱為「plantar」，手掌大拇指側稱為「radial」，小指側稱為「ulnar」，手背側是「dorsal」，這跟腳背是同一個字。

身體可依不同切面分成兩部分：矢狀面（sagittal plane）將身體分為左右兩半（如同箭將身體射穿，*sagitta* 是拉丁文的箭矢），冠狀面（frontal plane）將身體分成前後，橫狀面（axial plane 或 transverse plane）將身體分為上下。在內科、外科和解剖學中，左右永遠是從病人的角度來看（否則就得先指明你是從正面還是背面來看病患）。

太空人在降落時必須站著，才能靠著自身的平衡感，來感受登月艙在月球較弱重力中的移動。雪帕德在引退超過十年還能這麼做已經夠了不起了，更別提**內淋巴引流術的結果經過證實，**

其實根本只是安慰劑效應而已。

下述這個實驗就證明了這點：說起內淋巴引流術，重點在於移除乳突骨（這是耳朵後方的一小塊堅硬突起，也是顱骨的一部分），移除後外科醫生才能接觸內耳的孔道。有一群梅尼爾氏症患者接受這項手術的試驗，並抽籤分組——其中一半的患者接受了完整的內淋巴引流術，另一半則僅移除乳突骨（這個步驟不會對症狀產生影響），從外表完全無法判斷哪個患者進行了哪種手術。這些患者在術後要接受為期三年的測試，而無論是受試者或施測的醫生，都不知道誰進行了什麼手術。這樣的實驗稱為「雙盲實驗」，完整的說法是「雙盲隨機對照安慰劑實驗」。結果顯示，超過三分之二的患者症狀都有所改善，無論其接受的是真正的手術抑或是假的。

總的來說，我們很難判斷安慰劑效應對手術成功有多少貢獻，或許比我們想像的更多。幸運的是，多虧雙盲隨機對照安慰劑實驗，我們已經知道艾倫．雪帕德接受的這類手術，產生的純粹是安慰劑效應，於是進行的頻率越來越低。可惜過去的手術成果並沒有系統性的記錄，會發表的手術成果，通常都只描述了成功的個案，並未呈現大量患者的平均數據。如果外科醫生看到以前手術成功的案例，就會選擇動手術，卻**沒有具體研究其他所有動過相同手術的病例結果**——許多個世紀以來，放血這項只有安慰劑效應的治療方式，之所以是最常進行的外科手術，正是因為這個原因。

放血被當成了幾乎可以治療任何病的萬用藥：傷口感染、發燒不說，甚至連嚴重失血，也會使用這種違反直覺常識的治療。雖然有大量患者因為放血而死，但這種療法肯定曾對某些人有益，否則應該早就被捨棄了。然而，這種益處一定是安慰劑效應，因為目前醫學上並沒有確鑿的相關證據。換句話說，如果艾倫．雪帕德和他的醫生都相信放血，或許他就用不著動這麼複雜的內耳手術，照樣能在放血之後飛向月球。

執行放血的通常是外科醫生或理髮師（有刀具的人）。這項傳統很可能源自數千年前的驅魔儀式，古代的巫醫會將受害者切開，驅逐邪惡的靈魂（疾病）。古希臘人則會進行奠酒儀式——將紅酒灑在地板上的犧牲儀式——因此，放血的概念類似於犧牲儀式；失血會造成受害者昏迷，也讓人聯想到向神屈服的狀態。對於惡靈的迷信，一直到中世紀都還是放血很重要的元素，但在其後數個世紀中，外科醫生選擇了更理性的解釋：放血能使身體排除疾病或感染後「腐壞」的血液（這就是英文詞彙「惡血」〔bad blood，指感情嫌隙或仇恨〕的來源）。至於其中一種放血的方式，就是在上臂綁上止血帶，並切開手肘讓血液流出。

放血專用的刀具稱為「放血針」（fleam），**經過特殊設計，所以不會造成太深的傷口**。最常進行放血的位置是手肘內彎處，因為該處的靜脈很淺，就在表層下方；很不湊巧的是，在靜脈稍下方不遠處，即為手臂的主要動脈，因此外科醫生如果稍微切得深了一點，放血反倒會變成「浴血」。恰好位在兩條血管間的腱膜（扁平肌腱或者筋膜）因為或多或少提供了保護，故被稱為「*fascie grâce à Dieu*」，意指「讚美主」筋膜。

健康的身體只需要一天，就能用新造的血液彌補一次放血所流失的血液，但過了一個星期之後，身體儲存的鐵質就會幾乎消耗殆盡。醫學史中，與放血有關的部分令人不忍卒睹。我們當然無法責怪古代的醫生因為知識和了解不足，而無法治癒疾病或傷口；然而，只因為沒有更好的替代方案，就刻意製造出致命的傷口，未免太過荒謬。放血療法一直持續到十九世紀末，當它悄然走入歷史，或許是因為人們找到越來越多真正的治病方式，於是不再相信放血的好處，其安慰劑效果也隨之減弱。

然而，在放血被淘汰後，出現了更多現代認為是安慰劑效應的手術。在進步的十九世紀，法國生理學家夏爾－愛德華・布朗－塞加爾（Charles-Édouard Brown-Séquard）為自己注射了由天竺鼠睪丸調製成的藥劑，宣稱會有回春的效果。這類實驗奠定了內分泌學（研究荷爾蒙的醫學分支）的基礎，而醫生們開始給病患植入據說有回春效果的動物睪丸薄片，效果竟出奇的好。

現代也有許多手術或多或少都依賴安慰劑效應，包含切除懸壅垂[89]來緩解睡眠問題、切除靜脈曲張來治療不寧腿症候群（Restless legs syndrome，簡稱 RLS）[90]、用疝氣手術緩解慢性背痛、藉抗食道逆流手術來治療胸痛、植入脊髓刺激器來緩解長期疼痛、動陰莖血管手術來治療陽痿、以內視鏡鼠蹊部疝氣手術來治療鼠蹊部疼痛、藉腦部手術治療帕金森氏症，以及動手術治療網球肘等。

若想透過手術緩解找不出原因的長期症狀，好的結果通常是基於安慰劑效應，而非真正解決問題。對於找不出原因的症狀，醫學術語是「*e causa ignota*」或簡稱「*e.c.i.*」，這是拉丁文的「原因不明」。慢性腹部疼痛就是個可以用許多手術方式治療的好例子，即使引起腹痛原因不明。其中一項啟人疑竇的事實就是，**這些療法通常都是一開始效果最好**，因而引起風潮。新的似乎比舊的好，而創新通常意味著希望和保證。舉例來說，在一九六〇和一九七〇年代，很多人會選擇切除健康的闌尾來治療不明原因的慢性腹痛；在一九八〇和一九九〇年代，人們相信清除腹腔中的沾黏就可以治療疼痛。對於相同的症狀，現在則會切穿腹腔表面的淺層神經，已經不會再有人清除沾黏或切除健康的闌尾了。

外科醫生傾向於將任何觀察到的改善，都完全歸功於自己所採取的行動。他們或許會這麼說：「患者帶著問題來找我，我就使用了可能會有幫助的治療方式，讓患者不再有任何症狀，並滿意的回家。這都是我努力得來的好結果，但當然，一切都在預料之中。」這種基於過度自信的思考和行動方式，就稱為自利性偏差（self-serving bias）[91]。外科醫生真正應該做的，是在每次手術後問自己：患者之所以不再出現症狀是因為手術，還是其實並不相關？或許症狀會自行消失？或許症狀以後會再出現，但患者沒有回來找同一位醫生？唯一能判定治療真正效果的方式，就是必須先抽離外科醫生和患者之間一對一的醫病關係。

---

89 俗稱「小舌」，位在口腔最後面，軟顎後端呈圓錐形的肌肉。吃東西時會隨軟顎上升，有閉塞鼻腔通路的功能。

90 是一種強烈想要讓腿部移動的障礙，平常患者腿部有一種令人不快的感覺，這種感覺會隨著腿部移動而有所改善，而不適感可能是疼痛、刺痛或是蟲爬感，雙臂偶爾也會受影響。此症候群通常在休息時發生，因此可能使患者難以入睡。

91 一種心理學現象，即人們通常將自己的成功，歸因於自己的性格特質，自己的失敗則歸因於環境影響，對待他人時心態正好相反。

外科療法真正的價值判斷，只能透過客觀的觀察大量患者達成，這些患者除了**發生相同問題也接受過相同手術，而且手術最好是在不同的醫院，由不同的醫生進行**。在現代外科中，這樣的手術會根據結果，被編寫為國家或國際性的教材或守則，而且必須定期接受審查，因為新的患者族群可能會帶來新的觀點。

假如某項手術被證實只是安慰劑效應，即使許多患者能從中得益，也不值得繼續施行，因為手術的高昂開銷並不值得，手術本身也會帶來不必要的期待。更甚者，這樣的手術在許多案例裡一點效果也沒有，或只有短暫的效果；若真的有成效，往往只是因為症狀本來就會自然消失。

許多慢性症狀都會有特定的週期和節律，卻未必能找到解釋。當然，用假的療法欺騙患者也不是件好事。包含安慰劑手術在內的每一種手術，都有併發症的風險，即便是當代流行的趨勢，也不應該使用虛假的治療方式。

儘管特定手術已經被揭露是安慰劑效應，也得花上一段時間才會退流行。其中一個例子是運用關節鏡手術（微創手術）來治療膝關節疾病，其安慰劑效應在二〇〇二年時被揭露。這項手術因為患者反應良好而大受歡迎，但其實除了觀察和稍微清洗之外，並沒有真的對膝蓋做什麼。

為了加以實驗，美國休士頓的骨外科醫生布魯斯．莫斯利（Bruce Moseley）對許多患者施行了假的膝關節鏡手術。只見他在皮膚上切了三道小切口，接著在患者眼前把玩一系列的器材，並潑灑一些清洗劑到地上，讓一切盡可能的逼真。結果令人吃驚——運用關節鏡努力清理磨損的膝關節、磨平軟骨和半月板上的刮傷損害，對於緩解疼痛的效果和恢復關節功能，竟然都和假裝有動手術的差不多無效。然而，膝蓋的微創手術仍是世界上最常進行的骨科手術。一跛一跛的走向骨科診所，讓醫生看一看磨損嚴重的膝蓋，現在看起來其實和喝下聖水、在聖母面前點一根蠟燭，或是請理髮師幫忙放血沒什麼不同。我們只需要相信就好。

歷史上，曾經有十二個人登上月球：尼爾．阿姆斯壯、伯茲．艾德林（Buzz Aldrin）、皮特．康拉德（Pete Conrad）、艾倫．賓（Alan Bean）、艾倫．雪帕德、艾德加．米切爾（Edgar Mitchell）、大衛．史考特（David Scott）、詹姆斯．艾爾文（James Irwin）、約翰．楊恩（John Young）、查爾斯．杜克（Charles Duke）、哈里遜．舒密特（Harrison Schmitt）和尤金．塞爾南（Eugene Cerman）。在這些人之中，雪帕德年紀最長。想像一下，假如在動了內淋巴引流術之後，他的症狀仍在太空中發作，那麼他可能會嘔吐並嗆死在自己的頭盔中。在阿波羅十三號的事件後，這種狀況可能會讓登月任務畫下永久的句點。可惜我們無從得知雪帕德回到地球後，是否仍出現梅尼爾氏症的症狀。最後，他在一九九八年死於白血病。

第21章
遇到臍疝氣，外科醫師務必袖手旁觀

在外科醫生造成的傷害往往多於治療的那個年代，
唯一正確的治療方式是不要動手術，把疝氣推回腹腔中就好。
醫生藍比不應該什麼都沒評估就直接放血。

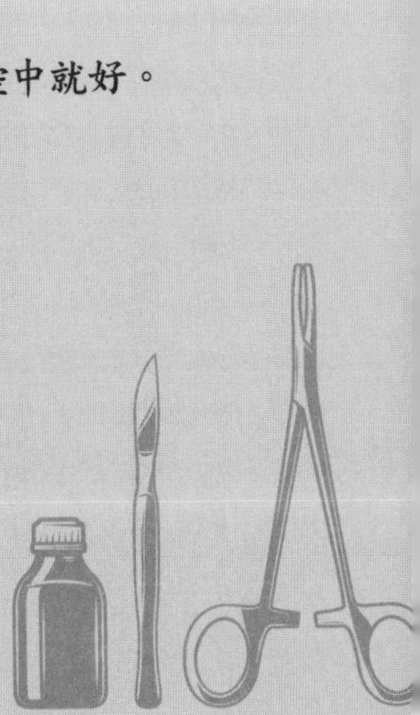

古希臘哲學家對於世界運作的看法，可謂相當一針見血。從一開始，他們面對科學時就依循著一個相當簡單的原則：沒有什麼是肯定的，一切總是在改變。在西元前六世紀，赫拉克利特（Heraclitus）[92]用「*panta rhei*」（一切都會流動）這個片語來表達這樣的概念——假如你看了一條河第二次，雖然還是同一條河，裡面的水卻不一樣了。

雖然外型不變，但有生命之物也會像流動的河流一樣持續改變。沒有人比醫生更清楚這一點。如果患者的症狀無法解釋，最好的治療方式就是等待。基於大多數的疾病都會自行消失，所以醫生們有足夠的理由等下去，請患者過幾天之後再來。最好的診斷方式，莫過於等著觀察疾病「流動」的模式；當然，關鍵在於知道終止等待的正確時機，並開始積極治療患者。

等待也是外科相當珍貴的工具，可以幫助診斷，並讓患者的健康狀況改善。這反映了外科醫生三種不同的治療方式：保守治療（不採用手術介入的治療）、預期性（觀察並等待，不進行治療）和侵入性（在病程發展中就手術介入）。如果很清楚自己在做什麼，那麼等待通常是明智之舉，卻很難說服受苦中的病人、關心的家屬和自以為是的同事，讓他們相信什麼都不做才好，畢竟大多數的人都無法接受外科醫生什麼也不做。然而，什麼都不做和採取任何行動一樣，都需要十足的勇氣。而決定外科醫生能力的，並不是行動的即時性，而是治療的結果；所以好的外科醫生必須熟悉每種疾病的病程，才不會等待過久，或是太早介入。

傷口感染的病程通常持續幾天，假如到時候仍沒有膿液形成，那就不會出現膿液。癌症的發展普遍來說是數個月，如果始終沒有腫瘤，代表打從一開始就沒有腫瘤。腸道吻合口滲漏（兩段腸子透過手術接合的部分）的病程是十天，假如沒有滲漏，那就不會滲漏。腿部動脈完全阻塞的病程是六個小時，如果大腿沒有壞死，那麼就能保存下來。小腸阻塞要好幾天才會破裂，因此我們可以安全的等一下；反觀大腸阻塞就沒有等待的餘裕了。不過，要是任何一段腸道的阻塞伴隨腸絞窄（strangulation，受壓導致血液循環有障礙），在幾個小時內就會造成生命危險，因為腸壁會缺血而壞死。

十八世紀的外科醫生約翰．藍比等了太久，才開始治療英王喬治二世的妻子卡羅琳皇后，因此他沒能注意到她病情一度好轉，深信自己還是得採取行動，而他的行動導致了患者的死亡。然而，無論是藍比或是十八世紀的任何人，都不知道皇后到底出了什麼問題，所以沒有人責備他，反而**因為他最終用手術刀劃開她的肚臍，將他冊封為騎士**。他們或許想著：晚一點總比什麼都不做好。

卡羅琳皇后將約翰．藍比稱為「蠢貨」。他是倫敦理髮外科公會（Company of Barber-Surgeons）的成員，當外科公會在一七四五年獨立成立時，他成了第一任公會長。這是史上第一個由真正的外科醫生組成的協會，往後會發展為地位崇高的皇家外科學會（Royal College of

92 古希臘哲學家，認為火是萬物的本原；相傳他生性憂鬱，被稱為「哭的哲學人」（Weeping Philosopher）。其文章只留下片段，愛用隱喻、悖論，致使後世的解釋紛紜，被後人稱作「晦澀者」（The Obscure）。

Surgeons）。雖然身為上流社會受人尊敬的精英，藍比本人卻一點也不優雅，相當粗魯笨拙，在外科生涯中的成就也乏善可陳。

布蘭登堡－安斯巴赫（Brandenburg-Ansbach，公國名）的卡羅琳來自貴族世家，嫁給漢諾威選帝侯[93]喬治・路易（George Louis，爾後成為大英帝國國王喬治一世）的長子喬治・奧古特斯（George Augustus，即喬治二世）。當安妮女王（Queen Anne）在一七一四年過世時，遙遠的漢諾威家族是皇室中唯一的新教徒子嗣。因此，老喬治和他的兒子及媳婦卡羅琳一起被送上一艘開往英格蘭的船，準備登基成為國王。抵達時，一家人突然發現自己身處於英國假髮最流行的時代中心，而這個時代依他們的姓氏定名為「喬治王時期」（Georgian Age）。

皇室家族彼此間講的是法語，而公開場合說的是帶著濃厚德國腔、幾乎難以理解的英語。喬治父子深受痔瘡所苦，個性粗魯、遲鈍而陰鬱；另一方面，卡羅琳公主卻和他們判若雲泥，不僅有趣、迷人、機智且美若天仙。她和身邊的侍女成了耀眼的時尚顛峰，她們所穿的任何衣服都引領流行，如曼圖亞（mantua）就是一種時尚，這是一種風格特異的絲質洋裝，臀部兩側都澎了一大塊，用鯨魚骨的支架撐起，不過因為實在太寬了，所以穿者在進門時都得側身。另外，她們的頭上都戴著很高的假髮，脖子和臉上用有毒的含鉛顏料塗了厚厚一層白色，嘴角再點上一顆黑色的美人痣。接著，她們會連著假髮和超大洋裝，被塞進單人的轎子裡，由兩位侍從抬著，在倫敦的各大舞會間趕場。不過待卡羅琳年紀稍長，就再也擠不進任何轎子或洋裝裡了。

一七二七年的夏天，喬治一世在前往德國奧斯納布魯克城（Osnabrück）的馬車上中風過世。

在荷蘭德爾登城（Delden）過夜時，他就因為路經漢諾威途中吃了太多草莓而消化不良，整個晚上都待在馬桶上。新的國王喬治二世和皇后卡羅琳等待這個位置已經十三年了，在所有等待的奢華歲月中，曾經美麗的皇后變得無可救藥的肥胖。雖然她真正的身材從未出現在任何肖像畫中，關於她壯觀雙峰的傳聞也終究言過其實，但她成為皇后時，已經因為身材太過龐大，無法獨立在床上翻身，必須由僕人在旁協助。她的丈夫納了一位情婦，正是她的頭號侍女；可無論這讓她多麼不開心，她依然愛著丈夫，丈夫也同樣愛她。

卡羅琳很可能並不以自己的暴食或身材為恥。更甚者，一般民眾可以購買門票，在星期日欣賞皇室夫妻用餐，看見臃腫的皇后狼吞虎嚥。然而，有個祕密只有皇后和她的丈夫知道——因為體重過重和多次懷孕（共計八名子嗣），在**么女路易絲公主**（Princess Louise）**出生以後，皇后的腹部中心就出現了一處腫塊**，而她會巧妙的用衣服加以掩飾。這個腫塊在醫學上的名稱是「臍疝氣」，有一天將成長到「巨大的尺寸」。沒有人知道到底長了多大，特別是患者本身就有肥胖問題，但臍疝氣的大小有可能和西瓜差不多。甚至於有些臍疝氣實在太大，會因為自身的重量而下垂到膝蓋，看起來就像被拉長的皮囊。

---

93 選帝侯（德語：Kurfürst，kur 意為「選擇」，Fürst 意為「諸侯」）意指七個有權力選舉羅馬人民的國王和神聖羅馬帝國皇帝的諸侯，擁有選舉皇帝權力的世俗國家稱為選侯國。

臍疝氣之所以產生，是因為**腸道或腹腔內部的器官，從肚臍處突出到腹腔壁的肌肉部分**。肚臍在出生後留下，直徑通常不到一公分，小到足以承受腹部的壓力。可是，假如腹部擴張超過一段時間（例如脂肪組織過多或數度懷孕），肚臍就可能變得脆弱而被撐大。這會使腹腔的內容物得以穿過擴大了的開口，久而久之，推出的東西會越來越多。

假如肚臍的開口仍持續擴大，突出的臟器就能在疝氣內保有足夠的空間，不會受到擠壓，而突起處雖然會造成不便，但只有在咳嗽、打噴嚏、發笑或伸展等腹腔壓力突然升高的情況下，才會產生疼痛感。患者躺著時，重力會使疝氣處的壓力降低，而臟器可以回到腹腔內原本的位置，**腹部的腫塊在患者站起身之前都會暫時消失，這種現象稱為「自動復位」**。然而，儘管臍疝氣會自動復位，卻不會自然消失；更多的腹部組織遲早會進入疝氣中，使症狀惡化，即使患者躺下也不會再消失，疝氣也不會再變小。假如更多的腹部內容物被推入其中，就可能造成壓迫，症狀是突如其來的劇烈疼痛和嘔吐。要是不減輕肚臍的壓力，疝氣部分的組織就會壞死，這稱為「嵌閉性疝氣」（incarcerated hernia），源自拉丁文「*incarcerare*」，意思是「監禁」，而其內容物會窒息壞死。嵌閉性疝氣的結果取決於窒息的組織種類、處置的外科醫生，以及最重要的：**處置的時間點**。

一七三七年夏天，卡羅琳兩次嚴重腹痛，但兩次都自行消退。十一月九日星期三，她再次經歷了強烈的痛楚，一直持續到她十一天後死去之時。這些日子裡，皇后寢宮附近的大小事，都翔實記錄在副宮務大臣兼皇室密友約翰・赫維男爵（Lord John Hervey）的回憶錄中。皇后的疼痛既強烈又難以忍受，而且伴隨著嘔吐，但她堅持每天晚上仍要依慣例出現在會客室。某日夜晚，她持續嘔吐，沒辦法靜靜躺著，一下子就把醫生開的薄荷水和藥草吐得一乾二淨。皇室外科醫生約翰・藍比隨後受召進宮，而他採取了最極端的療法：給卡羅琳飲用威士忌，並立刻放血十二盎司（約三百五十五毫升）。

接下來一整天，藍比忙得焦頭爛額。見皇后沒有絲毫好轉，他又替皇后放了更多血。接著，他得照顧卡羅琳的女兒，因為她在母親的病榻旁哭了太久，竟開始流鼻血。藍比對公主的治療，也是毫不猶豫選擇放血，而且保險起見還放了兩次；與此同時，皇后則飽受各種醫生不同治療的折磨。雖然沒有人知道問題是什麼，但他們還是在她的腳上引起水泡（古時候有種「水泡療法」，會利用具刺激性的東西來促使水泡生成，以這般劇烈的疼痛緩解疾病的痛苦），並逼迫她喝下瀉藥來清腸胃。他們說這是一種「胃病」，其中一位醫生還因為暗示皇后可能好不了，而挨了國王一巴掌。

到了星期五早上，皇后又接受一次放血，但疼痛仍舊不止，她也把所有勉強吃喝進肚子的東西吐個精光。星期六，國王再也無法忍受，繼而把妻子的祕密吐露出來——他違反妻子的意願，**將她隱瞞了超過十三年的臍疝氣告訴藍比**。那是皇后發病的第四天，總算要檢查病灶了。藍比觸診了她的腹部，並立刻找來兩位同業，其中一位是將近九十歲的皇室外科醫生布西爾（Busier），另一位是城裡年輕許多的外科醫生約翰・西普頓（John Shipton）。三人照顧卡羅琳皇后時，喬治二世著手整理妻子的財產，所有人也終於嚴肅看待整個情況。

布西爾建議擴大手術的範圍，切開臍疝氣深處，將出現絞窄狀況的臟器推回腹內。這顯示出年邁的布西爾仍保有外科醫生的敏銳心智，但他顯然領先時代太多，不僅藍比反對他的意見，連西普頓也站在藍比那邊，希望再等一陣子。

隨著日子一天拖過一天，患者的疼痛不斷加劇；然而，藍比在某天傍晚提出了令人費解的折衷建議：可以開刀，但深度不能超過皮膚（手術範圍局限於表層）。六點左右，三位十八世紀的專業外科醫生圍繞著勇敢皇后的病榻，準備藉著燭火開始動手術。倒是皇后習慣睡在五層床墊上，這一定讓手術格外疲憊，因為三位醫生不只得在床墊上彎腰，還得面對皇后龐大的體型，藍比的外套甚至都被汗水浸溼了。

就像三位面對大體解剖的醫學生，他們切開了腫脹臍疝氣的皮膚，努力想把已經看得很清楚的臟器，推回皇后的腹腔內。這大概是皇后一生中最痛苦的時刻，但所有的努力都是徒勞，結果反而更加悲慘：這位英國最重要的女性現在不只有絞窄性臍疝氣，還有一道又寬又大的傷口。

雖然三位外科醫生對於這恐怖的情況會如何終結，無不感到憂心忡忡（他們的擔心不是毫無根據的），但他們忽略了皇后病情的好徵兆。假如真的是嵌閉性疝氣，卡羅琳根本不可能撐過那漫長的五天，壞死的腸壁一定會在幾個小時內，就讓死去細胞的毒性物質、消化液和腸道的內容物，都流進血液中。這會造成一連串災難性的生化連鎖反應，而提升的酸性會迅速破壞皇后體內的所有系統，她頂多撐個兩天就不錯了。但在十一月十三日星期日，卡羅琳還清醒的活著，甚至能回應床邊陪伴的人；由此看來，**她臍疝氣裡的應該不是臟器，而是其他東西**。

酸

人體內有各式各樣的系統，要相互合作才能使生命存續。新陳代謝、呼吸、凝血、免疫系統、消化、腺體所生產的體液和荷爾蒙、營養的吸收、毒性廢物的排除、血液循環、肌肉運作、大腦思考、細胞分裂、組織生長、水分管理、礦物質分配，以及各式各樣的其他功能，都必須彼此依賴才能順利運作。為此，身體必須創造出穩定的適當環境，才能讓各系統處於最佳狀態。

我們的體溫得維持在攝氏三十七度左右，理想的酸鹼值（pH值）是七·四（比純水再偏鹼性一點）。**我們的新陳代謝和呼吸都會燃燒卡路里，生成酸性廢物**，包含乳酸和二氧化碳；**多餘的酸性物質會透過腎臟和吐氣過程，從血液中移除**。壞死組織和細菌生產的毒素也是酸性的，若患者出現嚴重感染或細胞正在壞死，呼吸就會越來越急促，藉由排除更多二氧化碳（吐氣）來中和體內酸性。假如患者因為過度疲憊而無法再排出二氧化碳，血液的酸性就會提升到致命的程度，稱為酸中毒（acidosis）。這對人體的每個系統都會造成即刻的危險性，隨著系統遭破壞，血液的酸性會繼續提高，如此不斷惡化直到死亡降臨。

在腹腔內的腸道前側，掛有一個稱為大網膜（greater omentum）[94]的大型組織，這在肥胖的人身上特別明顯。網膜通常是腹腔壁和腸道間的一層薄膜，但嚴重肥胖者的網膜上，會積累許多脂肪組織。由此觀之，皇后臍疝氣中的可能不是腸子，比較像是大網膜。不同之處在於，絞窄的大網膜雖然很痛，危險性卻較低，因為比起壞死、腐爛的腸子，壞死的脂肪細胞對患者較沒有生命威脅。

手術隔天是星期日，醫生們照料著皇后作痛的傷口。他們在白天的光線下看得比夜晚的燭光更清楚，於是猛然注意到**疝氣深處壞死的脂肪組織**。在當時，任何傷口中如果發現壞死，通常都代表患者很快會因為壞疽而過世。因此，皇后雖然沒有比前一天痛苦，也沒有出現其他大限將至的跡象，三位醫生還是確信她只剩幾個小時可活。國王於是被請到床邊做最後的道別，悲不可遏的他發誓會向摯愛的妻子永保忠誠，就算妻子苦勸他再婚也堅決不肯。喬治二世一邊抽泣著，一邊說出千古名句：「Non, j'aurai des maîtresses.」（不，我會找一位情婦。）而卡羅琳嘆息著回應：「Ah! Mon Dieu! Cela n'empêche pas!」（我的天，這不一樣！）

外科醫生們繼續努力。當他們把壞死的組織切除，卻又一次忽視了好的徵兆：傷口中並沒有糞便，代表他們切除的不是腸子。眼看外科醫生們面對患者和其摯愛的情緒時，態度冷淡到令人不齒，副宮務大臣赫維男爵越來越焦躁不悅。才幾個小時之前，他們宣告皇后瀕臨死亡，而現在皇后還活著，他們卻好像絲毫不覺得自己有錯。**臍疝氣中壞死的組織對皇后沒有立即影響**，在接下來的幾天中，她還接見了總理和主教；然而，她的確越來越虛弱，且時不時就會嘔吐，以至於沒辦法吃進任何食物。外科醫生們每天都替她動手術、照護傷口、切除壞死的組織、把手指伸進去用探針檢查，而這種種流程當然沒有任何麻醉（第 10 章提過，第一次全身麻醉手術發生於一八四六年）。期間，年邁的布西爾還因為蠟燭太接近頭部而燒到假髮。報紙鉅細靡遺的報導了所有可怕細節，使皇后的病症就這麼成了大眾爭辯的焦點，套一句赫維的話來形容就是：「彷彿她是在（皇宮）大門前被支解了。」

一直要到十一月十七日星期四，腸子終於出現穿孔，皇后的情況才真正開始惡化——嘔吐的頻率增加了，大量的糞便突然開始從傷口湧出。當穢物不斷從皇后的腹部冒出，不只浸溼床單更擴散到臥室地板，由於惡臭實在太過難當，他們不得不打開所有窗戶。之後皇后又撐了三天，終於在一七三七年十一月二十日星期日的晚上十點過世，享年五十四歲，死狀極度汙穢悲慘。

用現代的知識該如何解釋皇后的病情呢？最重要的線索是她不尋常的病情發展。一開始，她出現了腸阻塞（小腸），這雖然符合嵌閉性臍疝氣中小腸絞窄的症狀，但小腸的穿孔一直到八天後才出現，所以不可能是絞窄造成的，否則早在幾個小時內就該發生。或許是腸阻塞持續太久，累積的壓力太高，使得小腸像氣球一樣爆破。**然而，外科醫生在皇后腹腔深入造成的破壞，更可能是元凶**。在每日手術期間，要在皇后已經承受壓力的腸子弄出破洞，一點也不難。皇后不斷嘔

94 哺乳類胃背部腸繫膜（胃繫膜）從胃與腸之間向前膨出，在腸的前方下垂形成皺襞。又稱為大胃繫膜。

吐這一點，說明了小腸阻塞的可能性非常高。她的小腸可能和大網膜一起堆積在肚臍處，但沒有發生絞窄。如果大網膜被拉扯壓擠到小腸，那麼阻塞也有可能源自腹部更深處。

無論是哪一種情況，在外科醫生造成的傷害往往多於治療的那個年代，唯一正確的治療方式是**不要動手術，把疝氣推回腹腔中就好**。藍比不應該等那麼久，第一天就要堅持檢查病人，而不是什麼都沒評估就直接放血。接著，他應該用攤平的手掌為腫塊溫和的施加壓力至少半小時，試著把一部分的疝氣推回去。他這麼做甚至不是為了挽救疝氣壞死的部分，因為疝氣顯然沒有對女王造成性命威脅，而是要解除小腸的阻塞。然而，一旦他動刀了，一切的希望也隨之破滅。

十四年之後，一七五一年十二月十九日，歷史又在丹麥重演。卡羅琳的么女路易絲嫁給丹麥國王，成為丹麥皇后。她和母親一樣身型肥胖，且二十七歲懷孕時，也罹患了嵌閉性臍疝氣，儘管外科醫生們同樣努力搶救，仍無濟於事。在和母親一樣噁心悲慘的情境中，她英年早逝，得年二十七歲，而且一屍兩命。

雖然外科生涯一開始就遇到波折，約翰・藍比卻自我感覺非常良好。他在一七四四年出版了《槍傷治療法》（*The Method of Treating Gunshot Wounds*）一書，描述自己在英國軍隊擔任軍醫官時的光榮時刻，其中一項英勇事蹟，是治療了喬治二世和已故皇后卡羅琳的么子威廉王子（Prince William）。威廉王子有「屠夫」的稱號，和父親在奧地利王位繼承戰爭期間的德廷根戰役[95]中，並肩對抗法國人，這是英國史中最後一次由國王御駕親征。彼時威廉被火槍打中，砲彈貫穿他的小腿，留下了「和雞蛋一樣大」的傷口。藍比立刻衝上前幫助嚴重失血的王子，並拔出他的刀。如今，明智的外科醫生都會割開士兵的褲管來評估傷口，用褲管做成臨時的加壓綁帶來止血，並盡快將士兵帶離混亂的戰場；不過，藍比的刀卻拿來做了別的事——王子倒下後，他在王子的手臂上劃出一道傷口來放血，而且就在戰場正中央，耳畔還有火槍砲彈飛來飛去。他替王子放了超過半公升的血，彷彿嫌王子腿傷的失血還不夠一樣。在戰地醫院裡，他用麵包和牛奶當敷料照護王子的傷口，又替王子放血兩次。雖然歷經了這一番折磨，王子仍活了下來，這讓藍比感到既光榮又鬆了一口氣。

但在那之後，藍比運用這種荒謬的醫療方式，就沒那麼好運了。他在試圖移除英國首相羅伯特·沃波爾（Robert Walpole）[96]尿道中的膀胱結石時也放了血，因為他想不出除了放更多血之外的做法，儘管患者已經大量失血、瀕臨死亡了。

---

95 發生於一七四三年六月二十七日，是直至現今為止，最後一次由英國國王親自率軍戰鬥的戰役；英軍與漢諾威、黑森等「國事遺詔軍」（Pragmatic Army）共三萬五千人，打敗了由阿德里安·莫里斯（Adrien Maurice）率領的兩萬六千名法軍。

96 英國輝格黨政治家，羅伯特·沃波爾爵士（Sir Robert Walpole）是他在一七四二年辭職退仕以前，更為人所知的名稱。有鑑於他在內閣所施加的影響力（他事實上也是內閣的掌權者），後人普遍認為他是英國歷史上第一位首相，儘管「首相」一銜在當時並沒有得到法律的官方認可，也沒有在官方場合使用。

第22章

回復原狀的概念，來自清楚看過自己腹腔的每一層

巴希尼手術的基本概念，就是在移除疝氣囊之後，修復腹壁原本的結構，
這意味著不只要知道腹壁正常時的結構，
也要知道鼠蹊部疝氣造成了什麼變化。

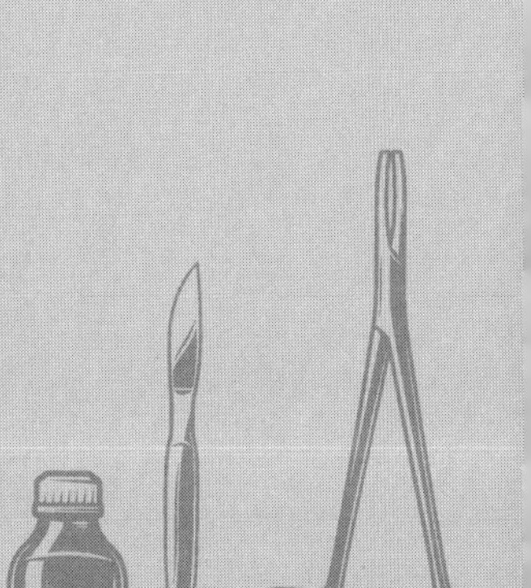

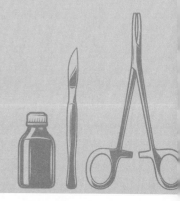

醫學、解剖學和外科充分應用了「名祖」的概念，也就是以第一個發明或發現特定器材、身體結構、症狀、疾病或手術方法者的名字來加以命名。義大利的名祖名詞無疑是最有意思的，舉例來說有：弗諾奇托牽開器、明加齊尼檢驗、多納提縫合法、思科皮納羅手術、孟氏骨折、歐迪氏括約肌、莫爾加尼尿道陷窩、帕基奧尼顆粒（蜘蛛膜顆粒）、斯卡帕筋膜、伐氏操作、巴希尼修復術……。

人類首次對人體的運作發展出比較真實的認知，正是在義大利，更精確的說是在義大利的帕多瓦（Padova，位於義大利北部）。十六世紀時，那裡有一位來自比利時布魯塞爾的男子，名叫安德列斯・馮・韋策爾（Andries van Wezel）。他打破了千年來盲從古書中智慧的傳統，開始解剖屍體，試圖自己找出真相。在一五四三年的著作《人體纖維》（*De Humani Corporis Fabrica*）裡，韋策爾（他拉丁化的名字安德雷亞斯・薩維里〔Andreas Vesalius〕比較廣為人知）不只呈現了人體的結構，更證實所有古書中流傳上千年的知識都充滿謬誤。

兩百年後，在同一座城市的同一間大學裡，喬瓦尼・巴蒂什・莫爾加尼（Giovanni Battista Morgagni）也重複了同樣的事，但這次聚焦在罹病的人體上——他是第一個在病患活著時觀察並記錄病程、過世後解剖屍體找出問題的人。他一七六一年的著作《解剖調查疾病成因》（*De Sedibus et causis morborum per anatomem indagatis*）也和薩維里一樣成功。多虧了他們兩人，醫學發展才能立基於事實而非傳統。

然而，醫學的發展中心接著就轉移到其他國家。義大利的內政受到許多境外勢力的影響和干預，甚至在義大利半島引發許多戰爭。我們現在所認識的義大利，要到一八七〇年才出現，在那之前，義大利只是許多獨立王國和共和國的統稱：南方是法蘭西帝國的一部分，中部是由教皇統治的教皇國，北方則分割為數個小國，分別受到不同國家掌控。這些分裂的部分之所以能統一，有部分要歸功於游擊戰士朱塞佩．加里波底（Giuseppe Garibaldi），他率領了一支民族主義者組成的小型部隊，對抗法國和教皇。法國在對德國的戰爭中亟需人力，很快就撤軍了，但教皇成功的撐了三年，一八六七年甚至在羅馬戰勝了一小群自由鬥士。

一八六一年，教宗庇護九世呼召世界各地的天主教徒前來為教皇國而戰，聽命而來的人會被分派到稱為「教皇兵團」（Papal Zouaves）的軍事單位。有一位教皇兵團的士兵用刺刀，刺中了加里波底軍隊成員的右側鼠蹊部。這位不幸的自由戰士名叫艾德華多．巴希尼（Edoardo Bassini），二十一歲，才剛從醫學院畢業不久，就加入民族主義的行列成為步兵；其叔父和加里波底並肩作戰，成了民族英雄。在英勇的凱羅利（Cairoli）兄弟[97]帶領之下，巴希尼和他的七十位夥伴進入羅馬的範圍，已經可以在遠方的地平線上看見聖伯多祿大教堂的圓頂。一八六七年十月二十三日傍晚，雙方在距離台伯河幾公里的葛羅里別墅果園交戰時，教皇兵團有三百人，

97 指的是凱羅利家的兄弟恩里可（Enrico）和喬凡尼（Giovanni），兩人皆是義大利愛國者。最後在教皇國軍隊包圍及進攻下，喬凡尼重傷、恩里可死亡。

占了人數上的優勢。這場衝突持續了約一小時，使得反抗教皇國的行動暫時中止，後世稱為「葛羅里別墅之役」。

年輕的艾德華多．巴希尼就這麼躺在羅馬附近的一顆杏樹下，頭上是秋天的太陽，鼠蹊部則有個淌血的傷口。或許醫生用手指檢查了他受傷的嚴重程度，發現血流得不算多，但傷口很深，穿透了他的腹部肌肉。這讓他能**清楚看到他腹腔壁的每一層，甚至能一一感受到**。應該就是在這樣的時刻，樹下的他突然浮現一個想法，使他日後名留千古。

之後，巴希尼成為戰俘，在守衛的監看下於帕維亞大學附設醫院接受治療，醫生是前外科教授路易吉．波塔（Luigi Porta）。傷口在右下腹部，已經開始滲出糞便。巴希尼出現了危及性命的腹膜炎，但他的體溫在幾天之後下降，傷口流出的糞便也逐漸減少——刺刀顯然刺穿了他的盲腸，這是位於大腸前端的袋狀構造。假如傷口再低一點，就會傷到腿部的大動脈，而他大概在樹下就會失血至死；假如傷口再高一點，則是傷到大腸，他同樣無法撐過腹膜炎。不過他可說是極其幸運，不但傷口恢復順利，更在幾個月後重獲自由。

失去戰鬥意志後，巴希尼重拾對外科手術的興趣，決定再深入學習。他拜訪了同時代所有偉大的外科醫生，比方說維也納的西奧多．比爾羅特、柏林的貝納爾．朗根貝克（Bernhard von Langenbeck）和倫敦的約瑟夫．李斯特。回到統一後的義大利，他在莫爾加尼和薩維里的城市成了帕多瓦大學的教授。一八八七年，他發表了外科超過三千年都沒有人能解決的難題，也就是鼠蹊部疝氣的基礎治療方式。

鼠蹊部疝氣是經常影響人類的病症之一。西元前一一五七年過世的法老拉美西斯五世（Rameses V，古埃及新王國時期第二十王朝的第四任法老）的木乃伊上，就可以發現鼠蹊部疝氣的明顯跡象。有二五％的男性和三％的女性，在人生中會罹患鼠蹊部疝氣，其成因是左下和右下腹腔壁先天的結構較脆弱。腹腔壁由三層相疊的肌肉組成，這從一片培根上就可以清楚看出來，而三條肌肉由內到外分別是腹橫肌、腹內斜肌和腹外斜肌。這三層肌肉在身體的兩側都各有一個洞，三個洞合起來會形成一條通道，稱為鼠蹊管。

男性出現疝氣的機率之所以高於女性，是因為**男性在出生之前，睪丸已經通過鼠蹊管，從下腹進入陰囊**。這會減弱鼠蹊管承受腹腔高壓的抗力，在某些案例中，男嬰出生時鼠蹊管就已經相當脆弱，以至於年幼時就出現鼠蹊部疝氣。然而，疝氣也能承受壓力長達數年才破裂，這就是為什麼鼠蹊部疝氣最常出現於孩童或老年人身上。

腹壁上使得臟器能突出的脆弱部分稱為「疝門」（hernia gate）。鼠蹊部疝氣在英文中有時也使用「rupture」（破裂）這個字，但其實這具有誤導性。腹壁的裂口只與疝門有關，而這本身不是問題；鼠蹊部疝氣唯有在腹腔的內容滲漏出裂口時，才會引起併發症和不適。漏出的腸道仍然由腹膜包覆，稱為疝氣囊；通過疝門（鼠蹊管）的疝氣囊突起，除了外觀肉眼可見之外，也可以從鼠蹊部上方的皮下腫塊感覺到。當患者平躺，疝氣囊和腸道就會回到腹中，腫塊也會消失。和臍疝氣的情況一樣，腸道可能會卡在疝門處發生絞窄，造成危險的鼠蹊部嵌閉性疝氣。

疝氣

疝氣的英文「hernia」來自拉丁文，原意是破裂。雖然這個字含有破裂和裂痕的意思，但醫學術語中的裂縫會用「fissure」這個字，**疝氣專指有物體穿透出的裂縫**，這兩種狀況完全不同。脊椎的椎間盤可能會出現裂痕，而其柔軟的核心（髓核）會突出，這種情況就稱為「hernia nuclei pulposi」（髓核突出），或是椎間盤突出。

如果突出處壓迫到從脊髓向外傳導的神經根部，就會對該神經連接部位造成放射痛。假如狀況發生在背部，痛感就會傳向腿部；假如發生在頸部，則會傳向手臂。第二種疝氣形式，是腹膜突出於腹壁的破裂處或較脆弱的部分。在臍疝氣的案例中，脆弱處就是曾經連接臍帶的肚臍；在橫膈膜疝氣中，是食道通過橫隔膜的位置；在切口疝氣中，是過去留下來的傷疤；在股疝氣中，是血管從腹部進入腿部的孔洞；在鼠蹊部疝氣中，則是鼠蹊管，即男性睪丸進入陰囊的通道。這也就是為什麼，鼠蹊部疝氣在男性間較為常見。

在巴希尼之前，鼠蹊部疝氣的治療都聚焦於疝氣造成的結果，而非疝氣的成因；換句話說，焦點是突出的疝氣囊而不是疝門。美索不達米亞、古埃及和古希臘，早已有將鼠蹊部疝氣壓回體內的綁帶；而羅馬到中世紀以後，會透過手術治療鼠蹊部疝氣。手術的第一種方法是從外側用熱鐵燒灼疝氣的腫塊，然而，這種近乎不人道的治療法到底有什麼好處，卻是不得而知。之所以這麼做，或許只是因為這療法記載於超過一千年前、阿爾布卡西斯（Albucasis，阿拉伯外科醫生）的著作中。

第二種方法則是真正的手術，早在西元前就已經出現，過程包含切開腫塊，將疝氣囊取出，再加以扭轉並縫合封口。十四世紀時，法國外科醫生蓋·德·肖利亞克（Guy de Chauliac）喜歡用金線動這種手術，而睪丸通常會在術後壞死。罹患嵌閉性鼠蹊部疝氣的患者則會被倒吊，再切開腫起處，如此一來，就更容易將疝氣內容物推回體內；只是嵌閉的臟器一旦出現絞窄，患者往往難逃一死。

十九世紀時，隨著外科醫生的衛生觀念提升，患者也能接受麻醉，手術方法也隨之改善。不過，巴希尼之前的醫生都限制自己在不治療疝門的情況下，僅僅移除疝氣囊，因此，短時間內復發的風險依然存在。

巴希尼領悟到疝氣囊並不是病因，而是結果。他聚焦在成因上，也就是結構較脆弱的部分，並且花了數年時間研究鼠蹊管的每一層。巴希尼手術的基本概念，就是在移除疝氣囊之後，修復腹壁原本的結構，這種不只解決問題、也修復回正常狀態的概念，在外科中可說是一大突破。

然而，**如果想要修復回原狀，就必須先確切知道原本是什麼樣子**。這意味著不只要知道身體正常的樣子（也就是腹壁正常時的結構），也要知道鼠蹊部疝氣造成了什麼變化。因此，巴希尼選擇在帕多瓦實驗可說是幸運的巧合，因為薩維里在此**奠定了人體正常構造的基礎解剖知識**，莫爾加尼則記錄了不正常的狀況。巴希尼在一八八九年，將他的手術方法描述為「完全修復鼠蹊部疝氣的新手術方式」。

這就是他革命性的想法：把腹壁所有不符合正常結構的部分切開，重新縫合建構回正常的模樣。當他躺在樹下時，絕對可以從穿透每一層的刀傷感覺到，要這麼做比想像的難多了。他當時肯定就了解，為了整體的維繫，每一層都扮演著各自的角色，因此在治療鼠蹊部疝氣時也必須用不同的方式修復。

雖然**腹壁一共分成七層**，但巴希尼發現它們**可以區分為三種不同的功能單位**，並在腹壁中扮演獨特的角色，所以在治療時必須個別處理——首先是保護性的外層，由皮膚、皮下組織和腹外斜肌組成，這一層對於腹壁的堅固性並沒有影響，無法有效承受腹腔內部的壓力。在保護層下方的是肌肉層，由腹內斜肌、腹橫肌和腹橫筋膜（又稱第二腹膜）組成。肌肉層必須能獨力承受腹部內的壓力，因此是疝氣問題的關鍵。最下方的則是疝氣囊，由腹膜所形成。疝氣囊和最外層一樣，對於腹壁的堅固性沒有幫助。

在鼠蹊部疝氣的案例中，疝氣囊從肌肉層突出，形成僅由保護層包覆的腫塊。巴希尼首先切開破裂腹壁的每一層（保護層和肌肉），然後用堅固的絲線縫合肌肉層。這就像對付襯衫鈕釦爆開、肚子從大衣下方露出來的胖子那樣，試圖把釦子重新扣好，把肚腩塞回襯衫裡。巴希尼一共記錄了兩百六十二場手術，患者全都恢復良好。

不幸的是，巴希尼的修復方式並不足以治療嚴重的疝氣。在許多案例中，重要的肌肉層已經被鼠蹊部疝氣大幅削弱，無法再用於重建過程（換句話說，就像胖子的襯衫太小了）。若是如此，就必須提供額外的補強；雖然嘗試過金屬線、橡皮和尼龍，但身體無法承受這些材料，而且很容易就會斷裂。最終，**解答出現在太空旅行**，因為太空旅行使用的原料，都必須符合高規格的要求——用來替人類駕駛的太空船減速的降落傘，是由**聚乙烯製造**，可以承受極大的力量。這種原料若沒有用來生產兩項重要產品，或許早已經走入歷史。

一九五七年，聚乙烯被製成呼拉圈；一九五八年，外科醫生法蘭西斯・屋希爾（Francis Usher）用聚乙烯編成的網膜，來修復鼠蹊部疝氣。疤痕組織會使這種人工材料和周圍的組織結合在一起，恢復原本的堅固程度。屋希爾將網膜放在腹壁的深處，在疝氣囊和肌肉層之間，就像胖子放棄了襯衫上的鈕扣，又穿上一件堅固的內衣。

巴希尼給了外科手術第二個目標——如今，**手術不只要解決問題，也要盡可能的回復原本的狀態**。治療鼠蹊部疝氣的下一個轉捩點，同樣影響了整個外科的發展，而做出貢獻的是在美國經營私人診所的艾爾文・利希滕斯坦（Irving Lichtenstein）醫生；診所名叫利希滕斯坦疝氣治療機構，位於洛杉磯比佛利山莊的日落大道上。他改良了巴希尼的手術方式，用來治療鼠蹊部疝氣的患者，但最特別的地方是，其患者**只進行局部麻醉**，**最後一針縫完就能從手術檯上自己起身**，直接回家。這可是真正革命性的概念。待他在一九六四年發表了自己的治療方式，所有外科醫生都大感震驚，因為一直到那之前，患者在動完鼠蹊部疝氣修復手術後，都得在病床上躺好幾天，甚至好幾個星期。

從本質上來說，利希滕斯坦和巴希尼的想法其實可說是相通的：在解決問題後，盡快回復正常狀態。巴希尼說的是腹壁的正常狀態，利希滕斯坦說的則是患者的整體狀態。這意味著不躺在病床上等待，而是返家回歸日常生活：走路、吃飯、喝水、洗澡、工作等。事實證明，鼠蹊部疝氣手術後根本沒有理由躺在床上。

如今，我們知道許多手術後不只可以走動，走動甚至能減少併發症產生。二〇〇四年，亨利克・卡拉特（Henrik Kehlet，丹麥醫生）證明這項原則在大型內臟手術後也適用，再次震驚了全球各地的外科醫師。卡拉特將加速復元的手術稱為「快速康復外科」（fast-track surgery）[98]，結合了**盡快離開病床、盡可能的正常進食飲水、服用好的止痛藥和「短暫休養」，只住院一、兩天就出院**。

二〇〇四年之前，外科醫生基本上禁止動了腸道手術的患者，在排氣之前吃任何東西。我們澈底清空患者的腸道，不斷點滴輸液，讓患者不需要喝水，並且裝上導尿管，使患者可以躺在床上，無須起身上廁所。患者會住院至少兩週，期間如果出現奇怪的併發症，例如腸道突然停止運作、肺部積水、褥瘡、壓力性潰瘍或腿部血栓等，也沒人會驚訝。二〇〇四年後，腸道不再需要清空，患者在手術後幾個小時就會拿到一個三明治。醫生改只進行最低程度的點滴輸液，這樣患者才會感到口渴想喝水，也才能盡快離開病床，上廁所時更不再需要導尿管。快速康復的概念現今已被各種類型的手術採納，從鼠蹊部疝氣修復到髖關節置換都是如此。

鼠蹊部疝氣的治療就這樣一步步發展，且還會有最終的一步。巴希尼被刺刀刺穿了腹壁所有肌肉，雖然治療這麼深的傷口一定極度痛苦，但年輕的巴希尼也因此領悟到，治療鼠蹊部疝氣也得切穿這麼多層才行。若不是這樣的經歷，又怎能有這種體悟？當然，無論是巴希尼的手術或往後使用網膜的方法，都有個嚴重的缺點：手術傷口可能會造成長期的疼痛，就像是刺刀的傷口一樣。不過巴希尼過世的一個世紀以後，這個問題也解決了——網膜的重點是必須放置在腹壁層正確的位置，即腹膜之上、肌肉層之下。無論是正面切開很大的傷口，或是繞一點路，對結果都沒有影響。

多虧了腹腔鏡手術，如今已經可以通過肚臍做微創手術，從內部安裝人工網膜來補強腹壁，不再需要像以前那樣切穿七層腹壁。雖然微創手術無法進行局部麻醉，但拜快速康復概念所賜，這也未必是缺點。在全身麻醉後，患者一樣可以在手術當天輕鬆返家。鼠蹊部疝氣修復手術是現今最常進行的外科手術，而以腹腔鏡安裝網膜，再加上快速康復的概念，就是最好的進行方式。

98 直譯為「快車道手術」，另一個用詞為Enhanced Recovery After Surgery，簡稱ERAS（怡樂適），意指術後加快康復或快速復原，目標為無痛與安全的手術過程，促進術後復原及降低併發症的發生率。

第23章

併發症，外科醫生的最大惡夢

併發症絕對不等於錯誤，除非外科醫生在手術中採取了不正確的行動，
才能算是手術過失。假如手術按照規章進行，但仍然出問題，
就會被稱為併發症而非過失。

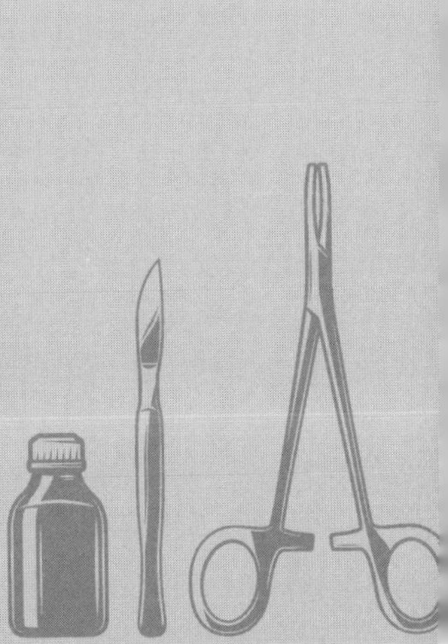

馬爾康．派瑞正在值班。他是美國達拉斯的年輕外科醫生，兩天前才經歷了短暫外科生涯最糟糕的時刻。他拚了命想拯救約翰．甘迺迪總統的性命（參見第 2 章），但狙擊手的子彈造成的傷口毫不給他希望──甘迺迪在他的手下死去，而整個國家的注意力彷彿都對準了他。

他沒有逃離鎂光燈，也沒有請假或和同事換班，只是繼續工作，因此，兩天後的一九六三年十一月二十四日星期日，他仍是當班的外科醫生。一位矮小奇特的男子被送進和甘迺迪總統同一間急診室，這人據說是暗殺總統的凶手，他因為被槍擊（目擊者說他被一發子彈擊中），在救護車抵達醫院時已經失去意識。呼吸管從他的嘴巴插進氣管，而他同時接受輸血和輸液。

從外表就可以看見一個彈孔，在男子左胸下半部。其胸口的左肺位置放了胸腔引流管，但沒有血液流出來；至於胸膛的另一邊，也就是右後方的位置，因為他很瘦小的關係，可以輕易感受到皮膚下方卡著一枚子彈，該子彈穿過了上腹部。男子仍有虛弱而急促的脈搏，一分鐘一百三十下，卻已經量不到血壓。他很快的被送進手術室，三位外科醫生立即努力拯救他的生命。

美國的每一個人都坐在電視機前，他們看著已故甘迺迪總統的棺木，被送回首府華盛頓的國會大廈，準備在那裡接受人民的瞻仰和道別。畫面切換到達拉斯警署的地下停車場，嫌疑犯正被帶往監獄的囚車。觀眾看到一名戴著手銬的消瘦年輕人，由兩個戴牛仔帽的警察押送。突然間，有個男子從記者群中走出來，接近消瘦的年輕人，用一把手槍抵著他的肋骨然後開槍。這是第一件剛好被現場轉播的謀殺案，手槍本來是瞄準受害者的心臟，但他稍微抵抗了，子彈因而擊中心臟下方。現場有許多記者和攝影錄影機，從好幾個角度記錄了這起事件，有些影片現在還能在

YouTube 上找到。

槍手傑克·魯比（Jack Ruby）立刻就被記者們制服，送到年輕人不久前待過的牢房。在警署地下停車場的騷亂過程中，轉播的錄影機持續運作，幾分鐘過後，一輛救護車開了進來，明顯失去意識的年輕人隨即被擔架抬上救護車。國會大廈的人群聽說了達拉斯的槍擊案，爆出一陣歡呼——李·哈維·奧斯華中彈了！

奧斯華被送進達拉斯帕克蘭紀念醫院的二號創傷手術室。每個人都認得這張臉，而馬爾康·派瑞醫生一定這麼想著：「又來了。」

非急需手術和緊急手術不同，前者可以經過詳細計畫，而且非必要性；在緊急手術中，患者已經退無可退，這是生死交關的問題。兩者的不同之處很微妙：在緊急手術中，無論手術的立即風險有多大，都好過什麼也不做；至於非急需手術，立即的風險總是大於什麼也不做，但差距並不會大到讓動手術的決定不合邏輯。現代外科的非急需手術中，**可以接受出現併發症的機率必須小於一〇%，死亡的機率則低於一%**。根據手術的嚴重程度，出現的併發症類型也很廣泛，但嚴重的併發症一般都出現在較重大的手術中。當然，嚴重併發症也可能出現在比較小型的手術，但機率低上許多。

手術後出現併發症稱為「發病率」（morbidity），一般用百分比表示。常見的併發症包含傷口感染、內出血、膀胱或肺部感染、腿部血栓、心臟病發、褥瘡、嘔吐、便祕和小腸蠕動停止。死亡的風險也會以百分比表示，稱為死亡率（mortality）。我們並不會單單因為一項手術或併發症就死亡，唯有併發症情況失去控制、沒有及時治療，又或是出現連鎖反應時，才可能致命。

即便是可能致命的併發症，在所有手術中都是能夠計算到的風險。當然，患者在手術之前必須先受到告知，與外科醫生針對手術流程達成協議，代表雙方皆知情同意。**外科醫生必須告訴患者手術的四個面向**——手術的原因、手術的內容和後果、不動手術的替代方案，以及所有可能的併發症——確保患者清楚了解，且雙方都必須同意手術。

併發症絕對不等於錯誤，除非外科醫生在手術中採取了不正確的行動，才能算是手術過失。假如手術按照規章進行（換句話說，就是一切無誤），但仍然出問題，就會被稱為併發症而非過失。併發症和副作用也不同，併發症是意料外的，副作用卻能被預期。手術的副作用包含疼痛、高燒、噁心、倦怠或心理上的壓力。

手術的併發症和外科醫生的技巧、手術的重大程度、使用的手術方式、患者手術前／中／後受到的照護、巧合和壞運氣，以及患者本身等因素都有關係。不是每位患者的狀況都相同，而差異之處會大大影響併發症的發生。舉例來說，併發症比較容易出現在肥胖、抽菸、營養不良或生物年齡較高（而非實際年齡）的患者身上；高風險共生病症如糖尿病、高血壓或氣喘的患者，也較容易產生併發症。因此，患者在某種程度上必須自己努力降低風險，如戒菸、減到健康體重、手術前攝取足夠蛋白質，或是事先盡量治好其他疾病。

外科醫生也應該自己記錄所有的併發症，好的併發症紀錄可以算是某種形式的品管。然而，我們沒辦法直接比較不同醫院或外科醫生的紀錄，畢竟總是為年長、肥胖、抽菸者動心臟手術的醫生，當然會比以年輕健康患者為主的醫生，更容易遇到併發症。

「手術併發症主要發生在手術中」只是個迷思，**併發症大都發生在手術後**。在手術過程中，外科醫生對患者的掌控程度最高，因此較能控制結果的好壞，此時的他幾乎可說是將風險完全掌握在手中。但因為併發症通常出現在手術後，外科醫生動手術時，必須擁有四維視野（空間有三維，第四維是時間），有能力想像出他所看到、切除、重建、縫合的部分，在一個小時、一天或一星期後，會是什麼樣子。舉例來說，假如器官當前能得到足夠的血液，看起來就會是健康的粉紅色，而在一小時或一星期後也會如此；然而，假如該器官已經略顯蒼白，外科醫生就必須有能力判斷在幾個小時之後，會不會轉為黑色並壞死。或許手術間的出血量很少，但要是沒能完全止血，累積了幾小時仍足以造成性命危險。在縫合腸道的孔洞時，外科醫生的預測得更加精確。修復後的腸道會立刻形成防水層，但假如周圍的腸壁沒有得到痊癒所需的足夠血液，細胞就會在手術後幾個小時或幾天內壞死，腸道則會開始滲漏。

總結來說，外科醫生在手術期間的掌控遠遠超過手術之後，因此，假如患者在手術檯上死去，代表一定出了很嚴重的狀況。這是每個外科醫生的惡夢，稱為「*mors in tabula*」，亦即「手術檯上的死亡」。

關於李・哈維・奧斯華手術的紀錄都是公開文件，是華倫委員會所提出報告中的附錄八：「德州達拉斯帕克蘭紀念醫院醫生醫療紀錄」，發表於一九六四年；也是「委員會陳列證物編號三百九十二」，列於「帕克蘭紀念醫院手術紀錄——李・哈維・奧斯華手術」之下。手術由外科醫生湯姆・夏爾斯（Tom Shires）、馬爾康・派瑞、羅伯特・麥克利蘭和住院總醫生榮恩・瓊斯（Ron Jones）進行。

他們進行了劍突－恥骨開腹術，這是開腹術中切口最大的，從劍突（位於胸骨的下方位置）沿著中心線一路向下到恥骨。切開腹腔時，他們立刻清出了三公升的血，其中包含新鮮的血塊。當患者有失血過多的危險，時間就是一切。**大部分的出血似乎都來自身體右側**。

在右上腹部，由外向內一共有五個重要結構：首先，大腸在肝臟前有個轉折處，稱為結腸肝曲（hepatic flexure）；醫生們小心但迅速的將這層結構分開，露出肝臟和下方的十二指腸。大腸和十二指腸看起來都沒受傷，而肝臟只有輕微損傷。為了進一步檢查，得先將肝臟推到一旁，並分離十二指腸。後方是右邊的腎臟，乍看之下受傷嚴重，頂端大量失血；但當醫生們將腎臟區分出來仔細檢查時，發現大部分的血液其實來自腹部更深處的另一個大型結構——下腔靜脈。這條血管粗度和大拇指差不多，血管壁很薄，直接連接心臟的右心房。身體所有的血液都會經過右心房，因此這條重要的血管如果破裂，代表血液循環可能會乾涸。外科醫生們迅速的用鉗子夾住血管的破裂處，用紗布暫時替腹腔背側、肝臟和腎臟止血。

外科醫生們很清楚，事情不會就這樣結束——在腹膜後腔有一塊巨大的血腫（局部的血液蓄積）。由於腹部背側的腫塊太大，使得腸子都被向外推擠。醫生們想知道具體的狀況，於是決定從左側接近該處。

腹膜後腔

兩側的肺部和心臟所在的腔室大略分隔，肺臟位於左側和右側胸腔，而心臟在心包之中。

我們身體最大的腔室是腹腔，以女性而言，其中包含胃、小腸、大腸、闌尾、大網膜、肝臟、膽囊、胰臟、子宮和卵巢。人體剩下的器官則鑲嵌在脂肪和結締組織中，因此不算是腔室，這包括食道、胸腺、主要的血管、脾臟、腎臟、腎上腺、攝護腺、膀胱和肛門。

腹部可以分成兩個部分：前方是腹腔，後方則是腹膜後腔。腹膜後腔位於腹腔和背部之間，在身體的深處，隱藏於腹腔所有器官之後，因此手術起來格外困難。也因為腹膜後腔器官都受到脂肪和結締組織包圍，搜尋起來就像在摸彩箱裡翻攪。患者躺著的時候，可以通過腹部到達腹膜後腔，這時腹膜後腔就會是腹腔的「地板」。另外，也可以讓患者側躺著從側邊接觸，這稱為「剖腰術」（lumbotomy），是傳統腎臟和輸尿管的手術方式。

右上腹部同樣也有相疊的結構。首先是大腸在脾臟處的轉折處，稱為結腸脾曲（splenic flexure）；醫生們小心快速的將之分開，看見與胃部相鄰的脾臟，並發現脾臟頂端受損，一旁的橫膈膜上也有個洞。他們將胃分割開後移到旁邊，看到脾臟似乎受了嚴重損傷；他們在更接近中心的深處檢查，發現主動脈也受到子彈的傷害，負責供血給小腸的上腸繫膜動脈還因而斷裂。派瑞用手指壓住了動脈上的洞，並用鉗子幫洞口周邊和斷裂的上腸繫膜動脈止血。雖然看起來一團混亂，但失血似乎有暫時止住的跡象——假如你讀了手術報告，可以感受到整個手術團隊在這時都鬆了一口氣。患者的血壓又再次上升到可接受範圍。

然而，他們應該也很清楚，奧斯華能獲救的機會微乎其微。**人體中最大的靜脈是下腔靜脈，最大的動脈則是主動脈，兩者如果同時受到急性傷害，死亡率就會相當高**（超過六成）。當然，如此悲觀的預後是因為大量失血，動脈的失血是由於壓力，靜脈則是因為與心臟直接連接。由於難以接近這些潛藏在人體深處的結構，及其四周圍繞的許多器官（也可能受到傷害），更使得成功的手術難如登天。在戰場上，傷口大都由強力的軍火造成，主要血管受傷的患者常常活不到上手術檯；一般平民的槍傷不同，主要由手槍造成，一如魯比對奧斯華的槍擊。

手術時的麻醉醫師是詹金斯（M. T. Jenkins），紀錄中特別提到，整場手術都是在沒有麻醉的情況下進行。患者從一開始就對疼痛沒有反應，因此僅予以純氧。在場的外科醫生保羅・彼特斯（Paul Peters）在稍後的訪問表示，他記得手術室裡還有三個穿著綠色手術袍的人，明顯不屬於手術團隊。雖然奧斯華的氣管插了呼吸管，不可能開口說話，遑論當時處在昏迷狀態、瀕臨死亡，更有三個醫生在他的肚子裡摸索，但那三個人仍然站在手術檯邊，對著他的耳朵大喊：「是你幹的嗎？是你幹的嗎？」彼特斯因而推論出，當時官方尚未從嫌犯身上取得完整的自白。

鉗子固定後，失血的狀況似乎得到控制，患者一共輸了九公升的點滴液和八公升的血液。然而，他的脈搏變得越來越弱，也越來越慢，突然便完全靜止了。這種突然失去心跳的情況，稱為心搏停止或是無心律（心電圖呈水平線）。患者還有哪裡在失血嗎？或許是他的胸腔？他的心臟是否受損了？外科醫生們繼續奮戰，立刻做了開胸手術，在兩根肋骨間的左胸腔劃下切口。打開胸腔後，他們並沒有發現出血；接著是心包，同樣沒有失血。派瑞、麥克利蘭和瓊斯輪流將奧斯華的心臟握在手中，開始進行心臟按摩，節奏規律的擠壓心臟。當他們持續心臟按摩時，夏爾斯則把身體右側皮膚下的子彈取出，作為證據保存。

他們在心臟直接注射鈣、腎上腺素和利多卡因（xylocaine，麻醉劑，亦可作心律不整劑），但沒有效果，心臟現在幾乎無法重新注滿血液，血液循環系統幾乎流乾。接著，心臟開始纖維性顫動，心臟的肌肉不再有規律的收縮，而是出現混亂不受控的顫動。外科醫生們進行了電擊（去震顫），逐步將電壓提升到七百五十伏特，無奈心臟雖然停止震顫，心跳並未恢復。他們不想放棄，安裝了心律調節器，卻也沒能刺激出夠強而有力的心跳。隨後，麻醉醫生詹金斯確認患者不再對刺激有反應，不再能自主呼吸，瞳孔也不再因光線照射而收縮；外科醫生們於是不再努力，因為奧斯華已經死亡了。他們縫合他的腹部和胸腔時，發現少了兩塊紗布。手術共持續八十五分鐘，**患者的失血量幾乎有八公升半**（人體的血液總量不超過六公升）。

奧斯華不是普通人，他曾經在美國陸軍服役，又在蘇聯住了兩年多。他是喪心病狂的邊緣人嗎？或是其背景暗示了政府的祕密行動？一直到被謀殺前，他都堅持自己是被誣陷設計的……他死時才二十四歲。

然而，想像一下派瑞和同事們真的救了奧斯華……他們或許會用藥讓他陷入昏迷，提高他的生存機會，而即便在那之後，他也得在加護病房待上好幾個月，甚至可能需要再動好幾次手術，身體和心理都會飽受摧殘。即使沒有死於併發症或其他原因，終於能活著離開醫院，可能也需要再一年的恢復期，才能多少重回槍擊前的李．哈維．奧斯華。這樣為的是什麼？他或許會被判定有罪並被判處死刑。

第24章
法國美好年代的奇蹟創造，人工關節

佩昂在第一次手術後不久，就為麵包師傅裝上義肢，
且使用的是同一道切口。有件事很值得注意：
像佩昂這麼知名的外科醫生，竟就這麼讓一位普通的麵包師傅，
帶著整整一手臂的白金離開。

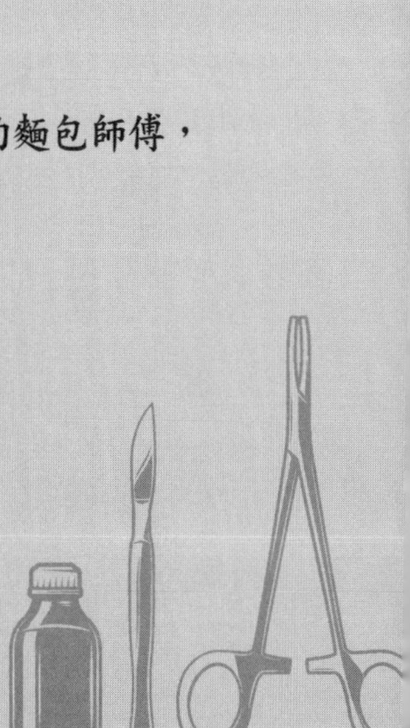

靈巧的技術一向是外科手術的關鍵，但現代手術對科技的依賴程度也越來越高；如今，即便是最常規的手術，科技也是不可或缺的元素。**外科的科技革命從一個半世紀前開始**，先驅是一小群樂觀得無可救藥的外科醫生。

西方文明在十九世紀末期時的大躍進，可謂前所未見。工業革命展現了文藝復興、啟蒙運動和其他種種革新的成果累積；這是充滿新點子、新哲學、新發現和新發明的時期，世界上瀰漫著樂觀主義，認為科技將帶來新的未來。這樣的樂觀主義在法國尤其氾濫，因為和英國不同，新興科技沒有為法國帶來過度拘謹和灰暗的城市；也和美國不同，沒有法律的淪喪，反而帶來了冒險犯難、享樂和華麗雄偉。這是美好的時代，而時代的正中心當然就是巴黎。巴黎有著壯觀的大道和火車站、宮殿、博物館、公園以及噴水池，且是炫目迷人的城市，是美心糕餅（Maxim's，又稱馬克西姆）、紅磨坊、女神遊樂廳（Folies Bergère，咖啡館兼音樂廳）、畫家土魯斯–羅特列克（Toulouse-Lautrec）、演員莎拉．伯恩哈特（Sarah Bernhardt）和康康舞的城市。當時，這座城市中最知名的外科醫生是尤勒斯–艾彌爾．佩昂；一八九三年，他在聖路易醫院已經建立一定的成就，於是在桑特街開了自己的診所，並且一點也不謙虛的命名為「國際醫院」。

然而，巴黎新富階級的人們享受人生的同時，城市外圍貧困努力的勞工們，過的卻是截然不同的生活。奇妙的是，這樣的階級區分正好呈現在兩種慢性傳染疾病上，這兩種疾病的影響擴及全部人口：窮人的結核病和腐敗的「快樂少數人」的梅毒。兩種疾病都很普遍，得為當時相對短暫的平均壽命（四十到五十歲）負起一部分責任，也難怪十九世紀的大多數人都活得不夠久，還來不及罹患二十世紀年長者時常出現的老年病。舉例來說，關節磨損撕裂造成的骨關節炎並不常見，**比較常影響關節的反倒是結核病或梅毒**。

尤勒斯-艾彌爾・佩昂用十九世紀一貫的過度樂觀態度，記錄了一個特別的案例：患者肩膀受到結核菌感染。他找了剛好方便的牙醫協助，為患者的肩膀換上新的機械關節。該名患者是三十七歲的麵包師傅尤勒斯・珀杜（Jules Pedoux），來自貧民窟；他或許年幼時就已罹患結核病，因為結核病的第一次感染總是出現在肺部，而後通常要過數十年，身體其他部位才會出現二次感染，例如脊椎或其他骨頭。

佩昂的肩膀義肢是法國美好年代其中一項奇蹟創造，其他包含世界最高的人工建築——艾菲爾鐵塔、電影產業——盧米埃兄弟（Lumière brothers）[99]的電影，以及兩輪腳踏車——皮埃爾・米肖（Pierre Michaux）的發明。後來，麵包師傅的人工肩膀奇蹟似的撐了兩年。

結核病和梅毒或漢生病（舊稱麻瘋、痲瘋、麻風、癩病）一樣，會逐漸影響身體的組織，可能會造成臉部或其他部位變形；這些都是慢性感染，換句話說，症狀通常不會太突然或太嚴重，但會慢慢發展，一點點侵襲身體的組織。這是因為這些疾病都由特定的細菌造成（漢生病和結核

99 哥哥為奧古斯塔（Auguste），弟弟為路易斯（Louis），兩人出生於歐洲最大的製造攝影感光板的家族，是電影和電影放映機的發明人。

病是分枝桿菌屬，梅毒則是螺旋體門），這些菌種在人體內引起的反應和其他細菌感染不同。

結核病會吸引免疫細胞，形成小塊的肉芽腫組織，再慢慢摧毀。**結核菌侵略性不高，持續性卻極高**，因此長期造成的危害，比起一般感染還要嚴重許多。細菌會緩慢散布整個身體，並潛伏數年，如果沒有使用安痨藥（結核菌專用的抗生素），結核菌就永遠存在於受感染的組織。結核菌不會劇烈攻擊局部組織，造成化膿、紅腫和發熱，而是發展較為緩慢，如結核病的典型症狀就是夜間盜汗和消瘦。然而，緩慢並不代表輕微，受到影響的**組織會慢慢壞死，變成像起司一樣的狀態**。至於結核菌造成的膿瘍，稱為「冷膿瘍」（cold abscess）。

尤勒斯．珀杜來到佩昂的醫院時，他極度消瘦病弱，左手臂上半部有大片的冷膿瘍。或許外表看不出什麼，但假如你握住他的手臂，就可以清楚感覺到皮膚下方深處，有一大片液狀物質。肩膀的每一個動作想必都痛苦不堪，而他的手臂下半部或許充血腫脹，和上半部一樣不堪使用。

佩昂最初認為，如果想救對方一命，大概只有關節切斷手術一途，從肩關節處將整隻手臂截肢。可麵包師傅堅定的拒絕了，他認為僅剩一條手臂的活著，倒不如死了，畢竟他的職業需要健全的雙手。雖然或許有違自己的理智判斷，但佩昂接受挑戰，進行了一場局限於把冷膿瘍清乾淨的手術。他從肩膀往上臂切了很長的開口，露出骨頭部分，接近肩膀的骨頭（包含末端圓形處）都澈底受到感染。佩昂清除了所有像起司一樣的骨頭組織。骨骼外包覆的骨膜、肩關節囊和球窩關節似乎都沒有受到感染，因此留下清楚的腔室構造。這次手術執行於一八九三年三月十一日，患者在幾天內順利復原，手臂也保全下來。

有些患者在鼻子和下顎受到梅毒或結核菌感染而變形後，會暫時在臉部植入白金，而佩昂對這個流程很熟悉。他委託牙醫師麥克斯（Michaels）為麵包師傅製作一組人工肩膀關節，希望能**不引起身體的不良反應，並執行肩關節的所有功能**。麥克斯創造出的裝置可謂天才，至少在理論上能達到這兩項要求。他將橡膠球泡在滾燙的石蠟中二十四小時，使其變得堅硬。球體表面有兩道溝槽，彼此垂直，而兩個白金環可以在其間移動。水平的環用兩個小螺絲固定在肩胛骨的球窩中，讓手臂能向內或向外移動；垂直的環固定在一根白金管上，用以取代上臂的頂端部分，讓手臂能夠舉起。

佩昂在第一次手術後不久，就為麵包師傅裝上義肢，且使用的是同一道切口。義肢剛好可以放進肩頭的空洞，佩昂用羊腸線（catgut）[100]緊緊將白金管縫好，他亦在手臂上留下一條橡膠引流管，用馬毛縫線縫合皮膚。在病歷紀錄中，佩昂提到一切進展順利。十二天之後，珀杜就能夠四處走動，在出院時體重增加了「三十五磅」（約十五公斤）。佩昂沒有具體提到珀杜在醫院到底待了多久，或許幾個月，甚至半年？雖然他記錄了替手術處所出現膿瘍做的四次引流，卻完全沒有提到手臂的運作情況如何，即使這才是整場手術的重點。珀杜出院後，佩昂一整年都沒有再

100 能夠用來製成樂器的弦、網球線、縫合線等，而作為手術縫合線更是已經超過千年。它可被人體吸收，缺點是受細菌感染的機會較高。

見到他。有件事很值得注意：像佩昂這麼知名的外科醫生，竟就這麼讓一位普通的麵包師傅，帶著整整一手臂的白金離開（雖然白金這種貴金屬在當時並不算特別高價）。

為什麼他對這人造肩膀這麼樂觀？路易．巴斯德在三十年前發現細菌會造成疾病，羅伯．柯霍（Robert Koch）則在十年前發現造成結核病的分枝桿菌。然而，佩昂應該不知道身體為了對抗細菌入侵，會採取什麼防衛機制。我們現在知道唯有健康的組織，才能做出有效的局部防衛反應。無論佩昂能把冷膿瘍周圍的組織清得多乾淨，外界的異物（橡膠球和白金管）都給細菌提供了生存空間，可以躲在免疫系統的防禦範圍之外。因此，**整個手術從一開始就注定會失敗**，而在一年之後，每個人都認清了這一點。

骨關節炎

我們的骨頭通常不會彼此直接碰觸。骨頭的末段是關節，被軟骨這種特殊的組織包覆。軟骨是終極的不沾黏物質，比聚四氟乙烯（PTFE，又稱鐵氟龍，是人類所能生產最光滑的合成材料）還要光滑許多倍，這使軟骨成為人體內最不可取代的組織。不幸的是，**軟骨也是少數無法恢復的組織之一**。軟骨細胞在沒有血液供給的情況下生存，因此得到的氧氣和養分供給很少，代謝率極度緩慢。一旦軟骨在童年時期形成，軟骨細胞幾乎就不會再成長或發展，而且軟骨和大多數組織不同，幾乎沒有再生的能力。死去的軟骨細胞不會由新生的取代，再加上沒有血管，軟骨若是受傷也無法形成疤痕組織。因此，軟骨組織的磨損和撕裂基本上無法回復，而且會使關節出現磨損和撕裂，稱為骨關節炎。

骨關節炎通常出現在人生後期，發生於承受體重的關節（膝蓋、髖骨或腳踝）；但也可能在年輕時因為骨折或其他關節傷害而出現。骨關節炎的典型症狀包含關節僵硬（特別是在清晨）和開始動作時感到疼痛；在疾病較後期，休息時也會感到疼痛，關節則會漸漸失去功能。不過兩種問題都能透過關節置換達成部分或完全的治癒，而**人工關節的材質通常是金屬和鐵氟龍**。

一八九七年，佩昂發表了一份報告，說明手術後的追蹤狀況。安裝人工肩膀後大約兩年，珀杜又因為瘻管回到醫院；其瘻管位於上臂，洞口會持續流膿。佩昂替他的手臂照了X光，這是德國才剛發明的全新技術；儘管紀錄沒有提到他在X光片看到什麼，但**他決定要將義肢移除**。他從相同的地方再次將手臂切開，發現義肢周圍出現了骨化的覆蓋物。原本冷膿瘍留下的疤痕組織已經潰爛，並轉化為骨骼組織，看起來簡直一塌糊塗；然而，剩餘的手臂似乎還夠強壯，就算沒了義肢仍能維持原本的長度。佩昂把義肢移除時，義肢的連接處大概已經鬆脫得差不多了，於是他將傷口縫合，患者之後也開始復原。又一次的，佩昂對肩膀或手臂的功能或是瘻管問題是否解決，都沒有相關著墨；即使如此，他仍驕傲的將他的案例紀錄，呈現於國立醫學科學院。

雖然佩昂無疑的因為治療成功而得到過度讚譽，但他的確走在時代的尖端，不過他並不是第一個進行關節置換的外科醫生。一八九〇年時，德國的特米斯托克力．格呂克（Themistocles Glück）醫生就已經進行了十四次以上的全關節置換手術，包含膝蓋、手腕和手肘，人工關節都由象牙製成。他甚至替關節的每個部分都製作了不同尺寸的象牙義肢，在手術時找到適當的大小後才在現場組裝。

然而，命運女神也沒有對格呂克微笑。他的患者也罹患結核病，而他和佩昂一樣都不知道，治療細菌感染的關節並不適合作為義肢研究的先驅。如今我們知道，**人工關節必須在完全無菌的環境中裝設**，因為手術中每個進入義肢的細菌，都將造成無法挽回的全面感染，醫生只能再次移除整個義肢。

待發現抗結核菌的藥劑和抗生素，結核病和梅毒就受到抑制，而人們的壽命也得以延長，於是開始出現一些可以透過人工關節來治療的疾病。骨關節炎源自關節的磨損和撕裂，關節並未受到感染，而是肇因於關節長年承受的過度負擔，通常都發生於生命晚年。骨關節炎非常適合關節置換手術，而橡膠和象牙製成的義肢已足夠堅固。最初使用過象牙和木頭作為義肢材料，卻發現天然的原料會被身體吸收；白金太過昂貴，而鋼鐵會生鏽。一九三八年，**維塔立合金**（vitallium）被引進義肢手術；所謂的維塔立合金，是一種鈷、鉻、鉬的合金，相當堅固耐磨，不會生鏽，也不會引起過敏反應。至於現代的義肢，通常由鈦或其他複雜的合金再加上鐵氟龍所製成。

如今，人工關節隨著格呂克的標竿，分為不同的大小尺寸，會在手術中測量和組裝。關節的每個部分都會用螺絲或環氧樹脂（epoxy cement，一種會變硬的接合劑）固定於患者的骨頭上。較常進行關節置換的是髖關節、膝關節和肩關節，手術的首要目的是緩解骨關節炎的疼痛，其次是阻止關節功能退化。

從現代的知識來看，佩昂的人工關節手術似乎毫無意義。患者的疼痛已經因為第一次手術清除冷膿瘍而緩解，因此義肢在這方面很有可能幫助不大；相反的，將人工的裝置放在手臂的肌間，或多或少肯定會不太舒服。第三次手術發現上臂出現嚴重的骨化現象，代表珀杜的肩膀一定完全失去功能。他的手臂多半已經難以移動，肩膀更像整個凍結了，但就算沒有佩昂的義肢，情況也不會改變。說到底，人工肩膀沒帶來什麼好處，也沒造成什麼傷害。

佩昂還是為我們留下了另一項有用的發明——現代手術用的鉗子和持針器，都是來自他所設計的雛型，由拇指和食指控制、兩個相對的金屬握柄組成，並各自帶有鋸齒狀的末端。鋸齒可以像齒輪一樣密合，讓鉗子閉合。佩昂同時也是第一個成功移除脾臟的外科醫生，並在部分胃切除手術中取得當代最大的成功。在他最後一次記錄麵包師傅和其肩膀後一年，他罹患了肺炎，享年六十七歲。至於尤勒斯．珀杜的命運，就不得而知了。

那麼，牙醫麥克斯和佩昂的手術傑作呢？佩昂一開始將手術取出的人工肩膀作為紀念品保存，但經過幾次轉手，最後來到一位身分未知的美國牙醫手中。該牙醫將它帶回美國，如今展示於華盛頓特區的史密森尼學會（Smithsonian Institute）[101]中。

只要未遭受細菌感染，我們身體對於異物的耐受度其實出乎意料的高。麵包師傅和人工關節歷史的故事，其實都說明了身體對異物的接受，**取決於細菌是否存在**。假如細菌附著於體內的異物上，它們顯然處在免疫系統的保護範圍外；因此，若希望義肢的材質完全被身體接受，便得確保在完全無菌的情況下裝設。這套法則不只適用於義肢，也適用於疝氣修復的人工材料、金屬夾和釘針、心律調節器、螺絲釘和骨折用的金屬板、眼睛的人工鏡片、中耳的人工聽小骨、腦部的引流系統、血管的金屬支架、心臟的人工瓣膜和矽膠乳房植入物。

縫合用的線是例外。線無法就這麼留在體內，因此大都使用可以被人體吸收的材質。假如縫線上有細菌，也無須重新將病患切開，再從身體深處加以回收，只要等待就好了，因為一旦縫線溶解，細菌通常會放棄。從羅馬時代開始，就會使用乾燥的山羊或綿羊腸製成的線來縫合傷口，在佩昂的紀錄中，同樣提及了使用羊腸線一事。

101 是美國一系列博物館和研究機構的集合組織，其地位約相當於其他國家的國家博物館系統。該組織囊括十九座博物館、九座研究中心、美術館和國家動物園，以及一億三千六百五十件藝術品和標本。

第25章
列寧的死因之謎——連續中風

列寧發生第二次嚴重中風時，言語方面受到的影響比第一次還嚴重。當他好不容易恢復了，卻又在1923年3月9日第三次中風，這次中風使他無法清楚說話。

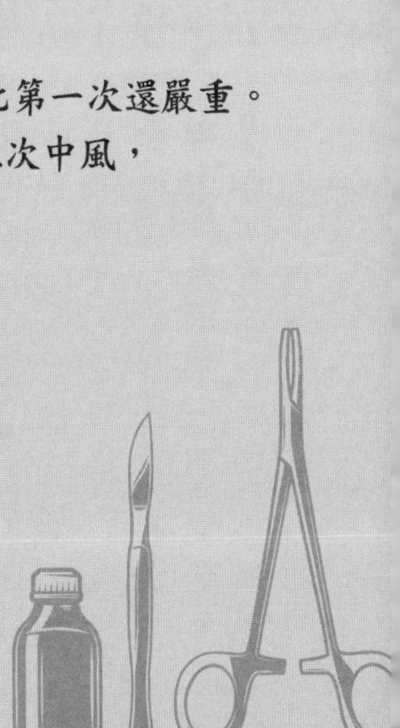

「至於你，伊里奇，」一個單純的農夫曾經如此預測：「你會中風而死。」

「為什麼？」伊里奇這麼回問。

「因為你的脖子實在太短了。」農民解釋道。

當佛拉迪米爾·伊里奇·烏里揚諾夫（Vladimir Ilyich Uljanov）分享這則軼事時，他五十二歲，正從第二次中風恢復。幾個月後，他又中風了一次，並且在一年之內死去。在許多照片中，可以看到他的確有著特別短的脖子，而在鐵幕[102]以東幾乎每個城市和小鎮廣場上，都曾有過上千座他的雕像，頭部看起來也像是直接放在襯衫的領子上。當然，短脖子並不會提升中風的風險。那麼為什麼相對年輕的他，卻在一九二二年四月之後，幾度經歷了腦梗塞？

佛拉迪米爾·伊里奇·烏里揚諾夫更廣為人知的名字，是他在革命時使用的假名——列寧（Lenin）。他是俄羅斯布爾什維克黨的領袖，不僅發動十月革命，更創立了蘇聯。蘇聯的媒體只會報導關於領袖的正面消息和盛讚，當列寧一九九二年五月第一次中風，即被報導成因為吃了腐爛的魚，胃部受到感染。據說他很快就恢復了，而後長達數個月的恢復期，則由官方定調為休假。然而，中風一事沒辦法保密太久，人們很快就開始猜測背後的原因是什麼。有人認為和不久之前發生的事件有關：列寧才剛動完脖子的手術。這樣的關聯的確驚人，特別是如果知道中風的原因之後。

醫學上對中風的正式術語是「腦血管意外」（cerebrovascular accident，簡稱ＣＶＡ），意思是有事件影響了大腦的血管。**全世界一年有超過一千萬人中風，而中風分為兩種：**腦梗塞（缺血性中風）和腦出血（出血性中風）。腦梗塞是腦部的血管發生阻塞，然而，其成因往往發生在大腦外。假如頸部的動脈形成血栓，血栓有可能會脫離頸部，隨著血液向上流到頭部，進入腦部深處，並使得較小的血管發生阻塞——這種現象稱為栓塞（embolism），阻塞血管的物質稱為栓子（embolus）。在腦出血的案例中，腦部的小血管自行破裂，使周圍的腦細胞都淹沒於血液中。這兩種情況皆會使大腦組織受傷，造成腦部功能突然喪失，失去的功能有時能完全或部分復原。假如症狀在一天之內就完全消失，稱為短暫性腦缺血發作（transient ischaemic attack，簡稱TIA），字面上的意思就是因為缺氧引起的短暫發作。短暫性腦缺血發作可以作為真正中風迫近的徵兆。

腦部功能喪失大都反映於單手或單腳的癱瘓、嘴角下垂，或是使用或理解語言出了問題。因為**大腦和身體其他部位的連結左右相反，所以左腦中風時，症狀會出現在右半邊的身體**，反之亦然。至於同一側單手或單腳的癱瘓，稱為半身輕癱或輕偏癱，意思就是「一半癱瘓」。大腦管理語言理解和使用的部分，通常與控制慣用手（寫字時自然使用的手）的部分位在同一邊，也就是說，如果天生是右撇子，大腦的語言區通常會在左半邊。因此，左腦的腦梗塞，可能會造成右側

102 特指冷戰時期將歐洲分為兩個受不同政治影響區域的界線，鐵幕以東的國家普遍為社會主義共和國，並以共產主義為主要意識形態；鐵幕以西的國家則是以資本主義為主要意識形態。

癱瘓和失語症，至於栓塞，出現在左總頸動脈，也就是頸部將血液輸送到左腦的主要動脈。列寧是右撇子，中風後出現右側癱瘓和失語症狀，而這都發生在傳說中左側頸部手術的恢復期間。這聽起來的確可疑，他的中風會是外科醫生造成的嗎？

手術的理由是什麼？關於列寧健康狀況的許多細節或許都經過審查過濾，而且為了造神或創造神祕感，加入許多未必真實的內容，但如果仔細閱讀字裡行間的訊息，會發現這位蘇聯領導人似乎深受某種心理疾病的折磨。

紀錄中清楚的部分，包含他時常頭痛難耐、心情陰晴不定、脾氣火爆，且有偏執、惡夢和失眠等狀況。在克里姆林宮（Kremlin）的祕密檔案室中，也發現了德國止痛藥和鎮定劑的處方箋，成分包含溴化鉀（potassium bromide）和巴比妥（barbitone）[103]，這種老式的療法如果用藥量太大或持續太久，都可能造成比原病症更嚴重的副作用。

列寧的見識總是高人一等，很顯然在面對黨內同志的健康狀況時也是如此。他習慣在政治局（politburo，黨內最高階的委員會）開會時，和其他黨員一起決定某位黨員該好好休息了。為了這位黨員好，不管他的個人意願如何，都得將他送到某個健康休養區，或是在最糟的情況下，無須諮詢醫生就直接送到精神療養院。如今，列寧自己的健康也排進了政治局的議程。他已經從聰明、熱情而有遠見的政治家，轉變為殘酷、神經質的獨裁者，而他的症狀不斷惡化著。一九二一年，包含托洛茨基（Trotsky）和史達林（Stalin）在內的政治局成員，決定將列寧送到他在高爾基（Gorki）郊外的別墅，距離莫斯科大約一小時的路程。

各式各樣的醫生前往探望列寧，並做出各式各樣的診斷。有些醫生認為列寧罹患了梅毒，其中包含伊凡・巴夫洛夫（Ivan Pavlov，以狗進行古典制約實驗而聞名）；其他醫生則認為，這是單純的心理疾病，例如慢性憂鬱症，或是「神經衰弱」，類似我們現今說的「精力耗盡」。但德國的醫學專家格奧爾格・克倫佩勒（Georg Klemperer）提出了完全不同的論點，認為列寧的症狀是因為鉛中毒，而鉛的來源是他多年前身中兩發子彈，一直卡在頸部沒有取出。

幾年之前，列寧曾經幾度成為暗殺目標。一九一八年一月，他的車子在聖彼得堡被狙擊（聖彼得堡後來改名為列寧格勒），但他沒有受傷。同年八月三十日，在列寧下令殺死沙皇全家後的一個半月，一位二十八歲的年輕人，在莫斯科近距離開槍射中列寧，使他受了重傷。年輕人名叫范妮・卡普蘭（Fanya Kaplan），一共開了三槍，兩發子彈打中列寧，都在左肩部位，第三發則打中女性路人普波娃（Popova）的左手肘。（作者註：蘇聯的紀錄並不明確，但我推判一顆子彈應該擊中身體左側，卡在脖子底部和肩膀相接的部位；另一顆子彈比較淺，在胸骨和鎖骨之間的右側關節皮膚下。沒有子彈的穿出口。列寧應該是從左側被槍擊。）

列寧同志失去意識後倒地不起，跌斷了左上臂。但他很快的恢復意識，被他的司機拖回車

103 溴化鉀是一種稍具潮解性的白色晶體或粉末，易溶於水，可以用作神經鎮靜劑。巴比妥則在一九〇三年至一九五〇年代中葉被用作安眠藥，不過長期使用恐會引起依賴性。

上，一邊流血一邊趕回克里姆林的房間。當他走上三樓，由於害怕再次受到攻擊，他便躲在克里姆林的圍牆裡，一直到隔天清晨才請醫生來檢查。外科醫生弗拉迪彌爾．尼可拉維其．羅贊諾夫（Vladimir Nikolaevich Rozanov）檢查了傷處，覺得情況不妙——只見列寧全身死白，喘不過氣來，外加嘴唇發青，而且血壓過低以至於感受不到脈搏。

列寧試著虛弱的告訴醫生不要擔心，但羅贊諾夫知道事實並非如此。情況很嚴重——當他用手指**輕敲列寧的左胸口**時，聽到的**不是空心的聲音，而是微弱實心的聲響**。他判斷列寧的左胸腔已經充滿血液，這也說明了為何他全身慘白、血壓極低；這同時壓迫了列寧的左肺，使得他嘴唇發青，呼吸困難。羅贊諾夫在他的胸骨和右鎖骨關節的皮膚下方發現一枚子彈，而傷口在左側的脖子底部，子彈應該是恰好避開了脊椎、食道、氣管和血管，在沒有造成什麼傷害的情況下穿過頸部。另一發子彈則卡在左邊的肩膀。因此，列寧的體內有兩顆子彈，一定有其中一顆造成其左上胸腔嚴重內出血。

醫生堅持列寧不應該開口說話或移動，得好好休息。幸好，一開始的危險期已經度過，否則他不可能活過攻擊後的幾個小時。接著列寧被扶上床，摔斷的左手臂則吊著，接下來只能等待。醫生們很擔心子彈會造成感染，但決定等等看會如何發展；畢竟虛弱的病人可能撐不過移除子彈的手術，而列寧本人也強烈要求把子彈留在原處。後來列寧緩慢的復原了，感染沒有發生，待三個星期之後，他終於能自己下床。

鎖骨下竊血症候群

理論上，身體任何部位的動脈都可能因為動脈硬化而出現**狹窄**（stenosis）**或阻塞**（occlusion），但通常出現的位置都是血液流動紊亂之處。當主要的血管在特定位置出現阻塞，就會表現出明確的症狀。鎖骨下竊血症候群指的就是鎖骨下動脈（供給血液給手臂的血管）出現阻塞。**阻塞發生在鎖骨下動脈即將進入椎動脈的部分**，而椎動脈是流向大腦的四條動脈之一。身體前側的兩條頸動脈和後側的兩條椎動脈在大腦下方匯流，形成環狀動脈，稱為「威利氏環」，之所以叫此名稱，是為了紀念科學家醫生湯瑪斯．威利斯（Thomas Willis）。

鎖骨下竊血症候群發生時，鎖骨動脈阻塞，但手臂仍能從椎動脈獲得原本應該往反方向流動的血液。威利氏環不只供給腦部血液，也供給整條手臂。假如患者的手臂出現壓力，肌肉就會從大腦「偷竊」血液，而腦部缺乏血液可能造成患者意識不清。因此，鎖骨下竊血症候群的患者可能會在使用手臂時昏迷，例如轉動螺絲起子的時候。一般來說，透過氣球擴張術（balloon angioplasty）就能清除栓塞（也就是在血管內側用小型氣球撐開）。

范妮．卡普蘭經過短暫的審問，在九月四日遭處決。這場暗殺事件刺激了列寧和布爾什維克黨開始施行「紅色恐怖」，在這場肅清中，有上萬名「反動人士」受到祕密警察審問和殺害。

接下來幾年裡，卡普蘭的兩顆子彈沒有對列寧的身體造成什麼大問題。不過，由於子彈是鉛彈，而且在體內存在太久，**德國醫學專家認為它們很可能就是造成列寧心理問題的元凶**，畢竟慢性的鉛中毒會影響神經系統。他將這個想法告訴弗拉迪彌爾．羅贊諾夫（也就是一九一八年治療列寧的醫生），對方卻認為如果只憑著聽起來有點牽強的推論就替領導動手術，未免太不負責任。不過列寧又從柏林找來一位名叫莫提茲．波爾查特（Moritz Borchardt）的外科醫生，顯然他並不完全信任他的俄國醫生；然而，波爾查特也覺得動手術不是個好主意，評論整個想法很「unmöglich」（不可行）。在羅贊諾夫的回憶錄裡，描述了他和波爾查特如何向患者提出妥協的方案。列寧並不相信子彈是健康問題的原因，但他受夠了醫生們的看法相左。於是他們達成協議，讓外科醫生移除脖子右下方的子彈，因為這顆子彈離表皮夠近，很容易就可以取出；左側的子彈位置較深，所以暫時先不動。這些都沒有對外發布，官方只有說明列寧要動手術移除一九一八年射中他的子彈，而那顆子彈打中他的身體左側。外人所不知的是，那顆子彈卡在他的身體右側，第二顆子彈則會繼續留在他左邊的身體裡。

首先，醫生們進行了螢光透視檢查，這種舊式的 X 光檢查可以取得即時的動態影像。他們發現，兩顆子彈的位置和一九一八年相符，沒有改變。一九二二年四月二十三日中午，波爾查特在羅贊諾夫的協助下，於莫斯科的索達坦克夫醫院（Soldatenkov Hospital）展開手術。根據羅贊諾夫的說法，手術的過程很簡單：他們注射了普魯卡因（Novocain）讓皮膚局部麻醉，並切開皮膚讓子彈露出，再將子彈擠出。為了預防感染，手術的傷口先不縫合，而是塞滿紗布，且在傷口痊癒之前每天更換，讓傷口二級癒合。這場小型手術很成功，一般來說患者能立刻返家，但保險起見，列寧仍被強迫留院一晚。兩個半星期後，傷口就完全癒合了。

手術過後一個月，列寧於一九二二年五月二十五日首次中風；有鑑於他的右側半邊癱瘓，造成他無法清楚的說話，代表問題出在左側頸動脈。幾天之後，列寧驗血檢查梅毒（瓦色曼試驗〔Wassermann test〕），因為梅毒晚期也可能影響腦部——檢查結果是陰性反應，表示罹患梅毒的機率不高。但列寧深信自己已經病入膏肓，無藥可醫，進而身陷絕望，甚至在中風後第五天請求同志史達林為他帶一些毒藥來。儘管醫生們設法說服他，情況沒有想像的那麼悲觀，但在六月和七月間，列寧在走路時發現癱瘓的症狀又短暫復發了，他也變得對聲音特別敏感——尤其是小提琴演奏——幾乎要把身邊的人都逼瘋。夏天時，他到高爾基鄉間度假休養，成天採蘑菇、養蜂和編織籃子；這段期間他又學會走路，充分休息後也練習使用他的右手。十月，他回到莫斯科重返工作崗位。

十二月十六日，列寧第二次嚴重中風，位置同樣是身體右側。他又一次半身癱瘓，而言語方面受到的影響比第一次還嚴重。當他好不容易恢復了，卻又在一九二三年三月九日第三次中風，這次中風使他無法清楚說話，更時常瘋狂暴怒，而且只能坐在輪椅上。幾個月來，他日夜都受到密切監護。待他恢復了一點，能稍微說幾個字，並理解別人告訴他的內容，他卻不再現身公眾場合。接下來的一月，他面臨第四次也是最後一次中風，隨後被奪去性命，在一九二四年一月二十一日過世，享年五十三歲。

最終奪走蘇聯領導人性命的，有可能是范妮．卡普蘭的子彈嗎？根據羅贊諾夫醫生的說法，左側頸動脈附近的子彈一直留在原處。假如這個說法可信，那麼一九二二年四月二十三日移除子彈的手術，就不會是列寧接續中風的肇因。然而，評論家和傳記作家卻不斷批評那場手術。即使鉛彈中毒的說法看似牽強，但單從當時的治療選擇來看，克朗普爾教授的判斷似乎才對。醫生們對於列寧的病因一共提出五種解釋，其中有三種在一九二〇年代還無法治療：梅毒、憂鬱症和動脈硬化。無論如何，他的症狀都需要休息，若這位工作狂獨裁者受神經衰弱所苦，需要的也恰好是充分休息。儘管鉛中毒應該是最不可能的假說，卻是當時就可以治療的；因此最合邏輯的做法，應該是要求病人休息並移除子彈，而這也是醫生們唯一能做的。

正常、健康的動脈很柔軟，且有著光滑的內壁。動脈硬化會沉積膽固醇和斑塊，從而影響動脈內壁的膜造成發炎。此種疾病會隨著年齡增加而發生，可能的成因包含抽菸、先天基因、高血壓、肥胖和高膽固醇。當動脈光滑的內壁變得粗糙不平，柔軟的血管也失去彈性，隨之而來的血管逐漸狹窄，倒不一定會造成太大的問題，因為**頸部供給腦部血液的血管共有四條**。因此，其中一條主要的頸動脈變窄或阻塞，不一定會造成腦梗塞，還有其他三條能擔負重任。腦梗塞之所以發生，通常是**血塊脫離了血管內壁，隨著血流前進，最後卡在腦部較小的動脈中**，阻擋了血流。這種血塊脫離的情況可能會一再發生，這就是為什麼列寧不只中風了一次。假如受到影響的血管能夠加以移除，自然能預防接下來的中風。

可以拯救列寧的手術首次出現在一九五四年，是外科手術的一大進步。動手術的醫生是倫敦的H．H．伊斯考特（H. H. Eastcott）和C．G．羅伯（C. G. Rob），手術名稱是**頸動脈內膜切除術**，流程包含：確認頸動脈的位置，並用鉗子固定住受影響部位的上方和下方，而那一部分大腦的血液，暫時由威利氏環其他三條動脈來供給；接著沿血管方向將動脈切開，剝除受到影響的內壁，再重新將血管縫合。

列寧的官方死因是頸動脈硬化造成的多次腦梗塞。他在一九二四年一月二十一日過世，隔天就驗屍，確認了這個診斷。可列寧當時只有五十三歲，而且從不抽菸，體重和血壓也很正常，所以會罹患這種疾病實在很不尋常。然而，他有心血管疾病的家族病史；此外，在一九二一年（手術和數次中風前）曾有紀錄顯示，列寧必須將演說延期，因為他無法清楚說話。這或許是中風的前兆——短暫性腦缺血發作，即使如此，動脈硬化也不會造成他中風前的種種心理問題、頭痛、偏執和失眠。

假如所有官方數據和資料都是正確的，那麼子彈和手術都不是列寧的死因。如果想要檢查列寧的左側頸動脈，看看他是否動過手術尋找深埋的第二枚子彈，其實現在還不遲。這位獨裁者的屍體經過防腐處理，在他死後的九十年仍公開展示於他位在紅場（Red Square，位於莫斯科中央行政區的公眾廣場）的陵墓中，且多虧每個月定期浸泡於化學物質中，以對抗真菌持續造成的腐爛，遺體的狀況仍不算太差。沒有意外的話，范妮．卡普蘭的子彈應該還在原處。

第26章

把血管接起來的吻合術，是器官移植的基礎

醫生比爾羅特的患者撐過了胃和腸道的縫合超過十天，
證明成功的重新接合並非不可能。
這項成就，可謂將外科手術的極限又向前推進一大步。

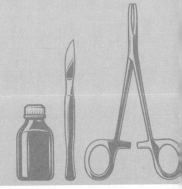

十九世紀初期，外科醫生羅伯特．利斯頓是倫敦人心中的英雄，被公認為「倫敦西區最快的手術刀」。速度對於麻醉尚未發明的年代，可謂不可或缺，於是成了利斯頓的註冊商標，旁觀者幾乎跟不上他的刀子和鋸子。他總是把手術刀放在大衣的內側口袋裡，據說手術時還會咬著手術刀，讓自己需要切下一刀時可以更快拿到。依照當時的習慣，他在西裝領子下方的鈕扣孔中穿了一綑線，隨時準備好結紮噴血的血管。此外，為了保持雙手的機動性，他有時也會用牙齒把打結處拉緊——一切都是為了不要慢下來，準確性顯然沒有速度來得重要。某次，他在為患者進行大腿截肢時，竟把睪丸也切了下來。

另一個惡名昭彰的案例，則是他的手術刀在某次手術時飛出去，劃傷了助手的手指，致使現場有太多噴濺的血液，有些是病患的，有些來自助手的手；有位旁觀者承受不了，居然活活嚇死，而病患和助手最後都死於壞疽，這大概是史上唯一一場死亡率三〇〇％的手術！然而，利斯頓仍是個偉大的外科醫生，他的成就讓所有同時期的醫生羨慕得咬牙切齒。他發明了小型的鬥牛夾（bulldog forceps），現今手術仍會用來暫時固定較小的血管；另一項發明則是大型的骨剪，稱為利斯頓骨剪（Liston shears）。

過了大約兩百年的今天，外科醫生們看到一九七〇和一九八〇年代患者的手術疤痕，依舊會感到震驚，因為一直到一九九〇年代以前，連普通的膽囊手術都會在右上腹部留下三十、四十，甚至是五十公分的對角線疤痕。有時甚至讓人懷疑，前幾個世代的外科醫生似乎需要很大的切口，才能把整個頭都塞進去看清楚。幾乎每一種腹部手術，規矩都是從中線將腹部切出最大的開口，也就是從劍突一路切到恥骨。

當時的外科醫生時常驕傲的說：「越偉大的外科醫生手術時，切口就越大。」從現在的知識來看，我們知道這完全是一派胡言。然而，過去有一派醫生正是抱持這種立場，他們認為施行微創手術的年輕世代都是「牛仔」，只是華而不實的故弄玄虛而已；當我們回顧他們時，多半也是同樣的看法。每個時代的手術室裡都有牛仔，但在當時的時空背景之下，他們卻是英雄。

弗勞．泰瑞莎．海勒（Frau Thérèse Heller）女士撐過了一場大手術，成功移除了胃部出口的腫瘤，並比歷史上第一次撐過這場手術的患者多活了三個月。從現今的角度來看，我們會覺得兩場手術都完全失敗，然而，西奧多．比爾羅特在治療海勒女士後，就成了英雄；兩年之前動手術的尤勒斯－艾彌爾．佩昂則已經為世人所淡忘，而他的患者只活了不到五天。兩位醫生都是十九世紀重要的外科醫生，佩昂曾為麵包師傅裝上白金的人工肩關節，是世界文化中心巴黎最自負的外科醫生；比爾羅特是維也納的教授，維也納那時可是世界的科學中心。

在當時，胃出口的腫瘤是相當常見的癌症類型，我們並不清楚為何至今並非如此，但或許和冰箱的發明有所關聯。在胃出口若出現腫瘤，通常是因為該處有某種細菌存在，如果吃了受到汙染的食物，造成胃部反覆感染，就可能在相對年輕時罹患胃癌。隨著二十世紀食物生產和保存技術的進步，很可能降低了此種癌症的機率；但在十九世紀，胃癌卻是很普遍的問題，而且令外科醫生們束手無策。因為胃出口的腫瘤而死，可謂極度慘絕人寰，患者會經歷持續的劇烈痛苦、嘔吐、乾渴和飢餓，就像活生生的地獄。如果外科醫生能成功利用手術解決這種痛苦，一定會馬上成為國際性的英雄。

十九世紀下半葉，出現了兩項這種危險手術的核心條件：**全身麻醉**（由波士頓的威廉．莫頓醫生於一八四六年所創，參見第10章）和**消毒劑**（一八六五年格拉斯哥城的約瑟夫．李斯特所創，參見第11章）。對於外科界受人景仰的羅伯特．利斯頓教授來說，當務之急想必是成為第一個成功進行這項手術的人。這項手術在醫學上稱為遠端胃切除術（distal gastrectomy），即切除（-ectomy）胃部（gastr-）的最末端（distal）。

佩昂的患者在一八七九年撐過手術，但無論佩昂再怎麼努力，患者卻撐不過最艱困的術後階段。這是因為佩昂沒能替患者充分輸液，而直接對血管輸液的技術（如今稱為靜脈點滴法）尚未發明。儘管如此，佩昂還是把他「成功」的手術刊登於《醫院公報》（*Gazette des hôpitaux*）期刊，標題是「透過胃切除術移除胃部腫瘤」；在這裡，他並非特指由他操刀的那顆腫瘤，反而概括性的提及胃部腫瘤（原文使用複數），代表他相信胃部的腫瘤，已經能成功以手術切除。過了一年半後，波蘭的外科醫生路德維克．萊迪吉爾（Ludwik Rydigier）嘗試進行相同的手術，但他的患者連第一天都沒撐過去。

這是種很弔詭的手術，乍看之下非常直接，其實卻相當複雜，或許比當時外科醫生所理解的還複雜許多。從他們發表的內容來看，他們最關注的問題是：「將腫瘤移除後，接合剩餘胃部的最好方法為何？」但這並不是整個過程最困難的部分。有三個棘手的問題在等著這些不疑有他的醫生們：首先，**胃出口位於腹部許多重要結構的交會處**，距離脆弱的膽管、門靜脈、十二指腸動脈和胰臟都很接近，光是想把正常、健康的胃從中分離而不傷害到這些結構，就已經十分困難，更別提腫瘤會使環境更加擁擠，簡直難上加難。其次，**胃部的內容物是和鹽酸一樣的強酸**，如果在胃和十二指腸的交接處有絲毫滲漏，都會造成腐蝕，並引發腹膜炎，而且當時還沒有能有效中和胃酸的藥物。第三，十二指腸是繼胃之後的下一段消化道，與腹腔後壁緊緊相連，如果想順利把十二指腸和胃接上，可能需要天大的好運。

比爾羅特的患者海勒女士已經聽到死神的腳步聲。四十三歲的她接連好幾個星期吃不進任何食物，完全靠一、兩口酸奶活著。從她消瘦的腹部，就可以清楚感受到腫瘤，且大小和蘋果差不多。在手術之前，比爾羅特先用十四公升（！）的溫水清洗患者的胃部，並於一八八一年一月二十九日，開始了這項手術史的創舉。他在一夕之間成了英雄，連現今的外科醫生在提到他時也帶著幾分敬佩。這場遠端胃切除術真的是外科的一大轉捩點，但不是因為患者撐過了切除手術；更重要的是，她**撐過了胃和腸道的縫合超過十天**，證明成功的重新接合並非不可能。這項成就，可謂將外科手術的極限又向前推進一大步。

腸吻合術（intestinal anastomosis）指的是將腸道和胃部，或是兩段腸道接合的手術，手術的傷口和其他手術都不同。手術一旦完成，腸胃中不乾淨的內容物就必須能持續通過，卻又不阻礙傷口癒合。而我們得等到十天之後，才能知道身體是否承受得了這種極不尋常的狀況。

為何是十天？腸吻合術的成功與否，取決於兩個階段：首先是手術期間，必須在分開的兩段腸胃道之間，創造出能阻隔空氣與水分的分層，如此才能確保胃部和腸道中的有害物質留在消化系統內，而不會滲漏到腹腔造成腹膜炎。這部分完全仰仗外科醫生的技術，得選擇正確的縫線、打結方式和縫合針數（比爾羅特的手術縫了五十針），也得確保兩端順利吻合。優良的技術能讓吻合後的傷口維持許多天，但接著要面對第二階段。

患者傷口處組織的復原，必須能取代縫線——假如縫線附近的組織壞死（傷口確實可能發生），那麼無論縫合得多好，縫合處都會裂開；但假如組織很健康，傷口就能順利復原，並且以結締組織接合腸胃兩端。結締組織會在十天內生成，一旦超過十天，理論上就不會再發生滲漏。就像皮膚上的傷口會在十天後拆線一樣，腸吻合術的縫線也會在十天之後變得多餘。然而，我們當然不可能再切開肚子拆線，所以縫線會一輩子留在原處，或是使用可以吸收的線，這種線在幾個月內就會完全消失。

在比爾羅特的手術後，所有胃部和腸道的手術——從癌症、傳染性疾病、功能性疾病到威脅生命的器官阻塞，似是化不可能為可能。消化道手術很快成為一般性手術中最常見的類型，而外科手術在二十世紀的大邁進更是數百年前無法想像的。外科這項專業已經和過去截然不同。

然而，從現代的角度看來，我們還是得指出西奧多・比爾羅特嚴重缺乏現代手術的概念。最重大的問題大概就是他太專注於腫瘤，而非病患本人。佩昂、萊迪吉爾和比爾羅特的患者都極度羸弱，已經到了生命的盡頭，這使得手術的難度無論在技術上或道德上都下降許多：一來不會有脂肪組織的阻礙，二來不管手術結果如何，都不可能使病人死得更淒慘。然而，我們現在知道，**患者營養不良**對手術完全沒有益處，只會**大幅提高術後嚴重併發症的風險**。

除此之外，腸吻合術是極為複雜的手術，必須採取一些基本的預防措施。舉例來說，為了安全起見，必須有良好的手術視野；換句話說，不只要能看清楚腫瘤，也必須看清楚周圍的區域。因此，不僅得花一些時間將腫瘤分離，也得將腫瘤生長的器官和附近的重要結構分離。但是比爾羅特沒有這麼做；相反的，他只將腫瘤上方的皮膚水平切開，**切口小到看不出腫瘤是否擴散到患者腹部的其他地方**。海勒女士在手術後三個月，就因為癌症轉移而死。再者，比爾羅特並沒有想清楚在腫瘤移除後，要如何將兩端重新縫合，他自己也說過，能順利將胃出口和十二指腸重新連接起來實屬幸運。然而，假如辦不到呢？他確實考慮過兩者大小不同，十二指腸的直徑大約只有三公分，胃出口的直徑卻超過六公分；最後，他用了至少五十針才克服這個差距。

綜上所述，海勒女士能多活三個月，或許真的是奇蹟。在接下來的幾年裡，比爾羅特又進行了三十四場類似的手術，儘管成功率不到五成，但其名氣還是傳遍了世界。而後，他濫用自己的地位，在沒有任何理論根基的情況下，宣稱外科醫生不應該試圖動心臟或靜脈曲張手術。

比爾羅特的手術稱為比爾羅特 I 型（Billroth I，又譯為畢羅氏第一型），很快就被改良後的 II 型（Billroth II，簡稱 B-II，又譯為畢羅氏第二型）取代。B-II 也是遠端胃切除手術，但其中的技術讓醫生不再需要將兩端重新吻合。這個解決方式的發明者不是比爾羅特本人，而是他的助手維多・馮・海克（Viktor von Hacker）。B-II 的一些缺點後來則是由法國外科醫生塞薩爾・魯（César Roux）解決，他在手術中加入第二段腸吻合，形成 Y 字形的接口。如今使用的遠端胃切除全名是「Y 字形畢羅氏 II 型腸吻合術」，對如此普遍的手術來說，的確是個奇怪的名稱。

釘針

一九〇七年，匈牙利外科醫生亨伯．赫特（Hümér Hültl）解決了腸吻合術的一大問題：腸吻合術必須一針一針縫合，代表成功與否完全取決於每一針是否可靠。赫特相信他能用自動的方式，一步完成腸吻合，並且達到更好的吻合效果——他建造了一臺頗有重量的釘針機，**能一口氣在腸道組織上釘上一整排的吻合釘針**。

另一位匈牙利醫生雅拉達．馮．佩茲（Aladár von Petz）將這個設計進一步精煉，生產了稍微輕便的版本，在一九二〇年代使用，但該版本僅在特殊情況下使用。第二次世界大戰結束後，手術釘針在鐵幕以西式微；然而，東方集團[104]的國家仍然繼續使用，並且加以改良。西方的外科醫生不知道蘇聯的同僚依然會使用釘針，而東方的外科醫生也不知道西方已不再使用。

到了一九六〇年代，一位美國外科醫生拜訪莫斯科時，在櫥窗裡看見蘇聯的釘針機。他不相信自己的眼睛，於是買下來帶回家，再將機器展示給一位企業家看，對方便將其改良後大規模生產，商標的名稱是「AutoSuture」（自動縫合）。而後，他們獲得全球性的成功，從那時起，每一場胃部或腸道的手術都會使用釘針。

雖然比爾羅特達到某些革命性的成就，在往後的歲月裡也展現了系統性的外科專業，但他還是依循著外科迅速犀利的主流傳統。畢竟，他並不算是真正開啟了現代的外科手術（雖然很多人這麼盛讚），倒不如說他代表「舊式」手術的終結。以人工肩關節和胃部手術來看，假如像佩昂和比爾羅特這樣偉大的醫生是十九世紀末的「牛仔」；那麼另外兩個人則代表了**二十世紀初期手術的新守則——精確**，他們是歐洲的特奧多爾·科赫爾（Theodor Kocher）和美國的威廉·豪斯泰德。

特奧多爾·科赫爾對現代外科的重要性，展現在這個事實上：沒有任何外科醫生的名字，能像他一樣套在這麼多外科術語上。共有三種科赫爾氏切開法，第一種傾斜的劃過右上腹部，用來進行膽囊手術；第二種在腰側，用在髖部手術；第三種用來切除甲狀腺腫大；還有兩種科赫爾手法：一種用於肩膀脫臼的復位，另一種則是使腹腔內的十二指腸彎放鬆，後者甚至有專門的動詞「kocherise」。另外還有科赫爾氏症候群（Kocher syndrome），是一種孩童的肌肉性疾病，成因是甲狀腺激素缺乏；科赫爾氏點（Kocher's point），是頭顱上方偏前的一個位置，假如要引流腦脊液，就必須從此處穿洞；科赫爾氏徵象（Kocher's sign），指的是闌尾炎患者的疼痛，從腹部中心轉移到右下腹部。手術中，科赫爾氏檯桌可以推著越過患者的腳，科赫爾氏鑷子則是一般

104 冷戰期間，西方陣營對中歐及東歐的前社會主義國家的稱呼，其範圍大致為蘇聯及華沙公約組織的成員國。

手術最常見的鉗子。至於科赫爾本人，是首位獲得諾貝爾生理醫學獎的外科醫生。到了二〇〇九年，月球上的一個隕石坑更以他命名。

科赫爾對外科的主要貢獻在甲狀腺手術。在一般情況下，甲狀腺是頸部前側的小型器官，會利用食物中的碘來分泌激素，控制我們的代謝。假如身體缺乏碘，甲狀腺為了生產相同分量的激素，就會緩慢變大。幾年之後，甲狀腺可能會變得異常巨大，醫學上的專有名詞是「甲狀腺腫」（goitre）。幸運的是，甲狀腺腫如今並不常見，因為麵包師傅會在麵包裡添加含碘的鹽；但過去在無法自然攝取足夠碘的地區，甲狀腺腫特別常見。由於碘主要存在於海水中，因此缺碘的狀況，通常出現於較內陸的國家和住在山區的人們身上（科赫爾身為瑞士人這一點並非巧合）。過度腫大的甲狀腺最終會堵塞氣管，因此甲狀腺手術有時攸關性命。在定居維也納之前，比爾羅特也在瑞士擔任過教授。他曾試著切除甲狀腺腫，但超過四成的患者都死於手術，於是他再也不這麼做了。後來，科赫爾也嘗試切除甲狀腺腫，而且到了一八九五年，他精確的手術已經將死亡率降到一％以下。

在美國大西部，威廉．豪斯泰德也當過外科醫生中的牛仔。他曾經輸自己的血，拯救生產時失血過多的姐姐，更在二十九歲剛成為外科醫生的一年後，進行了美國前幾場膽囊手術之一，而且患者是他自己的母親。他先是對古柯鹼成癮，後來則是嗎啡；他會把自己的衣服送到巴黎的一間洗衣店，名義上是因為那裡洗得比較好，實際上更可能是為了走私毒品。當他寫了一篇關於古柯鹼在醫學上用於局部麻醉的文章時，他很顯然正被「藥物」影響，因為文章的一開頭就是長達一百一十八個字、卻沒有任何意義的句子。

在歐洲認識特奧多爾．科赫爾後，豪斯泰德一改自己的浪子態度，成了美國現代外科訓練和外科研究的奠基者。他發展出許多手術的方式，包含改良了腸吻合術，並為癌症手術訂定基本守則，且有兩項手術以他為名，分別是乳癌手術和腹股溝疝氣手術。豪斯泰德還發明了蚊式止血鉗（鉗子的夾面更細小，夾力更溫和），且和科赫爾的鑷子一樣，至今仍每天都在手術中使用，而他也是第一個在手術中使用乳膠手套的外科醫生。他死於一九二二年的一場膽囊手術後，動手術的醫生是他的學生。

在腸吻合手術出現之後，**二十世紀初期的亞歷克西．卡雷爾也證明了血管可以重新連接**，血液能不受阻礙的繼續流動。這使得血管手術成真，也為下一場醫學革命打下基礎——移植手術。一九五四年，約瑟夫．莫里（Joseph Murray）進行了第一場成功的腎臟移植手術，捐贈者和受贈者是同卵雙胞胎。十二年後，克里斯蒂安．巴納德在南非開普敦的格羅特．舒爾醫院（Groote Schuur Hospital，由政府資助的大型教學醫院），完成首次心臟移植手術。一九八二年，麥克．哈里遜（Michael Harrison）為一名孕婦子宮內的胎兒進行開放手術（使用手術刀切開的傳統手術類型），證明即使是尚未出生的胎兒，都能承受手術，並順利足月出生。截至目前為止，唯二**無法透過手術修復的部位只剩下脊髓和視神經**，我們身體的其他組織似乎都能夠承受外科醫生的攻擊。

第27章

不以肛門問題為恥的太陽王，帶動手術大流行

路易十四在一個月後離開病榻，且毫不以肛門的問題為恥，
全法國的人都知道這件事。
這場瘻管手術又被稱為「偉大的手術」或「皇家的手術」，
據說至少有三十位貴族希望能夠進行相同的手術。

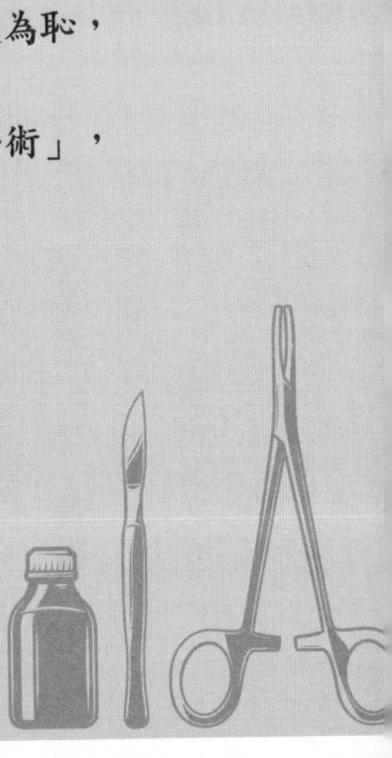

法王路易十四很聰明，能言善道，能歌善舞，善於社交，充滿自信，而且英勇高大又強壯，富有運動細胞，健康狀況極佳，自號太陽王（le Roi Soleil）。他喜愛騎馬、打獵、發動戰爭，而且就像「性愛機器」一樣（借用靈魂樂教父詹姆斯・布朗〔James Brown〕的歌曲名稱）。太陽王結了好幾次婚，還有多位長期的情婦，和數不清的短期愛侶。他十六歲就染上淋病，傳聞有位被他戴綠帽的丈夫甚至走訪妓院，一心想將梅毒傳染給自己的君王，不過這個目標並未達成。

路易十四在十七世紀下半葉主宰了歐洲的政局。其地位在一七一三年的《烏得勒支合約》（*Traités d'Utrecht*）[105]達到最高點（或最低點），而歐洲古老的權力關係永遠消失，新的政治角力正要誕生。在那之後，三個語言區（法語、德語和英語）也大致定調，荷蘭和西班牙都只能靠邊站。路易十四的統治持續了七十二年，其意向就是法律，據說他還曾說過：「L'état, c'est moi.（朕即國家。）」他是個保守主義的暴君，手上沾了上千名士兵和批判者的血液。然而，他卻在音樂、建築和美術界引領革命，身邊圍繞著許多巴洛克時期的偉大創作者。

令人意外的是，他的影響力擴及醫學的某個分支——產科。據說，路易十四出其不意的靈機一動，竟使得生孩子這件事被澈底「顛覆」，即使他或許無意為之……在當時，女性用最自然的姿勢生產，也就是蹲在地上，讓重力助上一臂之力。但這讓路易十四沒辦法看清楚情婦露易絲・德・拉瓦利埃爾（Louise de La Vallière）產下他的私生子，因此露易絲得雙腳張開的躺著，讓國王能看得清楚些。雖然躺著生小孩既困難又痛苦，卻從此蔚為流行，至今女性依然如此生產。

路易十四是個不平凡的人，但這是因為他在人均壽命短暫的時代，能夠活到相當不平凡的年紀，**甚至其後三代路易（兒子、孫子和曾孫）都比他早死**。路易十四死於一七一五年，就在他七十七歲生日前四天，死因是壞疽。他的腿部之所以壞死，原因最可能是動脈粥樣硬化這種老年疾病。但由於他的臣民們大都活不過四十多歲，或許沒有人知道他的病是什麼；當時的人也幾乎都在動脈能硬化之前就死了。從醫生們做的處置來看，他們對國王的病毫無概念：他們讓發黑的腿輪流泡在布根地酒和驢奶中。外科醫生馬雷沙（Maréchal）建議截肢，但對於人生和統治都感到厭倦的國王拒絕了。他人生的最後幾個星期都活在極度痛苦中。

路易十四在九歲時就曾經與死神擦身而過，但原因與羅患天花無關，而是因為醫生們替他放血，使他失去意識；一直到身邊的人將他最愛的寵物小白馬拖上樓到他的床邊，他才又恢復神智，漸漸痊癒。在那之後，他的健康狀況就一直由專屬的醫生密切監控，每天都在日誌中記錄。這份紀錄忠實的持續了五十九年，分別由瓦洛特（Vallot）、阿奎那（d'Aquin）和法貢（Fagon）三位醫生接續進行。這就是為什麼我們知道一六五八年戰爭時，路易十四有很長一段時間發燒，甚至擔心罹患了瘧疾。我們也知道這些年間他至少洗了一次澡，並且幾乎每個星期都因為便祕而服用瀉藥。此外，他患有近視，時常頭暈，可能有痛風或關節炎。二十五歲時，他感染麻疹；在

105 一七一三年四月至五月由歐洲多國於荷蘭烏得勒支簽署的和約，旨在結束西班牙王位繼承戰爭。該和約不是單一的文件，而是一系列和平條約的總稱。和約的簽訂表示路易十四稱霸歐洲的野心落空，並在此基礎上維持了歐洲體系的權力平衡。

人生中後期，他有肥胖問題，體內長了寄生蟲，並且時常抱怨胃痛。可惜的是，關於他人生的最後四年並沒有留下紀錄。

太陽王的人生中還有兩場苦難值得一提。他喜歡甜美的事物，不只是抽象的譬喻，字面上也是如此。當時，糖在歐洲還算是新鮮事物，造成了許多爛牙，特別是在買得起甜食的貴族之間。路易十四有一口爛牙，且會定期將一位拔牙師傅召進凡爾賽宮來拔掉他的牙齒。到了四十歲，路易十四的牙幾乎半顆不剩，而這在許多肖像畫裡都看得出來——其臉頰和嘴巴就像老女人一樣。

某次拔牙的狀況非常不妙，拔牙師傅的鉗子裡不只有爛牙，還有國王連著的一部分上顎。這位倒楣牙醫的下場不得而知，但路易十四面臨嚴重感染，上顎骨出現膿瘍。當然，爛牙本身也可能造成膿瘍，使得受感染的骨頭和牙齒一起鬆脫，牙醫對此也無計可施。無論如何，路易十四的情況很糟，甚至擔心有生命危險。許多外科醫生因而被徵召進宮，最後他們將上顎進一步打開，讓膿液流出，再用烙鐵把膿瘍造成的空腔封上。全程國王都坐在椅子上，而且沒有麻醉。

其中一位醫生站在國王後方，雙手緊緊固定住他的頭，或許右手在額頭上，左手則按住下巴，如此讓頭靠在椅背上，迫使國王的嘴巴保持張開的狀態。第二位外科醫生站在一邊，用雙手將國王的上唇拉開，清楚露出上顎。第三位醫生站在火爐旁，將烙鐵加熱。當痛苦且受到束縛的路易十四看到燒紅的烙鐵接近，一定飽受驚嚇；口中的高溫、惡臭的煙味和椎心刺骨的疼痛，想必使他無法呼吸。但路易十四勇敢的撐過了這場苦難，並且復原神速。然而他的上顎從此在口腔和鼻腔間留下一個洞，這使得他在喝湯或酒時，會有液體從鼻子裡流出來；當他吃東西時，聲音大到連外面走廊都聽得見。

國王習慣坐在他的「chaise percée」（便盆）上接待客人，因此，在接見賓客或向顧問們諮詢時，路易十四可能也同時在公眾場合排泄。**宮廷中有個低階貴族會負責替國王擦屁股**，而這是他唯一的工作，也是**國王從不自行處理的事**。無論是因為不尋常的排泄儀式、騎了太多馬、特定的性偏好，或紀錄中肛門所忍受超過兩千次的瀉藥清腸，又或是腸子裡的寄生蟲沒清乾淨，總之在一六八六年一月十五日，路易十四的肛門附近出現一個腫塊。二月十八日時，腫塊被證實是膿瘍，並在三月二日破裂成為瘻管，而且無論如何加溫加壓或使用更多瀉藥，都無法使其閉合。

瘻管（fistula）源自拉丁文，意指管子、水管或笛子；肛門瘻管的拉丁文醫學名詞是「*fistula ani*」，字面上就是肛門的瘻管。基本上，瘻管是一條位於皮膚和臟器間的中空小通道，彷彿有某種小生物要從體內慢慢向肛門外咬出一條通路；但真正的凶手並不是小生物，而是細菌。

肛門瘻管一開始總是源於直腸（位於肛門內側前面）黏膜裡的小傷口，**糞便中無數的細菌會使傷口感染，得以發展為膿瘍**。無論是否形成膿瘍，膿液都會形成，並且對周圍區域造成壓力。在肛門周圍，距離大腸越近的組織就越堅固；因此，肛門處的膿瘍通常會趨於遠離大腸，就這樣漸漸穿過較柔軟的組織，並在皮膚下成為膿瘍。

肛門膿瘍裡的膿越多，壓力就越大，患者會出現劇痛和發燒的症狀，而路易十四那年的三月或四月所經歷的正是這些。最終，承受莫大壓力的皮膚破裂了，將所有惡臭的膿液都排出——這於五月初發生在路易十四身上。接著壓力減退，發燒症狀減輕，疼痛也跟著停止，但從直腸黏膜小傷口到皮膚的通道幾乎不會自己痊癒，進而留下瘻管。

我們仍不清楚肛門周圍的膿瘍，為何會留下難以自行痊癒的通道；這或許和直腸中持續存在的大量細菌，或是黏膜不斷分泌的黏液有點關聯。瘻管可能維持休眠很長一段時間，不會造成任何症狀或不適，但也隨時可能重新充滿膿，形成新的膿瘍。這代表你**一旦有過肛門膿瘍，復發的機率就很高**。在某些案例中，瘻管的通道變得很寬，連腸道的氣體和糞便都能從中排出，但患者對此完全無能為力。或許這才是讓國王難受的原因，畢竟瘻管本身不一定會有太多症狀。

在治療肛門瘻管時，重要的是**區分兩種不同的類型**。假如肛門內的傷口位於直腸較低處，接近肛門口，那麼瘻管的出口就會在肛門括約肌下方。想像你將一條細長且具一鈍端的金屬工具插進通道，從外側皮膚上的洞一直通到內側黏膜的洞，接著沿金屬工具一直下切到底；如此一來，你就將整條通道都打開了，瘻管兩端的小傷口也接起來，成了「一般的」開放式大傷口。由於瘻管不復存在，所以這開放式的大傷口自然得以復原。期間必須讓傷口保持開放，不能縫合，且一天用大量清水清洗六次，並耐心等待。六個星期之後，傷口就會二級癒合，整個過程稱為瘻管切開手術（fistulotomy）；用來尋找瘻管的金屬工具稱為探針，因為醫生會以此在瘻管中「探測」。

然而，假如內側的傷口在直腸較高處，亦即離肛門口較遠，瘻管就可能通過肛門括約肌上方，或者甚至穿過括約肌。此時若進行瘻管切開手術，不只會切開瘻管，也會切開肛門括約肌。這當然得避免，畢竟肛門括約肌一旦受損，就無法控制排便。

痔瘡

肛門附近能出的問題可多了。醫學中有一個分支專門處理這類問題，就稱為**直腸病學**（proctology）。肛門的手術內容包含治療肛門瘻管和膿瘍、病毒疣和腫瘤，以及肛裂、脫垂、糞便失禁和痔瘡。痔瘡是肛門內三條靜脈出現的靜脈曲張。如果一個人躺著將雙腳抬高，三條靜脈的位置分別在五點鐘、七點鐘和十一點鐘方向，也就是躺者的左後、右後和右前。

除了偶爾發癢或稍微出血，痔瘡一般來說不會造成任何問題；然而，假如流過曲張處的血液受到阻礙，可能會產生突然且強烈的疼痛。舉例來說，這種情形可能發生在坐了太久的飛機之後。據說，拿破崙・波拿巴就是因為痔瘡問題才兵敗滑鐵盧。假如長期出現症狀，就有必要進行痔瘡切除手術；痔瘡也可以用橡皮圈綁緊（膠圈套紮療法）、透過注射硬化劑來縮小（硬化療法），或是透過電凝法消除。中世紀時處理痔瘡，是將燒紅的銅棒穿過冰冷的鉛管後放在痔瘡上。如今，報紙在痔瘡的形成上，扮演了重要的角色——如果你帶著報紙、漫畫、手機或筆記型電腦到廁所，肛門靜脈就會承受過久的高壓。所以說，**非必要就不要久坐！**

路易十四顯然再也受不了瘻管帶來的不適，於是召來外科醫生準備進行瘻管切除手術。然而，外科醫生查爾斯－弗朗索瓦．菲利克斯從來沒有動過這種手術。他請國王給他六個月的準備時間，並且在七十五個「普通」患者身上練習過後，才在一六八六年十一月十八日早上七點鐘，切開了路易十四的瘻管。國王趴在床上，雙腳大開，肚子下方墊了一個枕頭。在場的還有他的妻子曼特農夫人（Madame de Maintenon）、大太子路易（Grand Dauphin）、告解神父拉雪茲（Père François de la Chaise）、醫生阿奎那，其國防大臣盧福瓦侯爵（Marquis de Louvois）也在一旁握著他的手。

菲利克斯醫生為了手術做了兩件器材，一件是巨大的肛門撐開器，另一件則是自創的鐮刀形手術刀，在刀尖有半圓形的探針，讓他可以用同樣的圓周運動探測並切開瘻管。他實際上結合了瘻管手術需要的兩種工具——**探針和手術刀**。菲利克斯首先把國王的屁股分開——國王一點都不瘦，屁股可謂碩大——使他可以看清楚外部傷口的確切位置，包含到底離肛門多遠、在前方或後方、左方或右方。接著，他把手指伸進國王的肛門中，探索內部是否有開口；截至這個階段，路易都沒有感到疼痛，只有不舒服和羞恥感而已。下一步，菲利克斯請國王躺著別動，再放入肛門撐開器，並緩緩轉開；憑藉一點運氣和足夠的光線，此時應該就能看見肛門內部的開口，旁觀者也很可能趁機從外科醫生的肩膀後方看個幾眼。

這個時候，醫生必須警告國王下一步會很痛，但他得再保持靜止一下子。菲利克斯將他的「瘻管探針兼手術刀」**插進瘻管的外側開口，用力向內推，直到內側的開口為止**。這般疼痛的場面，讓每個人的頭上都冒出汗珠，希望不會持續太久。當菲利克斯看見探針從內部開口出現，他知道對他來說，最困難的部分已經結束了；可對不幸的患者而言，最糟的部分還沒開始。菲利克斯快速的一拉，將刀子抽出瘻管。國王咬牙切齒，但是沒有哭喊出來。隨著瘻管被切開，菲利克斯迅速將巨大的撐開器從肛門移開，並用一些繃帶來快速止血。

路易十四在一個月後離開病榻，三個月內就重新回到馬背上。他一點也不以肛門的問題為恥，全法國的人都知道這件事，並且在等待的幾個星期中分擔著國王的焦慮。幸運的是，國王倖存下來，證明手術是成功的。在褲子下方綁上繃帶這個行為，甚至短暫成為凡爾賽宮的潮流，貴族們爭相仿效國王的勇氣。這場瘻管手術又被稱為「偉大的手術」或「皇家的手術」，據說菲利克斯收到至少三十位貴族的請求，希望能夠進行相同的手術，但由於沒有人真的罹患肛瘻，他只好拒絕他們。一六八七年一月，皇室作曲家尚－巴蒂斯特．盧利為了慶祝國王復原，演出壯闊的〈感恩贊〉，而他就是在這時被指揮的手杖打中腳趾（參見第 14 章）。

從「手術結果成功」以及「沒有紀錄顯示國王面臨糞便失禁」這兩點看來，路易十四的瘻管應該位置較低，意味著他的肛門括約肌或許沒有受到影響。菲利克斯很幸運，只要進行簡單的瘻管切開手術就好。那麼，位置較高的瘻管又該如何治療呢？**希波克拉底**大概在兩千多年前（西元前五世紀）就已經找到解答，他是**第一個記錄了串線療法的人**。這位希臘醫生描述了一種用柔韌的錫製成的探針，尾端和縫衣針一樣有針眼；他會將幾束亞麻用馬毛綁在一起做成線，穿過針眼。第一步是將食指伸進患者的肛門，接著探進瘻管在外部的開口；接著，他將探針放入瘻管通道，直到食指感受到探針從直腸內冒出，而後他會將探針折彎，再從肛門拉出來。針眼的線此刻會從瘻管進入直腸，再從肛門口拉出，他隨後綁起線的兩端。

穿過瘻管的線首先能使通道保持打開的狀態，讓內部的膿沿著線向下流乾，這會防止膿瘍生成或復發。接著，線會被綁得更緊一些，以便在往後幾天到幾個星期裡，慢慢切穿肛門括約肌組織。這個過程很緩慢，因此**線後方的肌肉纖維有足夠的時間復原**。這就像是慢動作的瘻管切開術，卻不會傷害到肛門括約肌。希波克拉底的線之所以有切割的效果，主要是因為亞麻纖維夠粗糙，但亞麻也可能提早斷裂，這時候馬毛就派上用場了——可以用馬毛將新的亞麻線拉過瘻管，無須再次使用錫製探針。如今，為了治療高位肛瘻，醫生們嘗試過許多方式，如：用不同的物質注滿瘻管，或是用黏膜將瘻管封住；然而最常使用的方式，還是希波克拉底的經典串線療法——用一條簡單的線慢慢切穿組織。只是現在手術使用的是人造材質和橡皮圈，並非亞麻和馬毛，但效果是一樣的，而且在大多數的病例中，結果也令人滿意。

菲利克斯的手術方式顯然不是從希波克拉底的書中學來的，因為他在國王的肛瘻上使用的是手術刀而不是線。他或許曾經在英國醫生約翰·阿德恩（John Arderne）的著作中讀過這樣的手術方式，這位醫生住在特倫特河畔紐瓦克（Newark-on-Trent），是名有所成就的瘻管外科醫生。阿德恩在一三七六年寫了第一本關於瘻管的治療手冊，並用插畫記錄自己的手術方式和自製的手術器具。對於所有瘻管，阿德恩都用最樸實無華的瘻管切開術來治療；然而，他的成果卻比同僚都好上許多。或許他的名氣來自他**溫和的術後照顧**，讓切開的瘻管可以恢復得比其他同僚的病患更好——他用一塊布料來替傷口止血，而不是用烙鐵；用清水清洗傷口，而不是用腐蝕性的溶劑再加上瀉藥。路易十四同樣受益於這種比較溫和的術後照顧方式。

阿德恩曾經是百年戰爭[106]時期的軍醫，看過許多騎士都為肛門瘻管所苦。他們穿著沉重的盔甲，在馬鞍上起伏顛簸，疲憊、恐懼和高溫帶來的汗水就沿著背部而下，流進他們屁股的縫中。如此持續的刺激導致尾骨附近形成膿瘍，破裂之後就會留下一個洞，看起來像肛門周圍的瘻管。

然而，事實證明這完全不是瘻管。約翰·阿德恩在十四世紀許多騎馬征戰的騎士身上發現的病症，在六百年後的另一場戰爭又出現了，同樣是在尾骨不斷受到顛簸撞擊的士兵身上；不過這一回，患者不是馬背上的騎士，而是第二次世界大戰坐在吉普車裡的士兵。吉普車是為了在崎嶇不平的地形上行駛而設計的，車內卻只有硬椅子，也沒有懸吊避震系統。有上萬美國士兵到最後得在醫院裡待上幾個星期，以治療屁股上的膿瘍。這類感染稱為藏毛囊腫（pilonidal cyst），原發位置比肛門的膿瘍高，且不是始於直腸。我們還未完全明瞭其成因，但發生的位置總是相同，就在我們身上不再長出的地方——我們曾經的尾巴在出生後會留下一小塊陳跡，該處供給至皮下組織的血液較少，也較容易出現皮下的毛髮，有些人則在皮膚上有個淺窩。皮下毛髮可能造成感

106　一三三七年至一四五三年期間，發生在英格蘭王國和法蘭西王國之間，針對法蘭西王國統治權的戰爭。這是世界最長的戰爭，長達一百一十六年，歷經五代統治者，最後由法方勝出。

染化膿，特別是該處受到反覆刺激時，而吉普車裡的士兵就是個好例子。有鑑於此，感染的藏毛囊腫又稱為「吉普車座病」或「吉普車乘客症」。

約翰．阿德恩並未注意到騎士們的膿瘍與真正的肛瘻有所不同，而十七世紀的人也沒有注意到其間的差異。不過，路易十四所罹患的肯定不是藏毛囊腫。畢竟**藏毛囊腫不是雙向的通道（瘻管），而是個死胡同（竇）**，假如真的是藏毛囊腫，那麼菲利克斯就不可能把他精心設計的「瘻管探針兼手術刀」拉出來了。以上兩種疾病，男性的發病率都高於女性，而肛瘻大都比藏毛囊腫更晚出現，好發於三十歲到五十歲之間。路易十四發病時則是四十八歲。

有時候，肛門瘻管是由腸道不明原因發炎的克隆氏症所引起。在路易十四的例子裡，凡爾賽宮中不良的衛生環境可能也是原因之一。因為缺乏乾淨的水源和冰箱，住在皇宮裡的人就和其他人一樣，容易因為食物中毒而腹瀉。除此之外，太陽王不洗澡，以至於他身上散發著惡臭；有一次在接見外國大使時，為了不讓客人覺得受體臭冒犯，他還自己貼心的開了窗戶。

外科醫生菲利克斯為國王動完手術後，就再也沒有拿過手術刀，因為他承受了莫大壓力，據說已超出負荷（雖然術後優渥的退休金、鄉村的房產和受封的頭銜，可能與他「封刀」更有關係）。他的「瘻管探針兼手術刀」目前展示於巴黎的醫學歷史博物館中。

在當時的歐洲，人們還不認為外科醫生是光榮的職業，但這很快就改變了——整個歐洲都聽聞了瘻管切開術，民間也流傳許多嘲笑路易十四肛瘻的歌謠和笑話，每個人都在談論這件事。肛門瘻管切開術的成功，促使外科醫生炙手可熱的程度，達到前所未有的高點。

第28章

從電鰻、人體到醫學，手術中到處是電

某次，患者吸的易燃麻醉氣體乙醚外洩，被電凝法產生的火花點燃，
在那之後，神經手術先驅庫興將麻醉方式改為直腸麻醉；
又有一次，他觸碰到金屬製的傷口撐開器後觸電，不得不用手臂支撐。

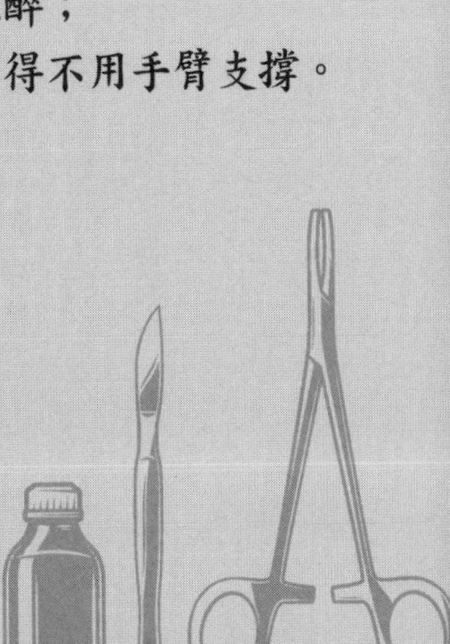

外科醫生每天都會使用到電力。根據電壓、導電性和頻率，電可能是無害的、有用的、妨礙的、危險的或是致命的。

二〇一三年三月一日，阿姆斯特丹的一場手術，清楚的反映了電的危險。然而，動手術的不是外科醫生，手術室也不在醫院裡——地點是阿提斯動物園（Artis Zoo）[107]，動手術的是看診過各種動物的獸醫馬諾．沃爾特斯（Marno Wolters）。

自然而然的，外科醫生將手術對象局限於哺乳類動物，特別是靈長類的其中一種；但大多數人類身上的手術，同樣可以施行於其他動物，而**外科的發展亦帶動了獸醫學的進步**。閹割和卵巢割除手術是獸醫的每日例行公事，但他們也會替狗剖腹、替牛隻動胃部手術、替大肚豬動修腹手術，還會修復馬的腹部疝氣、治療獵豹的骨折，或是替河馬矯正牙齒。有些外科醫生會為了科學研究，在老鼠迷你的胃部動手術，但如果能在紅鶴的食道動刀；在長頸鹿的頸動脈做血管成形術；在海龜的肺部動手術；替無尾熊切除闌尾（無尾熊的闌尾長達兩公尺）；或是替老虎的甲狀腺動手術，想必會特別有趣吧！那麼藍鯨的開心臟手術（藍鯨的心臟大到可以容納一個站立的人），或是大象的鼻子修復手術呢？

阿提斯動物園的手術和上述相比毫不遜色，而且接受手術的動物也讓整場手術頗有危險性——沃爾特斯動手術的對象是隻電鰻，多年來都在動物園水族館的水缸中游動，而牠之所以要開刀，是因為腹部出現一處腫脹。電鰻是一種長度大約一公尺半的魚類，能釋放出電流，在水中比通電的插頭還要危險。

動物能產生電力這件事本身不算太奇特，身體的每個細胞其實都能持續創造出區隔體內和外在世界的電力場，**即使人體所釋放的電壓很低，卻還是能被清楚量測**。舉例來說，我們能用腦電圖（EEG）記錄我們腦部的電波，用心電圖（ECG）記錄心臟的電波。神經細胞會用電波來傳遞訊號，我們的大腦就像大型的電波管理中心一樣。如果想要產生並維持所有電力，就需要消耗很大的能量，所以我們所需的**氧氣有五分之一都會進入大腦，供給必要的電力動能**。

電鰻用來產生電力的器官很獨特。牠們的電波並非各自獨立生成，而是連續產生的，因此電力可以不斷累積，使得電鰻可以創造出很高的電壓。不過牠們產電需要大量氧氣，遠比魚類透過鰓所獲得的還多，因此牠們會定期浮出水面，從空氣中吸收足夠的氧氣。

電鰻有三個器官能產生電力，全部都在尾部，而牠們的整個身體幾乎都是尾部：沙氏器官（Sachs' organ，上部發電器）會釋放出較弱的電波，功能類似於雷達，能協助探測周邊環境（電鰻的眼睛很小），用來鎖定獵物，再由杭特氏器官（Hunter's organ，下部發電器）釋放電流加以癱瘓；第三個「主要」器官（main organ，體側發電器）則在面臨危險時使用，可以產生六百伏特的電壓，使範圍內所有動物都動彈不得，連人類也不例外。

阿提斯動物園的電鰻，腹部已經腫了好幾個星期，甚至令牠的頭部向上抬起。一般來說，電

107 Artis（阿提斯）是拉丁文「*Natura Artis Magistra*」的簡稱，意指「大自然是藝術之師」。

鰻的肚子很小，在頭部和巨大的電尾之間，幾乎注意不到。一開始，動物園的獸醫們認為是進食過度或便祕，但降低食物攝取並使用瀉藥後，亦不見改善；再加上施打抗生素也無效，意味著應該不是感染。看起來，這隻電鰻可能罹患癌症，而且痛苦急速加劇，於是獸醫們決定好好替牠檢查，看看能不能做點什麼。這表示必須把電鰻移出水缸，再照Ｘ光並進行活體組織切片——透過手術將腫脹處切片後，放到顯微鏡下檢查。很顯然，電鰻會把這些都視為威脅，並釋放六百伏特的電壓來對抗飼育員，而這會讓牠體力消耗殆盡，需要額外補給氧氣。說到底，這不只會對人類造成危險，也會傷害鰻魚本身，因此手術必須經過小心準備。

這並不是第一場電鰻的手術。阿提斯動物園聯絡了芝加哥的獸醫，對方曾在二〇一〇年動過相同的手術。手術準備過程的重點被整理在日誌中；值得注意的是，電鰻只有在「想要」時才會發電，並不會沒有意識的放電。這代表電鰻睡眠時不會放電，而這會帶來兩個優點：第一，一旦**麻醉後，手術時就不需要擔心電擊**；第二，睡眠的深度只要在水中放電壓計即可測量，電流越弱表示麻醉的效果越好。

手術在動物園水族館大廳後方的小展間進行，每個人都戴著絕緣手套，負責捕捉和移動電鰻的兩位照護員，甚至穿上了橡膠潛水裝。手術桌是聚氯乙烯（ＰＶＣ，廣泛生產的合成塑膠聚合物）製的水槽，只要將電鰻放置其中，就可以進行Ｘ光和切片檢查。他們用魚網將電鰻轉移到注滿水的塑膠水缸，水缸中已打入額外的空氣。在麻醉藥劑三卡因（Tricaine，易溶於水的活魚運輸麻醉劑）加入水中的同時，一旁也備好簡單的電壓計測量電擊。在一個小時間，電擊的強度逐漸降低，電鰻的活動力也減弱了。

待電鰻完全陷入睡眠，照護員就將其撈出水中，放上水槽狀的手術檯。電壓計沒有顯示出任何電擊。手術相關人員持續用三卡因溶液沖洗電鰻的口部。只見電鰻腹部的腫脹已經相當明顯，而且可以感覺到腫起的腹部中有數個硬塊。照了 X 光後，沃爾特斯戴著橡膠手套，在腫瘤上的皮膚劃出切口。

電鰻通常沒有鱗片，外皮和真正的鰻魚[108]很像，這讓沃爾特斯的任務難度降低不少。他移除腹部的一小片組織，然後將傷口用可以吸收的縫線縫合——在魚身上，必須注意不能使用溶化過快的縫線。一般來說，溫血動物的傷口會在兩個星期內癒合，但像**魚類等冷血動物的代謝速度緩慢許多，因此縫線必須維持六到八個星期**，才能確保傷口好好癒合。這場小手術後，電鰻被放回清水缸中等待清醒；牠很快就開始移動，而偵測到的第一波電擊就有很高的電壓。

然而，大約一個小時過後，他們發現電鰻顯然出了問題，不僅電擊不再規律，活動力也降低了。接著，牠突然釋放出一股強力的電波，而後一動也不動——這隻電鰻死去了，彷彿將最後一口氣用電流的形式排出。會是手術和麻醉給牠帶來太大的壓力嗎？又或是癌症腫瘤的負擔終究太

108 電鰻雖名為「鰻」，但並不是鰻的一種，在生物分類上和鯰魚更為接近，皆置於骨鰾總目之下。儘管如此，電鰻不能叫做電鯰，因為電鯰已經用來指一種存在於非洲的魚類。

大了？

沃爾特斯為電鰻屍檢後，發現腫瘤十分巨大，且已經轉移到肝臟和脾臟。接下來的顯微鏡檢查顯示，電鰻的病症是轉移性胰臟癌，這解釋了腫瘤的快速生長。無論如何，這隻電鰻的未來都很悲觀，或許在麻醉之後就死亡，反倒得以免去諸多痛苦折磨。

縫合

縫合使用的特殊工具稱為持針器，用以將縫針緊緊固定住。右撇子外科醫生會用大拇指和無名指拿持針器，左手則拿著鑷子拉起組織，並從持針器上將縫針拿起。**縫合用的針是有弧度的**，這樣在縫合過程中就能盡量不影響組織。此外，縫針是拋棄式的，尾端已經接上縫線，而**針和線平常都放置於雙層的無菌包裝內**，在打開外層時不會接觸到內層。動刀的外科醫生或助理接著就可以在不碰到外層的情況下拿起內層包裝，如此能確保他們接過縫針時，不會有任何細菌一起傳過來。

手術使用的縫針分為尖銳或鈍頭、割口縫針、大型或小型針；縫線也分為可吸收和不可吸收、單線或多條線編織成的。所有不同的線和針都會分開包裝，搭配不同粗細和強度的線。

線的強度會用數字表示，一號線稍粗，二號線很粗，以此類推直到五號線。反過來說，〇號線相當細，但大部分的線還要更細，用不同數目的〇來表示，例如：二—〇號線（2-0）就比〇號更細；三—〇號線（3-0）則是皮膚縫合最常使用的；至於縫合血管，需要極細的六—〇號線（6-0）；而十二—〇號線（12-0）比人類毛髮還細，使用於顯微手術。

沃爾特斯團隊面對的是無法預期的電，而外科醫生們（動手術時）雖然也必須留心電的危險，但幸運的是，手術室中的電量是可以規範控制的。電在手術中無處不在，麻醉醫師的呼吸器以及監控心跳、血氧和血壓的機器，也必須依靠電力。手術檯需要電力才能移動，當然照明燈具也需要電力；微創手術的器材需要用電、移動式 X 光機會產生數千瓦的電流，手術室裡也有記錄和搜尋醫療數據的電腦、可以觀看手術流程和 X 光片的錄影監控機，這一切都需要電。

除此之外，許多手術方式都需要用到電，而且電和患者與手術人員的距離，可以遠比我們認為的安全範圍還要近。舉例來說，幾乎沒有任何現代手術能在沒有電凝的情況下進行。電凝法必須用特製的手術刀，基本上就是手術刀與烙鐵的結合；在電凝的過程中，患者是「帶電的」，但卻安全無虞。

石器時代的外科醫生使用石頭，亞伯拉罕用石刀替自己行割禮，希臘人用銅器手術刀，羅馬人使用鐵製手術刀，而今天用的是鋼製手術刀。在過去一百年中，多虧了科技發展，新型的手術刀問世了。壓電效應[109]（因潛水艇使用的聲納系統而為人所知）也被應用在手術中的器具，該器具會透過振動來切割和止血。在人類能駕馭輻射（核能）後不久，伽瑪射線就搭配名為伽瑪刀的器具，被應用於手術之中；可用微波（例如用於烹飪）發展不久後，該技術也被引入外科手術，而雷射被應用的情形也很相似。然而，至今最成功的發明仍是簡單的電動手術刀（電刀）。待電力成為日常生活的一部分（電燈），電刀隨後出現於外科手術。

早在一八七五年，人們就開始實驗將電燈燈絲使用在手術中，應用燒灼止血法來止血（即電燒法，英文是 electrocauterization，來自拉丁文 *cauterium*，意思是灼燒的鐵）。無奈燈絲的溫度太高，致使周邊組織灼傷的範圍大過預期，而且當時電燒的過程既緩慢又不精確，更別提有多危險了。

法國物理學家雅克–阿爾塞納．達松瓦爾（Jacques-Arsène d'Arsonval）更進了一步，知道電路通常在電阻最高的部分才會產生熱量。人體夠大，足以在沒什麼電阻的情況下導電，而電流也能在手術刀的金屬部分自由流動。因此，電阻最大的地方會是手術刀和身體接觸處，更精確的說，是電刀尖端附近的一小塊組織，也就是手術中需要電燒的部分。而且，通常只有手術刀和組織相接觸時，才會產生熱。

達松瓦爾想出了一個解決方法：電流的力量固然會對身體造成傷害，但如果使用的是交流電而非直流電，就能使其維持在最低的程度。我們家中插座提供的，就是一種交流電。雖然交流電理論上會致命，能造成神經、心臟和肌肉癱瘓，但達松瓦爾發現，只要將頻率顯著提高（超過一萬赫茲），就能避免如此駭人的效果。

電刀會用電線連接發電機，發電機必須再以第二條電線與患者連接，如此才能形成完整的迴路，換言之，患者成了迴路的一部分。如今，連接患者的第二條線是貼在腰際的拋棄型導電片，通稱「電極板」，因此外科醫生在手術開始前，一定會先問團隊：「板是否已經黏上？」

熱之所以可以止血，是因為將血液和周圍組織的蛋白質從液體轉換為固體，就像煮熟的蛋白會凝固變白一樣。蛋白質這項特性稱為凝固，假如使用電力，就稱為電凝。如果在組織上用更高的溫度電燒，那麼細胞中所有水分都會瞬間蒸發，使其在蛋白質還來不及凝固前就先爆開。這麼做能達到的效果就不是止血，而是將組織切開。

在一九二〇年代，**美國工程師威廉．波維**（William Bovie）更進一步應用電凝的原理——他設計了一臺發電機，能更精準控制組織內能量的強度，做法是將交流電的頻率大幅提高到三十萬赫茲。這臺發電機的供電是一波一波輸出，稱為調節交流電。更甚者，他也能控制電壓，如果電壓越高，則每分鐘的電波數就越低，如此總體能量才不會過高。這**使得手術刀能在電流的安全**

109 是介電質材料中一種機械能與電能互換的現象。壓電效應在聲音的產生和偵測、高電壓的生成、電頻生成、微量天平，以及光學器件的超細聚焦，有著重要運用。

範圍內，於凝固和切割之間切換功能。這項原則至今仍使用於外科手術中，未曾改變，而在許多國家裡，電刀仍以他的名字命名。

波維的發明在一九二六年十月一號由哈維・庫興（Harvey Cushing）引入外科手術。哈維・庫興是神經手術的先驅，關注焦點是人體內唯一無法透過加壓或縫合來止血的器官——大腦。

大腦和腦部大部分的腫瘤，都有來自小型血管的充足血液供給，因此，腦瘤切除手術可說是鮮血淋漓。庫興為此研發了許多預防的方式：他用小型的銀製夾子固定在小血管上阻止流血，手術後夾子可以留在原處；他也習慣將腦部腫瘤分割後再切除，假如手術因為失血過多而被迫暫停，就可以先等個幾天或幾星期，待患者的血液相關數值恢復後再繼續進行，這稱為逐步手術（piecemeal method）。在重大手術時，他會請一位志願者在手術室中待命，必要時可以現場捐血。這類志願者大都是醫學系學生，想要把握機會近距離觀摩最先進的大腦手術。

庫興為了推廣新型止血法的重要性，於是在醫學期刊中，發表了他第一次使用電凝法的手術過程。儘管他並非第一個使用此一新興技術的人，有許多外科醫生已經搶先一步，不過他在神經手術上對電凝法的應用仍相當成功，他也因為一九二六年這場手術的驚人成果而出名，且對電凝法的進一步發展有著決定性的影響。

然而，在電凝法更廣泛應用之前，必須先解決一個嚴重的問題——雖然波士頓的街道和住家都已經使用交流電，庫興工作的布萊根醫院（Brigham Hospital）卻仍使用直流電。因此，為了讓庫興能進行突破性的嶄新手術，手術室得特別從街道上接電線來供給交流電。

施行重大手術那天，庫興使用了威廉．波維的手術用電燒器，替罹患惡性顱外肉瘤的男性患者動手術。三天前，他已經因為同一病患失血過多而被迫暫緩手術。庫興尚未真的努力研究過電凝法器材背後的原理，只說：「一個人未必要知道內燃機引擎的原理，也能夠學會駕駛電動機具。」因此，他邀請波維本人親自來到手術室。假如庫興需要調整用來止血的電流量，波維可以協助控制按鈕來提高或降低電壓和波幅。庫興重新切開第一次手術的切口，繼續一塊一塊切除腫瘤。這一次，他沒有使用手術刀和剪刀，而是使用了電燒法。燒灼腫瘤的氣味很可怕，連在手術室走道上觀摩的人都感到噁心，等待著捐血的醫學生還昏倒了，從椅子上跌下來。但庫興馬上就了解：這個新的方式很了不起。

下一場手術也是移除類似的顱外腫瘤，患者是十二歲的女孩；在波維的協助下，庫興僅靠一次手術就完全移除病灶。術後兩名患者都復原良好，沒有任何併發症，而庫興在接下來的所有手術中繼續使用波維的發明，這甚至讓他有勇氣進行以前想都不敢想的手術。他在給同僚的書信中寫道：「我成功在頭腦中做了許多事，我從沒想過這是可行的。」世界各地、各外科分支領域的醫生們也紛紛開始仿效他。

不過一開始，仍不時會出問題：在某次頭顱的手術中，藍色的火焰從患者被打開的鼻竇中竄出；還有某次，患者吸的易燃麻醉氣體乙醚外洩，剛好被電凝法產生的火花點燃，在那之後，庫興將麻醉的方式由吸入式改為直腸麻醉；又有一次，庫興觸碰到金屬製的傷口撐開器後觸電，不得不用手臂支撐，但這倒給了他靈感，開始使用木製器材和木製的手術檯，直到波維找到了更好的解決辦法，那就是調整電燒器的設定。

如今，手術室中採用各種方式來保護病患和手術團隊，不受電流傷害。如手術團隊會**戴絕緣的橡膠手術手套**，病患、手術檯和所有的**電子設備則都經過接地處理**。整間手術室就是個法拉第籠（Faraday cage）[110]：手術室的門和牆壁中都有一層銅線網絡，確保外界的電擊（例如閃電或電網過載）不會進入室內影響手術。此外，現代的手術室與外界完全隔離，換句話說，即沒有任何具導電性的線路能直接連到手術室，手術室使用的迴路都透過變電器提供，電腦網路的數據則透過光纖來傳輸。

波維的電燒器在整個世紀幾乎沒有改變。當然，其中經過改良並提升安全性，而且與庫興的開創年代相比，使用環境的要求也更加嚴格。雖然整個電凝的概念在現代看來安全無虞，但病患承受的電壓和電鰻所釋放的其實沒差多少——都是數百伏特。

110 一個由金屬或者良導體形成的籠子，由於金屬的靜電等勢性，可以有效屏蔽外電場的電磁干擾。而且因為金屬的導電性，即使籠子通過很大的電流，內部物體通過的電流也微乎其微。

尾聲

經典科幻作品裡的十大外科名醫

如果有任何樂觀主義者試著想像未來的外科醫生們，能辨到什麼奇異或美好的事，其實也指出了現今外科醫生有何欠缺。科幻小說這個文類大約誕生於兩百年前，當時的作家想像醫生們在無限可能的年代裡頭，能做到些什麼，即使有些描述很荒謬，有些卻帶著出乎意料的見地。接下來，我將列舉經典科幻作品中前十名外科醫生。

第十名：維克多・法蘭克斯坦（Victor Frankenstein）

法蘭克斯坦是終極的DIY創造者，而且懷抱瘋狂的野心。在瑪麗・雪萊（Mary Shelley）的小說《科學怪人》（*Frankenstein*，一八一八年出版）裡，這位瘋狂的醫生用許多屍體碎塊拼湊出新造物，並運用科學賦予它生命。令他不安的是，他的造物似乎有智慧，也有自己的想法。維克多成了怪物意志的奴隸，使得他犧牲自己的健康和婚姻，最終連性命也賠了進去……。

在過去五十年中，外科醫生和病患的醫病關係改變許多，幸運的是，結果並不像維克多・法蘭克斯坦所面對的那樣悲慘——**醫生和患者的溝通增加了，而且不再是單向的**。二十世紀的病患被帶進手術室時，往往像隻溫馴的羊，醫生們也沒有清楚解釋他們的問題或手術的方式。假如他們罹患癌症，醫生們不會多加說明；假如治療方式有數種選擇，通常也只會由醫生自行決定採取的方式，壓根不會跟病人討論。

幸運的是，患者越來越能為自己發聲，不僅自行組織支持性團體[111]，對於手術結果也會要求更多說明。現代的患者在答應接受手術之前，會先用大量問題淹沒醫生，而這麼做並沒有錯；當然，以外科醫生的角度來說的確比較麻煩，但即使患者的意見或要求有時像在試探醫生自制力的極限，卻也不會糟糕到危害醫生的健康、婚姻或生命。另一方面，醫生對於疾病和治療解釋得越多，其實也是一種自保。患者未必想聽到一整張清單的風險、併發症和副作用，但這已經逐漸成為現代醫病關係的固定模式。醫病間的溝通改善也有其缺點，就是患者不再像以前那樣全心信賴醫生，他們更常徵詢第二意見，甚至有「醫療購物」的現象，造成保健服務過度消費。

第九名：邁爾斯．貝納（Miles Bennell）

邁爾斯．貝納是個述說真相的人，卻沒有人把他當一回事。在傑克．芬尼（Jack Finney）的小說《天外魔花》（*Invasion of The Body Snatchers*，一九五四年出版）中，貝納的患者一個接一個的變成外星植物，卻沒有人相信他，只有他的精神科醫師最後相信了……。

如今，**外科醫生必須依規定，向衛生管理單位回報異常的案例**和其他不幸事件。相關單位會成立小組，分析正常的狀況應該是如何，為何在異常的案例中出了狀況；接著是行動計畫，包含許多改善要點，過了一段特定時間後將再次評估。如果患者對於治療或照護者的態度有所不滿，都可以向醫院的相關部門提出申訴。時至今日，無論是醫生或患者，又無論他們的意見乍看之下多麼奇怪，每個人都會受到最認真的看待。

第八名：布萊爾醫生（Dr Blair）

在約翰．卡本特（John Carpenter）導演的電影《突變第三型》（*The Thing*，一九八二年上映）中，一位外科醫生在工作時受到感染，自己變成怪物。故事始於某個外星生物來到南極的科學研究中心，開始取代其中的科學家。每次殺戮發生之後，布萊爾都必須替變形的屍體驗屍，最終他也受到感染（他沒有戴手術用的口罩）。隨後他離開團隊，成了外星生物……。

外科醫生工作時總是與手術刀、針和其他銳利的器材為伍，多少可能會傷害到自己；而病患的體液也可能噴濺到外科醫生的眼睛，或是進入他們身上的小傷口。有鑑於此，外科醫生必須非常謹慎的避免感染：他們碰觸任何東西都會戴手套，並且接種過B型肝炎的疫苗，手術時也會戴口罩、眼鏡和帽子來保護自己。儘管採取了各種預防措施，疾病卻還是有可能轉移到外科醫生身上，或許是透過薄的橡膠手套上被針或手術刀尖刺破的小洞，或是噴出的一小滴液體恰好進入

111 指一群有部分共同遭遇的人組成的團體，主要目的是藉由經驗分享，使成員能更加有效的適應和處理生活中各種危機事件，並進一步恢復應變能力，甚至在面對壓力事件時能有所成長。

他們的眼睛。若是如此，就必須請求患者同意進行人類免疫缺乏病毒（ＨＩＶ，即愛滋病毒）和Ｃ型肝炎的檢測。假如ＨＩＶ檢測結果呈陽性，外科醫生就得服用抗愛滋病毒的藥物一個月，將感染的風險降至最低，並且只能有安全的性行為，以免進一步傳染。感染ＨＩＶ或其他病毒可說是外科的職業危險。

第七名：海蓮娜・魯索（Helena Russell）

海蓮娜・魯索是英國ＢＢＣ影集《外太空一九九九年》（*Space: 1999*）中的角色，這部影集從一九七五年播到一九七七年。正如影集名稱所示，故事背景在一九九九年；當時，由於月球脫離了繞地球公轉的軌道，月球殖民地「阿爾法月球基地」的未來顯得變幻難測……。他們的外科醫生為一名女性，這對一九七〇年代而言，可是很前衛的設定。

女性

雖然外科有男性也有女性這件事，如今看來是理所當然，但在過去的兩百年裡，外科界由男性主宰的情況太嚴重，使得女性揮舞手術刀的畫面似乎標新立異。然而，歷史上一直有受到敬重的女性外科醫生。

大約在西元一〇〇〇年，（男性）外科醫生阿布・卡塞姆・哈拉夫・本・阿拔斯・宰赫拉威（Abu al-Qasim Khalaf ibn al-Abbas Al-Zahrawi）[112]寫道：「罹患膀胱結石的女性患者，最好由女性外科醫生治療。」在十二世紀的法國文學作品中，也有關於女外科醫生醫術的描寫。在義大利，早在十三世紀就有女性受訓成為外科醫生，法國的外科醫生遺孀甚至可以接手亡夫的事業。十四世紀義大利薩萊諾市（Salerno）畢業的三千名外科醫生中，就有十八名女性。同一個世紀裡，英國皇室的外科醫生也是女性。

然而中世紀後，人們的態度發生兩項重大改變，使得女性在外科界幾乎完全絕跡：十六世紀的**狩獵女巫**和十九世紀的**婦德思想**，而後者至少要到一九六八年才式微。在荷蘭，一九四五年到一九九〇年間註冊的外科醫生中，只有三%是女性，一九九〇年到二〇〇〇年間則增加到一二%。二〇一〇年時，荷蘭的女性外科醫生占二五%，受訓中外科醫生則有三三%是女性。到了二〇一六年，英國一一・一%的外科顧問醫生是女性。

112 被認為是「現代外科學之父」和中世紀最偉大的穆斯林外科醫生，其綜合性醫學巨著奠定了文藝復興之前伊斯蘭世界和歐洲外科學的基礎。

外科這項專業，根本沒有不適合女性的地方——女性也能承受身體上的負擔、沉重的責任、工作的步調以及夜班輪班，這些都和男性沒有兩樣。而女性的專業見解也毫不遜於男性。先天上來說，女性在理工思考方面完全不輸男性，有時在社交方面更勝一籌。儘管如此，女性外科醫生依舊只占少數；但女性外科醫生的比例正在迅速增加，性別比或許真的能在不久的將來改變。反觀一九九九年，女性外科醫生還是相對罕見，在荷蘭的比例是八分之一，在英國更只有三%。

第六名：白袍男子們

在史蒂芬．史匹柏（Steven Spielberg）的電影《E.T. 外星人》（*E.T. the Extra-Terrestrial*，一九八二年上映）裡，政府祕密組織的無名醫生粗暴的對可愛的 E.T. 動手術。他們問也不問的接管了男孩埃利奧特（Elliott）的家，把客廳改裝成手術室。因為根本不願意花時間聽患者和埃利奧特一家要說什麼，所以他們不了解 E.T. 唯一的問題就是思鄉病，於是把情況搞得更糟……。

每當外科的界線不斷被推進，總是會讓人省思：這些進步全部都是必要的嗎？近數十年來，有越來越多的人生格言是：「要實現的目標不僅是人類最可能的，更該是人類最渴望的」，或是「不只增加幾年生命，也在年歲中加入生命力」。決定進行手術與否，代表**在患者的益處（包括生命長度和品質）以及手術的風險中，取得良好平衡**，患者和外科醫生都有權對此發表意見。患者會依據自身的意願和疾病的性質與預後，得到治療的方案：如果選擇不受限制的積極治療，代表醫生會盡一切可能來治癒疾病，並拯救患者的生命；也可以針對特定治療限制進行協議，例如在必要的情況下，可以嘗試復甦術以外的方法；選擇受限的非積極治療，則代表不做任何努力拯救患者的生命，只盡力讓患者的餘生越舒服越好。

第五名：在低溫中熟睡的三名外科醫生

在史丹利．庫柏力克（Stanley Kubrick）執導的電影《二〇〇一太空漫遊》（*2001: A Space Odyssey*，一九六八年上映）中，有三位外科醫生整段旅程都在太空梭發現號中沉睡著。他們在任務一開始時就進入低溫冬眠的模式，預定在發現號抵達目的地木星後被喚醒。然而，當他們放心的熟睡時，船上的電腦 HAL 9000 卻劫持了發現號。人工智慧完全接手三位醫生的任務，並了結他們的性命……。

在一九九〇年代中的網路泡沫化期間，**電腦化的醫療保健問世了**。外科醫生也必須跟上潮流，接受這樣的發展，因為任何選擇拒絕的人都被遠遠拋下。手寫的醫療紀錄、處方箋和轉介信函都成了過去式，每一間現代的醫院都有電子化的病例紀錄，而全部的治療、入院、結果、併發症等都有數位紀錄。醫療祕書的人數因此減少，結果外科醫生發現自己的工作量突然大增。所有的電子信件和檔案聽起來都很美好，但天下沒有白吃的午餐，電腦化並無法阻止患者激增，而這些都是外科醫生和其他專科醫生要面對的。畢竟目前，（很不幸的）電腦還不可能完全接手人類醫生所有的任務。

第四名：李奧納德．麥考伊（Leonard McCoy）

李奧納德．麥考伊是金．羅登貝瑞（Gene Roddenberry）的原創影集《星艦迷航記》（*Star Trek*，又譯《星際爭霸戰》，一九六六年至一九六九年間播映）中，星艦企業號的船醫。以二十三世紀的標準來看，麥考伊頗為古板，他對科技敬而遠之，也無法苟同夥伴史巴克（Spock）的冰冷邏輯。他不喜歡有憑有據的外科理論，提倡傳統的休息、規律和清潔。而他的患者躺在乾淨整齊的四人病房中熟睡——在麥考伊的照護下，企業號的手術患者可沒有快速復原的捷徑。

在我們的觀念裡，臥床休息幾乎和術後照護密不可分。對於一九六〇年代的人來說，誰又能想到在術後恢復的重要時期，躺在床上造成的壞處反而比好處多？麥考伊有個小型儀器，和智慧型手機差不多大，可以在患者身上前後移動來取得仔細的診斷。他的治療方式也深具未來感，光是可以讓每個被外星人攻擊的船員立刻重新站起來，且不留下任何疤痕或殘障，就已經相當不可思議了。然而他在高科技治療後的照護，就不具什麼未來的元素：和十七世紀頂尖的醫院一樣，他只會讓病人躺在床上，靜待他們復原。

第三名：機器人外科醫生

在喬治．盧卡斯（George Lucas）的經典作品《星際大戰：帝國大反擊》（*Star Wars: The Empire Strikes Back*，一九八〇年上映）裡，年輕的英雄路克．天行者（Luke Skywalker）在善惡之戰（原力與黑暗力量）中失去他的右手，而一個無名機器人為他裝上了機械手臂。與此同時，路克發現用光劍砍下其右手的達斯・維達（Darth Vader）其實是他的父親……。這樣的類童話總是會有好的結局，而機器人就像天外救星那樣給了他仿生的手。在這個未來世界裡，路克是個感到滿意的患者，但外科醫生的角色似乎無足輕重。

過去三十到四十年間，外科手術出現驚人的科技發展——越來越複雜的手術都漸漸可行，手術的傷口則越來越小。值得注意的是，機器人在這樣的進步神速中，並未扮演特別重要的角色。某些腹部手術的確可以用機器人進行，但**機器人無法預排程序**，外科醫生仍得現場即時操控。更甚者，機器人手術**並沒有提供新的選項**，一樣的手術步驟不需要機器人也能完成。然而，其他新興科技卻有助於改善手術過程，例如導航和虛擬實境的相關技術。由此觀之，諸如《駭客任務》（*The Matrix*）和《魔鬼總動員》（*Total Recall*）等電影對未來手術的描繪，相較之下就比《星際大戰》更貼近現實。

第二名：艾許醫生（Dr Ash）

艾許是雷利・史考特（Ridley Scott）執導的電影《異形》（*Alien*，一九七九年上映）中，星際運載艦船諾史莫號的醫生。當惡夢般的外星人從某位船員的胸口衝破而出時，艾許阻止其他船員摧毀它。船員們於是殺了他，卻發現他不是人類，而是人工智慧的機器，只會盲目的遵從預先的設定——操縱船艦的公司給了艾許搜尋外星生命的祕密任務。因此，艾許醫生服從公司董事的每一個字，即使犧牲同事的性命也在所不惜……。

專業醫護人員能自行裁定所提供的照護品質。他們會和病患一起決定該採取什麼行動，最好的方式又是什麼。這對醫院有利，但醫院的董事會成員也有其他顧慮，畢竟他們得支付薪水、採購醫療用品、管理醫院建築，而這些當然不能花掉太多錢。雖然有時候花少一點錢也能得到同樣的照護工作量，但訓練較不足的員工、成本較低的材料和較少的設施，自然會對品質造成負面影響。在醫院所有的專業中，**外科或許最需要訓練精良的員工、高品質的材料和最新的設備**，這也使他們**相當依賴董事會的政策方向**。因此，他們理應要對政策制定的方向有所掌握；不幸的是，外科醫生是所有科別中最沒有時間這麼做的。一般來說，無論在國家或個別醫院的層級，健康照護政策的制定都掌握在管理者和非外科醫生的手中，而外科醫生只是在旁邊看著。

第一名：彼得．杜瓦（Peter Duval）

彼得．杜瓦是理查德．弗萊徹（Richard Fleischer）所執導電影《奇異的旅程》（*Fantastic Voyage*，一九六六年上映）中，潛水艇海神號的英俊醫生。有一位蘇聯的重要科學家叛逃到西方，不料頭部遭受撞擊，導致腦出血，唯有微創手術可以移除他腦部的血塊。這部科幻片用最字面的意思詮釋這個部分：他們運用未來科技，將一艘核子潛艇和船員都縮小到紅血球的尺寸，再注射至科學家的頸部。無奈潛艇迷失了方向，只能從更刺激的路線到腦部，也就是通過心臟和內耳；更糟的是，他們發現讓一位內科醫生同行是個可怕的錯誤。隨著故事推展，內科醫生麥克斯（Michaels）的間諜身分也逐漸揭露，而他不斷破壞著團隊立意良善的計畫。不過，麥克斯醫生最終自食惡果，被白血球細胞給吞噬。外科醫生彼得·杜瓦最後穿上帥氣的潛水裝，在美麗的拉寇兒·薇芝（Raquel Welch）陪伴下，開始用雷射砲清除血塊⋯⋯。

唯有外科醫生才能寫出這樣的情節啊！不幸的是，就算現在的外科醫生也沒辦法利用小型潛艇清除血栓，得由非外科醫生來開藥治療。這樣對身體造成的侵害最小，卻沒那麼有趣。

在近期的外科手術中，微創是最關鍵的概念——手術規模變得越來越小，花的時間也越來越短，如此一來，病患所經歷的不適和不便也越來越輕微。更甚者，必要性的手術會越來越少，因為已經有許多疾病可以輕易用藥物或非手術的方法治療。然而，外科醫生不會就此消失，或是被機器人和電腦科技取代；我們仍需要這些握著手術刀拯救生命、修復傷害、切除腫瘤和減緩痛苦的從業人員。

致謝

本書中的故事都來自真實事件，有些患者名氣響亮，有些則否。我參考了歷史資料、訪問、媒體報導、傳記和其他人的著作；我無意讓這些故事反映或重現最精確的歷史，而是希望用外科的角度加以詮釋。這些故事的改編版本曾經在二〇〇九年到二〇一四年間，刊登於荷蘭外科協會的期刊《荷蘭外科雜誌》（*Nederlands Tijdschrift voor Heelkunde*）上，編輯是維克多．凱米吉爾（Victor Kammeijer）。

我想感謝包里斯．里柏洛夫（Boris Liberov）為列寧手術的俄文資料，提供了正確的翻譯；阿嘉莎．海克瑪（Agatha Hielkema）提供了荷蘭醫藥相關法律的補充資料；瑪爾諾．沃爾特斯（Marno Wolters）和阿姆斯特丹的阿提斯動物園讓我訪問了關於電鰻的手術。我還要感謝我的妻子拉芙恩（Laverne）、同事瑪利茲．德．布洛（Maurits de Brauw）、艾利克．德克森（Eric Derksen）、艾利克．馮．杜根（Eric van Dulken）和湯瑪斯．納吉（Thomas Nagy）、尼可拉．金明斯（Nikola Kimmings），你們為我的主題提供了許多有用的點子。最後，我要謝謝普魯恩．史奈爾（Pleun Snel）閱讀了我的草稿，並提供有建設性的評論。

術語表

（協助審定者：怪醫烏博士，高雄醫學院醫學士，現任泌尿科及外科專科醫師）

A

腹部 Abdomen

非正式名稱為肚子。外科中亦用希臘文「*lapar*」指稱腹部，如「laparotomy」（開腹術）。

膿瘍 Abscess

膿液受到壓力，積累於身體的組織之間。為了避免惡化，必須切開成熟的膿瘍；這項外科中的黃金法則反映在拉丁格言上——「*ubi pus, ibi evacua*」（哪裡有膿，哪裡就要抽吸排淨）。切開膿瘍並將膿液引流是一種外科手術。如果膿液累積在既有的腔室中，則稱為蓄膿（empyema），參考**膿** Pus、**切開** Incision、**引流** Drain。

急性 Acute

突然或立即（但不應和緊急搞混），相反詞是慢性、持續、不突然。「hyperacute」意指非常突然，「subacute」意指亞急性，介於急、慢性之間，過了急性期，但還未進入慢性期。

截肢 Amputation

部分或完全切除肢體。來自拉丁文「*amputare*」，有修剪之義。

麻醉 Anaesthesia

負責患者手術中局部、區域或全身麻醉的專業類科。麻醉科醫生是具有施行麻醉專業資格的醫生。

病歷 Anamnesis

字面上的意思是「來自記憶」。詢問患者症狀的特徵、嚴重程度、發展和持續的時間。假如醫生從第三者身上得知關於症狀的資訊，則稱為「hetero-anamnesis」。詢問病歷是檢查患者的第一步，接著是身體檢查，以及必要情況下的輔助檢查。參考**症狀** Symptom。

解剖學 Anatomy

字面上的意思是「切開來發現」。描述生物之巨觀結構的學問。

殺菌消毒、消毒劑 Antisepsis, antiseptic

使用消毒劑來去除皮膚、黏膜或傷口中的細菌。最早的消毒劑是葡萄酒和白蘭地，而後也使用過石炭酸，但會對身體組織造成太大的傷害；如今則使用含有碘或氯的化學物質。單純用肥皂和清水洗手也有一定程度的殺菌效果，這也是為什麼外科醫生時常洗手。

動脈硬化 Arteriosclerosis

動脈的發炎性疾病。動脈的內壁受到膽固醇累積的影響，造成發炎；這會形成疤痕組織使斑塊堆積，最終導致動脈狹窄，使動脈逐漸或突然完全阻塞。

動脈 Artery

在高壓（血壓）下從心臟輸出血液的血管。解剖學書籍中的動脈之所以用紅色描繪，是由於富含氧氣的血液是鮮紅色的。不過肺動脈例外，因為從心臟輸出到肺部的血液是缺氧血。

人工呼吸 Artificial ventilation

以人工的方式協助患者呼吸，方式有：在患者的口鼻戴上面罩，從口鼻處將呼吸管插入氣管（插管）；或將脖子前側切開直接進入氣管（氣切）。可以利用手動的氣球或呼吸器協助呼吸，最簡單的形式則是口對口的人工呼吸。

無菌法、無菌 Asepsis, aseptic

不應與殺菌消毒搞混，參考**無菌的** Sterile。

助手 Assistant

協助者。醫療助手指的是協助醫生或其他健康照護專業人員者。在手術中，團隊裡支援外科醫生的人都稱為外科助手，可能包含了外科醫生和醫護人員。

動脈粥狀硬化 Atherosclerosis

參考**動脈硬化** Arteriosclerosis。

屍體解剖 Autopsy

對屍體進行檢驗。參考**驗屍** Obduction。

B

活體組織切片 Biopsy

切除一片組織來進行進一步的檢查，例如：顯微鏡檢查。切除式切片（excisional biopsy）指的是切除所有受到影響的組織；切開式切片（incisional biopsy）則是只切除一部分，其他保留在原位。也可參考**切除** Excision、**切開** Incision。

動脈阻塞 Blocked arteries

參考**動脈硬化** Arteriosclerosis。

放血 Bloodletting

讓血流乾。直到十九世紀末還被用於治療各種症狀；益處皆源於迷信。參考**放血針** Fleam。

C

惡病體質 Cachexia

嚴重營養不良、虛弱，常見於癌症等。

癌症 Cancer

惡性疾病。身體的細胞脫離正常的控制機制，並且繁殖擴散，對身體造成傷害。癌症的腫瘤具有侵略性，會破壞身體的屏障。皮膚、黏膜或腺體組織的癌症稱為上皮細胞癌（carcinoma），白血球細胞的稱為白血病（leukaemia），其他組織的則稱為肉瘤（sarcoma）。

心臟手術 Cardiosurgery

對心臟施行的手術，與心臟病學（cardiology）不同。心臟病學為不透過手術治療心臟疾病的醫學分支。

外科醫生 Chirurgeon

古語，參考**外科醫生** Surgeon。

慢性 Chronic

持續，並非突然。參考**急性** Acute。

循環系統 Circulatory system

血液在壓力（血壓）下透過血管循環的系統，驅動力來自心臟。休克即循環系統衰竭。

割禮 Circumcision

字面上的意思是「環狀切開」。完全的割禮指的是將包皮完全從陰莖切除。參考**切除** Excision、**切開** Incision。

併發症 Complication

疾病或手術後所出現不理想（且無意為之）的傷害性結果。不應和副作用搞混，副作用同樣是由治療帶來的不良結果，但並非預期之外。無論是手術或非手術的治療，併發症都是潛在的一部分，因此通常不會歸咎於人為失誤。參考**發病率** Morbidity。

保守治療 Conservative

非侵入性的治療方式，也不會透過其他形式，直接侵入身體（例如用藥）。參考**預期性** Expectative、**侵入性** Invasive。

積極治療 Curative

此種療法的目標是澈底治癒疾病，即使患者的生活品質會因此下降也無妨。與此相反的是舒緩治療，其目標不在於完全復原，而是延長患者生命，提升生命品質。參考**舒緩治療** Palliative。

治癒 Cure

回復健康且未在身體上留下疤痕。參考**治療** Healing。

D

診斷 Diagnosis

辨識出患者出問題的部分：疾病的特徵、原因、嚴重性。

脫臼 Dislocation

骨骼與關節錯位，也可用「異位」（luxation）來描述。脫臼型骨折是指脫臼和骨折同時發生的狀況。參考**復位** Reposition。

分割 Divide

用適當的手術方式分離出身體結構或組織，如血管可以經過切開和結紮加以分割。參考**結紮** Ligature。

引流管、引流 Drain

名詞：穿過身體開口處裝設的管子，能在該處進行引流，例如將空氣自胸腔中引流而出，或是將膿液引流出膿瘍；大部分的材質是橡膠或矽膠。比較特別的引流管是導尿管，會通過尿道插入膀胱。動詞：用於排出液體，特別是用在膿瘍切開手術，讓膿液流出；整個手術過程稱為「切開引流」（incision and drainage），簡稱「I＆D」。有時引流管會被留在切口內，或是由第二個切口置入，讓膿瘍中殘留的膿液或是將來可能形成的膿液都能排出。參考**膿瘍** Abscess。

Dys-, dis-

這個字首的意思是「異常」或「有問題」。「dysphagia」是吞嚥困難，「dyspareunia」字面上的意思是「互動困難」，用以指稱生理上的性交疼痛。

E

Ec-, ex-

這個字首的意思是「去掉」。舉例來說，「tumorectomy」的意思是腫瘤切除術，依序由 tumor 和 -ectomy 組成。參考**切除** Excision。

選擇性的 Elective

非強制性、非必須的。選擇性手術指的是有其他合理替代方案的外科手術，意思是這類手術可以經過仔細規畫，並且有充裕的時間能延後，甚至並沒有必要性。

栓塞 Embolism

隨著血流移動的物體，可能會對血液循環系統造成傷害。舉例來說，小腿部分的血栓可能使部分的肺封閉（肺栓塞）；相同情形也可能發生在骨折後脊髓的脂肪組織。頸動脈手術時，頸動脈中如果有空氣，就會產生栓塞導致腦梗塞。

胚胎學的 Embryological

與有機體出生前的發展有關。一旦胚胎已具備該動物的外型，就會稱為胎兒。

臨終照護 End-of-life care

停止任何與致命疾病的對抗，目標改為讓患者在生命的尾聲盡可能的舒服。參考**舒緩治療** Palliative。

灌腸 Enema

通過肛門洗滌大腸。雖然應用廣泛，古往今來有許多人相信能減緩各種疾病，卻沒有什麼證據能證明灌腸有效，而過度使用反而會造成副作用，輕微和嚴重皆有可能。

循證的 Evidence-based

根據大量醫學期刊發表的研究結果，而做出的決策和行動。和「專家意見」相反，專家意見是指聽從據信為特定領域專業人士的看法來做決定。證據的信度各異，若得出結論的患者樣本數越多，自然越可信。實證也能為特定的治療方式，提供國家層級的指導守則和框架。

切除 Excision

切開移除，意指將某物切割後再移除該部分（非移除整個器官）。參考**切開** Incision、**割禮** Circumcision、**活體組織切片** Biopsy、**切除** Resection。

預期性 Expectative

觀察等待，尚不給予治療，並密切監控病患的情況變化。參考**保守治療** Conservative。

暴露 Exposure

將特定結構或異常的組織分離（必要時透過手術切除），包含其相鄰的環境，讓手術視野更清楚，可以看到整個結構以及與周遭的關係。

F

快速康復 Fast-track

術後照顧的模式之一，目標是盡快回復患者的正常功能，包含進食、飲水、離開病床、四處走動，以及移除各種管子和導尿管。

瘻管 Fistula

兩個小傷口透過身體組織中的通道相連，可能將一個腔室與另一個腔室連接，或是將腔室與外界連接。舉例來說，肛門瘻管是直腸的傷口與皮膚上另一傷口相連。「Fistula」的拉丁文本意是管子或笛子。

放血針 Fleam

放血時使用的特殊刀具，使用方法是在手肘處劃一道切口。此種特殊的刀刃設計讓傷口不會太深。參考**放血** Bloodletting。

骨折 Fracture

骨頭斷裂、破碎。

G

壞疽 Gangrene

活體組織的壞死，例如傷口附近的皮膚、腳趾或整個肢體。肢體壞死的部分可能會乾掉並皺縮，或導致發黑和木乃伊化，而最主要的情況就是讓身體產生排斥反應。壞死的組織也可能腐爛並排出體液和膿，甚至進入血液中，有鑑於此，溼性壞疽比乾性壞疽來得更危險。壞疽也可能肇因於動脈阻塞或傷口受到侵略性較強的細菌感染，有些細菌會產生氣體，加速壞疽擴散，稱為氣性壞疽。

痛風 Gout

發炎性疾病，成因是關節處累積了尿酸的結晶，典型的症狀是腳的大拇指疼痛、發炎。「痛風」一詞原本的意思，是不明原因的疼痛症狀。

婦產科醫生 Gynaecologist

以產科及女性生殖器官手術治療為專項的醫藥專業人士。

H

血尿 Haematuria

尿液中帶血。

治療 Healing

治療與治癒代表兩種形式的「使人好轉」。但與治癒不同，治療會在身體上留下痕跡，也就是傷疤。參考**治癒** Cure、**外科醫生** Surgeon、**手術** Surgery。

Hemi-

字首，意思是「半」，通常用來指稱左半邊或右半邊。「hemiparesis」是身體左側或右側半身癱瘓，「hemicolectomy」是手術切除（-ectomy）一半的（hemi-）結腸（colon）。不應和字首「haema-」或「haemo-」搞混，此二字首指「與血相關」。

疝氣 Hernia

原本應該提供支撐的組織出現破裂，導致內部構造透過疝氣突出。椎間盤如果出現裂痕，會造成頸部或背部疝氣；腹壁的破裂則造成腹部疝氣。

順勢療法 Homeopathy

和放血一樣無根據的民間療法。參考**放血** Bloodletting。

I

自發性的 Idiopathic

無明確可辨識的原因。不應與拉丁文「*e causa ignota*」（原因不明）搞混。

腸阻塞 Ileus

腸道內容物在通過時受到阻礙延遲，症狀是嘔吐及腹部腫大。成因可能是腸絞窄、腫瘤或內部的阻塞物（例如毛球）。麻痺性腸塞（paralytic ileus）是指腸道的自然運動停止，造成內容物不再前進。腸阻塞不應與結腸阻塞（colon obstruction）搞混，後者指糞便通過大腸受阻。

發生率 Incidence

指的是特定疾病在特定人口族群中發生的機率，通常用每年每十萬人的新病例數來表示。不應與盛行率搞混。參考**盛行率** Prevalence。

切開 Incision

用手術刀切出開口的簡單動作。切開腹腔的動作也稱「section」，如「caesarean section」（剖腹產，又稱帝王式切開術）。

失禁 Incontinence

無法控制糞便或尿液的排出。

適應症 Indication

在外科手術中指動手術的理由。

梗塞 Infarction

動脈受阻導致部分器官無法得到充氧血，因而發生壞死。腦梗塞也稱為中風；肢體的部分或全部梗塞也稱為壞疽。參考**缺血** Ischaemia。

感染 Infection

參考**發炎** Inflammation。

發炎 Inflammation

身體組織的反應，會活化發炎細胞，並造成受影響區域的疼痛、紅腫、發熱和功能喪失。感染即是發炎反應，由細菌或病毒、酵母菌、真菌或寄生蟲所造成。大部分的感染會造成發炎，但並非所有發炎都是由感染造成的。

間歇性跛行 Intermittent claudication

行走時，下肢肌肉因供給血液的動脈變窄造成缺氧，而帶來疼痛，一旦停下休息就不痛了。

侵入性 Invasive

包含透過手術或導管直接進入身體的治療方式，例如經皮冠狀動脈介入治療（Percutaneous Coronary Intervention，簡稱ＰＣＩ）。微創手術的目的即是達成最小的侵入。

缺血 Ischaemia

由於充氧血供給不足（像是動脈狹窄所導致），造成器官或肢體部分缺氧。症狀包含疼痛及失去功能，而該部位使用頻率越密集，症狀就越嚴重，因為氧氣的需求會跟著增加。嚴重缺血會帶來無法復原的梗塞和組織壞死。參考**間歇性跛行** Intermittent Claudication。

L

開腹術 Laparotomy

切開腹部的手術。可以與腹腔鏡的微創手術對比。參考**切除** -tomy、**腹部** Abdomen。

學習曲線 Learning curve

對於特定手術，外科醫生、團隊或整間醫院降低發病率和死亡率，並得到更好經驗的過程。最終，待發病率和死亡率降得夠低，而後的手術便不會再有此效果。此時，學習曲線已「完成」或「實現」。典型的曲線需要超過一百位患者來完成。

結紮 Ligature

用線綁束出血的血管。結紮有固定的步驟：外科醫生先用鉗子固定流血的傷口，待血完全止住，助手會在鉗子下方的組織後側穿過一條線並打結。這個步驟需要一些溝通：助手完成後會說「好」，醫生則小心的將鉗子打開；如果失血看起來受到控制，助手會說「謝謝」，醫生再將鉗子完全拿起，交給刷手護士。刷手護士接著將剪刀交給醫生，把線尾剪掉。

截石術臥位 Lithotomy position

患者躺著將腳舉在空中，使醫生能清楚看見肛門區域。適合肛門、陰道、陰囊和陰莖手術。自路易十四之後，也是生產時常採用的姿勢。

截石術 Lithotomy

手術移除膀胱結石。過去施行此手術者稱為截石者。

局部 Local

指身體上不歸入區域性的部分，例如：額頭、小指、肚臍或胰臟。參考**區域性** Regional。

異位 Luxation

脫臼。參考**脫臼** Dislocation、**復位** Reposition。

淋巴 Lymph

組織液；細胞間清澈的液體，由血液運輸。特殊的小型淋巴管會專門將過多的淋巴液個別排除。來自小腸的淋巴液——乳糜（chyle），也含有來自食物的脂肪，因此呈牛奶色。

淋巴結 Lymph nodes

長度不超過半公分，為淋巴管匯集之處。數個淋巴結會形成人體淋巴網絡的站點。參考**淋巴** Lymph、**轉移** Metastasis、**根治性** Radical。

M

宏觀的 Macroscopic

肉眼可見，和微觀的概念相對。微觀指太小以至於肉眼無法看見。

醫療疏失 Medical error

參考**併發症** Complication。

腸繫膜 Mesentery

小腸整段皆以腸繫膜連接腹腔背面，血液會由此輸入或離開小腸。腸繫膜呈扇形，在小腸端長達六公尺，在腹壁端則只有三十公分。從連接處到腹壁的長度大約也是三十公分，長度已經足夠在行開腹術時，讓小腸由腹腔外漏到手術檯上。

轉移 Metastasis

字面上的意思是「錯置」，發生於癌細胞從腫瘤脫離，並在身體其他部位形成新的腫瘤。轉移可能是直接的，跨越腔室或平面的邊界，也可能透過血管到達身體較遠端的部位，例如透過門靜脈到肝臟；透過動脈到骨骼或大腦；或是透過淋巴管到淋巴結。

發病率 Morbidity

來自拉丁文「*morbus*」，意思是疾病，在手術中用於描述併發症的發生。普遍是用百分比來表達，特定併發症在特定手術中出現的機率。參考**併發症** Complication。

死亡率 Mortality

死亡的風險，來自拉丁文的死亡「*mors*」，在外科領域即術中因疾病或手術本身所帶來的死亡。可以用百分比表示，患者因為特定疾病或手術程序而死亡的機率。

N

麻醉 Narcosis

參考**麻醉** Anaesthesia。Narcosis 著重在意識水平下降，Anaesthesia 著重在讓病患不會感覺疼痛，兩者有些重疊。

壞死 Necrosis

無生命、無感覺的組織。切除壞死組織的手術稱為清創手術（necrosectomy）。

持針器 Needle-holder

手術用具之一，功能是穩定的固定縫針並穿過組織。

神經系統 Nervous system

大腦、脊髓和神經的統稱。

O

驗屍 Obduction

即**屍體解剖** Autopsy。

肥胖 Obesity

過多的身體重量，會對健康造成威脅（和其他同性別、同種族、同年齡和身高者相比）。西方男性如果身體質量指數（ＢＭＩ：體重除以身高的平方，單位是公斤／公尺平方）超過二十五，就算是肥胖。而亞洲人的超重指標比較低。

阻塞 Occlusion

腸道、血管或任何中空結構中有阻塞物。阻塞的動脈可能造成梗塞或壞疽。

手術報告 Operative report

患者病歷中對於手術經過的紀錄。每次手術都必須製作報告，澈底記錄每段經過，從患者上手術檯、皮膚消毒，一路記錄到最後一針和傷口包紮。報告也必須提到患者、主刀醫生、助手和麻醉醫生的名字，以及日期、病症名稱和手術目的。

骨科 Orthopaedics

骨頭的外科。字面上的意思是「將小孩拉直」。骨科在過去主要是替孩子穿上輔具或護具，或以矯正鞋等矯正骨骼畸形。雖然過去沒有手術的部分，如今骨科卻也成了會動刀的外科學科，以手術治療肌肉與骨骼的問題。骨科醫生目前工作內容的大宗是置換人工關節。

（照護的）結果 Outcome (of care)

醫生、團隊或照護機構對於特定疾病所得到的總結果，包含負面結果（發病率和死亡率），而結果分為短期或長期。常用的評估方式有五年存活率，即患者在術後五年仍活著的百分比。

P

舒緩治療 Palliative

在不治癒病因的情況下減輕痛苦。舒緩治療的目標不只是延長絕症患者的生命，也是提升他們的生命品質，卻不以完全治癒為目標。可以與積極治療對比。參考**臨終照護** End-of-life care、**積極治療** Curative。

病理的 Pathological

與正常、健康的狀況背離。病理學（Pathology）是「對疾病的研究」，但也用於描述實驗室或醫院中，進行組織顯微鏡檢查和驗屍的部門。

初級癒合 Per primam

處於第一階段。初級的傷口復原。參考**傷口復原** Wound healing。

二級癒合 Per secundam

處於第二階段。第二級的傷口復原。參考**傷口復原** Wound healing。

會陰的 Perianal

肛門附近、與肛門相關的。會陰（perineum）英文字面上的意思是：我們出生時所通過開口的周圍部分。在屁股和下腹部之間，包含骨盆、肛門、陰道、陰囊和陰莖。

腹膜 Peritoneum

腹腔的內膜。腹膜感染稱為腹膜炎。

pH值 pH value

化學上液體酸鹼性的表達方式：pH值七是中性，越低代表越酸，越高則代表越鹼。人體最理想的酸鹼值是七．四。

產後 Post-natal

女性生產之後。產後憂鬱是一種心理疾病，為憂鬱症的形式之一，好發於生產後的女性，症狀有緊張、疑慮、內疚、恐懼等。

盛行率 Prevalence

特定疾病於特定時間、在某一人口族群中的病例數目。盛行率通常以「病患／每千人」的形式表示。參考**發生率** Incidence。

初級 Primary

參考**初級癒合** Per primam。

切勿傷害到病人 Primum non nocere

醫學的基本原則，意指最重要的是不能傷害到病人；至少，不能讓情況比原本更糟。外科醫生有時必須讓情況更糟（也就是動手術），但最終目的是要改善情況。在這種情況下，就得考慮長遠的利弊。因此，動手術與否，不能總是以這項原則為基準，外科醫生或許該參考：「己所欲則施於人。」

探針 Probe

細長且具一鈍端的金屬工具，用來探測傷口或瘻管的深度。

預後 Prognosis

未來的可能，包括疾病可能如何結束、結果好壞的機率、復原需要的時間、可能的症狀和併發症等。

義肢 Prosthesis

以人工物暫時或永久取代身體的部位，例如：人工的腿、假牙、人工血管、耳內的人工聽小骨、人工髖關節或肩關節。

瀉藥 Purgative

能引起腹瀉的藥物，例如蓖麻油（蓖音同必）。

膿 Pus

感染時會生成的液體，內容物包含發炎死亡的細胞（白血球細胞）、細菌、組織和組織液。

不同病原會造成不同類型的膿，各自有獨特的氣味、顏色和質地。典型的皮下膿瘍會有奶油狀、淺黃色的膿，帶著一點起司的味道；肛門附近的膿瘍則有強烈的糞便味；不過牙齒的膿瘍氣味最難聞。參考**膿瘍** Abscess、**引流** Drain。

R

根治性 Radical

字面上的意思，是「根源及全部」。在手術中總是結合了切除，意指切除的部位不單只是整個或部分的器官，也包含相連的淋巴結。根治性切除也稱為「extirpation」。參考**全面** Total、**轉移** Metastasis、**淋巴結** Lymph nodes。

區域性 Regional

身體彼此相連的部位，擁有獨立的動脈和靜脈將血液輸送進出，例如上腹部、頸部或小腿。參考**局部** Local。

復位 Reposition

面對脫臼型骨折的外科處理方式，包含將斷裂的骨頭推或拉回原位。脫臼的關節也能被復位。脫臼的肩膀可以用希波克拉底的方式（一腳踩在腋窩中，用力拉脫臼的手臂）或科赫爾氏手法復位。參考**脫臼** Dislocation。

切除 Resection

字面之意是「切除」或「取走」，實務上和切除（excision）類似，但特指切除整個器官。

復甦術 Resuscitate, resuscitation

字面上的意思即「復活」或「恢復生命」，指的是在緊急狀況中，能讓患者或受害者維繫生命的一切方式。

風險因子 Risk factor

可能會造成疾病或併發症風險的情境。舉例來說，營養不良、肥胖、糖尿病和抽菸，是造成傷口癒合不良的四大風險因子。

S

手術刀 Scalpel

外科手術使用的刀具，以前曾經是一體成形的刀子，刀鋒和手把為一體。在現代的外科手術中，幾乎已完全被分離式刀柄和拋棄式刀鋒所取代。

傷疤、疤痕 Scar

參考**傷口** Wound、**傷口復原** Wound healing、**治療** Healing。

陰囊 Scrotum

裝有睪丸的囊。

二級 Secondary

參考**二級癒合** Per secundam。

休克 Shock

參考**循環系統** Circulatory system。

副作用 Side effect

參考**併發症** Complication。

徵象 Sign

參考**症狀** Symptom。

竇 Sinus

有對外開口的空腔。和瘻管不同，瘻管是將兩個開口相連。

狹窄 Stenosis

腸道、血管或其他中空結構的狹窄部位。動脈狹窄會使患者在身體活動時出現症狀。參考**動脈硬化** Arteriosclerosis。

無菌的、不育的 Sterile

有兩個意思：一、無產生後代的能力。二、完全沒有任何病原，亦稱為「aseptic」。不應該和殺菌（antiseptic）搞混。手術的器材、手術服和手套，都會用伽瑪射線或高溫蒸氣和高壓，達到無菌狀態。

造口 Stoma

開口、口。大都用來指稱腸道在腹部皮膚上的出口。比較適合的名稱是人工肛門（*anus praeternaturalis*），字面上的意思就是「超脫於天然的肛門之外」。小腸造口的英文是 ileostomy 或 jejunostomy，大腸造口是 colostomy。

中風 Stroke

因為大量失血或腦梗塞，而失去了部分的大腦功能。正式的醫學術語是腦血管意外（cerebrovascular accident，縮寫是ＣＶＡ）。參考**梗塞** Infarction。

皮下組織 Subcutaneous tissue

也稱「皮下層」（英文另有 subcutis 或 hypodermis 二字）。皮下組織由皮膚下方的脂肪和結締組織層構成。女性肥胖的特徵是皮下組織層增厚，且主要囤積在人體下半身，造成臀腿較胖；在男性身上，則是腹部中腸道周圍的脂肪組織堆積。另外，表層血管、感覺神經和淋巴管，都位於皮下組織層。

外科醫生 Surgeon

字面上的意思即「手的工作者」，等於另一個古字「chirurgeon」。他們是醫療專業人士，能動手術治療患者，但限定於能靠著手術治療的疾病或症候群。因此，外科專業也稱為「切割」（cutting）的領域。

手術 Surgery

「手部工作」，來自希臘文「*kheir*」（手）和「*ergon*」（工作），同時也是治療的藝術。歷史上來說，手術（外科）和內科嚴格區分，內科並不運用雙手治療疾病。現代醫學中，外科醫生當然也屬於醫生，而非外科醫生同樣也會用雙手治病。然而，治癒（不切開）和治療（切開）仍然是這兩個學科最大的差別。參考**治療** Healing。

症狀 Symptom

患者注意到的、身體正常功能出現的改變。因此，醫生無法觀察症狀，只能聽患者敘述。醫生檢查患者的第一步，就是詢問症狀的特徵、嚴重性和發展過程，這個階段稱為病歷。醫生在患者身上觀察到的異常在英文中不稱為症狀，而稱為徵象。辨識徵象是第二階段，稱為身體檢查或臨床檢查。參考**病歷** Anamnesis、**徵象** Sign。

Syn- 或 sym-

這兩個字首的意思是「一起」或「同時」，如論壇（Symposium）字面上的意思就是「一起喝酒」；症狀（Syndrome）則指不同的異常和疾病持續同時發生。

梅毒 Syphilis

透過性行為傳染的慢性感染，由梅毒螺旋體所引起，會破壞組織，例如臉部，最終會破壞中樞神經系統。這種使人衰弱的疾病在十九世紀很普遍，直到第二次世界大戰結束且抗生素問世，都無法有效治療。

T

胸廓切開術 Thoracotomy

將胸腔切開。另一種手術方式稱為胸腔鏡檢查法（thoracoscopy），為胸腔的微創手術。

胸部 Thorax

胸膛。參考**胸廓切開術** Thoracotomy。

血栓 Thrombosis

血管中形成的凝塊。靜脈中的血栓（靜脈栓塞）會造成組織液累積，無法順利流走；動脈中的血栓（動脈栓塞）則可能造成壞疽或梗塞。

組織 Tissue

一群功能相同的細胞之集合。不同的組織會有不同的獨特結構、功能和特徵，並且由各自的血管提供氧氣和養分。生物體通常會由多種不同的組織構成，例如皮膚、皮下組織、結締組織、肌肉組織、神經組織、腺體組織、骨骼和軟骨。

切除 -tomy

字尾「-tomy」意思是「切」。開腹術（laparotomy）指的是將腹部切開，胸廓切開術（thoracotomy）是將胸部切開，而顱骨切開術（craniotomy）則是切開頭顱。字尾「-ectomy」意指「切除」。腫瘤切除術（tumorectomy）是切除腫瘤，副甲狀腺切除術（parathyroidectomy）是切除副甲狀腺。試著快速的唸個十遍，聽起來像繞口令一樣吧！

全面 Total

全部。在外科手術中，這表示涵蓋到了邊緣的最外圈。參考**根治性** Radical。

止血帶 Tourniquet

用來緊緊纏繞或綁住肢體的綁帶。假如止血帶造成的壓力高於血壓，肢體的任何出血都會止住；假如壓力較低，血液會在肢體中累積。止血帶也可以用來協助靜脈抽血。

移植 Transplantation

將組織完全與身體分割後再進行移植。參考**轉位** Transposition。

轉位 Transposition

一種手術的方式，能夠在不完全切斷組織的情況下進行移植。參考**移植** Transplantation。

創傷 Trauma

由外界影響所造成的傷害或是傷口，在外科的定義往往就是字面上的意思，例如車禍、跌倒、刀傷或被拳頭打中，都屬於創傷。「traumatic」意指「造成或傷口」。外科手術的鑷子尖端很小，能固定組織卻不造成瘀傷或破壞，因此又稱無創傷鑷子（atraumatic tweezers）。

三要素 Triad

能幫助確診的三種症狀或徵象的固定組合。舉例來說，二流外科醫生具備三要素——首先是將併發症怪罪於情境使然，而非自己能力不足；第二，將自身經驗看得比科學證據重要；第三，對自己的手術團隊沒有表現出半點尊重。

腫瘤 Tumour

字面上的意思是增生或腫起，理論上可以指稱任何腫起處，但實務上只用來指稱異常的組織增生。腫瘤可能是良性的（非癌症）或惡性的（癌症）。腫瘤切除術（tumorectomy）顧名思義，是切除腫瘤的手術。參考**癌症** Cancer、**切除** Resection、**切除** Excision、**根治性** Radical。

U

導尿管 Urinary catheter

參考**引流** Drain。

泌尿科醫生 Urologist

專長領域為腎臟、尿道、膀胱和男性生殖器官手術的醫學專家。

V

靜脈 Vein

將血液輸送至心臟的血管。英文的「venous」是形容詞，意思是「靜脈的」。在解剖學書籍裡，靜脈以藍色線條描繪，而缺氧血呈現暗紅色，透過薄薄的靜脈必看起來偏藍。靜脈有靜脈瓣膜，能阻止血液向下回流。肺靜脈是比較特殊的血管，雖然同樣將血液輸往心臟，但因為來自肺部，所以是充氧血；門靜脈則將血液從腸道送往肝臟，而非心臟。

W

白血球細胞 White blood cells

白血球是許多不同細胞的集合名詞，其特色是能在血液中和血管外保持活性，且能透過血管移動到身體任何組織。

傷口 Wound

身體屏障出現的缺口。皮膚的開口通常都稱為傷口，而黏膜的開口稱為潰瘍。每個傷口都有邊緣和傷口床。傷口能否順利復原，取決於傷口中是否有細菌存在、組織壞死的量、邊緣和傷口床的血液供給、患者的營養狀況等。癒合的傷口會留下疤痕，因為修補開口需要較多結締組織。

傷口復原 Wound healing

傷口復原並留下疤痕。初級癒合是指結締組織將開口接合，唯有傷口乾淨、用足夠的壓力將傷口壓合數天、傷口床有足夠的血液供給時，初級癒合才會發生。傷口的二級癒合則指傷口保持開放，並漸漸被肉芽組織填滿，皮膚或黏膜會在這之後閉合。參考**傷口** Wound。

X

X 光影像增強器 X-ray image intensifier

螢光透視檢查，一種能利用 X 光影像將骨折部分即時呈現於螢幕上的方法。X 光機可以在手術中使用，而手術室裡的人員需要穿上鉛衣來防止輻射傷害。

國家圖書館出版品預行編目（CIP）資料

手起刀落——外科醫療史：神之手與屠夫的完美結合，外科史上最具意義的28檯刀。／阿諾德・范德拉爾（Arnold van de Laar）著；謝慈譯.--初版.--臺北市：大是文化，2020.05
384面；17×23公分.--（TELL；28）
譯自：Onder het mes: de beroemdste patiënten en operaties uit de geschiedenis van de chirurgie
ISBN 978-957-9654-81-4（平裝）

1.外科 2.歷史

416.09 109003292

TELL 028

手起刀落——外科醫療史

神之手與屠夫的完美結合，外科史上最具意義的28檯刀。

作　　者／阿諾德・范德拉爾（Arnold van de Laar）
譯　　者／謝慈
責任編輯／張慈婷
校對編輯／郭亮均
美術編輯／張皓婷
副總編輯／顏惠君
總 編 輯／吳依瑋
發 行 人／徐仲秋
會　　計／林妙燕、陳嬅娟
版權經理／郝麗珍
行銷企畫／徐千晴、周以婷
業務助理／王德渝
業務專員／馬絮盈
業務經理／林裕安
總 經 理／陳絜吾

出 版 者／大是文化有限公司
臺北市 100 衡陽路 7 號 8 樓
編輯部電話：（02）23757911
購書相關諮詢請洽：（02）23757911 分機 122
24 小時讀者服務傳真：（02）23756999
讀者服務Email：haom@ms28.hinet.net
郵政劃撥帳號／19983366　戶名／大是文化有限公司

法律顧問／永然聯合法律事務所
香港發行／豐達出版發行有限公司
Rich Publishing & Distribution Ltd
香港柴灣永泰道 70 號柴灣工業城第 2 期 1805 室
Unit 1805, Ph.2, Chai Wan Ind City, 70 Wing Tai Rd, Chai Wan, Hong Kong
Tel: 2172 6513　Fax: 2172 4355　e-mail: cary@subseasy.com.hk

封面設計／王信中　內頁排版／江慧雯
圖片來源／達志影像提供授權（封面最上圖）
印　　刷／鴻霖印刷傳媒股份有限公司
出版日期／2020 年 5 月 初版
定　　價／420 元（缺頁或裝訂錯誤的書，請寄回更換）
I S B N　978-957-9654-81-4